面向人民健康
提升健康素养

相约健康百科丛书

面向人民健康
提升健康素养

相约健康百科丛书

心理健康系列

用心呵护老年

主审 陆　林

主编 孙洪强

人民卫生出版社
·北京·

丛书专家指导委员会

丛书工作委员会

本书编委会

主　　审　陆　林

主　　编　孙洪强

副 主 编　马现仓　汤艳清　孙新宇

编　　者　（按姓氏笔画排序）

马现仓　西安交通大学第一附属医院
王艺明　贵州医科大学附属医院
王传升　河南医药大学第二附属医院
王华丽　北京大学第六医院
王育梅　山东第一医科大学附属省立医院
乔冬冬　山东大学附属精神卫生中心
刘志芬　山西医科大学第一医院
刘忠纯　武汉大学人民医院
汤艳清　中国医科大学附属盛京医院
安翠霞　河北医科大学第一医院
孙达亮　天津市安定医院
孙洪强　北京大学第六医院
孙新宇　北京大学第六医院
李　霞　上海市精神卫生中心
况伟宏　四川大学华西医院
张庆娥　首都医科大学附属北京安定医院
邵　岩　北京大学第六医院
周建松　中南大学湘雅二医院
荣　晗　深圳市康宁医院
胡少华　浙江大学医学院附属第一医院
钟笑梅　广州医科大学附属脑科医院
姚志剑　南京医科大学附属脑科医院
夏　炎　哈尔滨医科大学附属第一医院
韩笑乐　北京大学回龙观临床医学院

学术秘书　邵　岩　北京大学第六医院

陈竺院士
说健康

相约健康百科丛书

总　　序

人民健康是现代化最重要的指标之一，也是人民幸福生活的基础。党的二十大报告明确到 2035 年建成健康中国。社会各界，尤其是全国医疗卫生工作者，要坚持以人民为中心的发展思想，把保障人民健康放在优先发展的战略位置，加快推进健康中国建设，全方位全周期保障人民健康，为实现“两个一百年”奋斗目标、实现中华民族伟大复兴的中国梦打下坚实的健康基础，为共建人类卫生健康共同体作出应有的贡献。

为助力健康中国建设，提升人民健康素养，人民卫生出版社（以下简称“人卫社”）联合相关学（协）会、平台、媒体共同策划，整合各方优势、创新传播途径，打造高质量的纸数融合立体化传播健康知识普及出版物《相约健康百科丛书》（以下简称“丛书”）。丛书通过图书、新媒体、互联网平台等全媒体，努力为人民群众提供全生命周期的健康知识服务。在深入了解丛书的策划方案、组织管理和工作安排后，我欣然接受了邀请，担任丛书专家指导委员会主任委员，主要基于以下考虑。

建设健康中国，人人享有健康。党的十八大以来，以习近平同志为核心的党中央一直高度重视、持续推动健康中国建设。2016 年党中央、国务院印发的《“健康中国 2030”规划纲要》指出，推进健康中国建设，是全面建成小康社会、基本实现社会主义现代化的重要基础，是全面提升中华民族健康素质、实现人民健康与经济社会协调发展的国家战略。健康中国的主题是“共建共享、全民健康”，共建共享是基本路径，全民健康是根本目的。人人参与、人人尽力、人人享有，实现全民健康，需要全社会共同努力。党的二十大对新时代新征程上推进健康中国建设作出新的战略部署，赋予了新的任务使命，提出“把保障人民健康放在优先发展的战略位置，完善人民健康促进政策”。丛书建设抓住了健康中国建设的核心要义。

提升健康素养，需要终身学习。健康素养是人的一种能力：它能够帮助个人获取和理解基本的健康信息和服务，并能运用其作出正确的判断和决定，以维持并促进自己的健康。2008 年 1 月，卫生部发布《中国公民健康素养——基本知识与技能（试行）》，首次以政府文件的形式界定了居民健康素养，我很高兴签发了这份文件。此后，我持续关注该工作的进展和成效。经过多年的不懈努力，我国健康素养促进工作蓬勃发展，居民健康素养水平从 2009 年的 6.48% 上升至 2021 年的 25.4%，人民健康状况和基本医疗卫生服务的公平性、可及性持续改善，主要健康指标居于中高收入国家前列，为以中国式现代化全面推进中华民族伟大复兴奠定了坚实的健康基础。健康素养需要持续地学习和养成，丛书正是致力于此。

健康第一责任人，是我们自己。2019 年 12 月，十三届全国人大常委会第十五次会议通过了《中华人民共和国基本医疗卫生与健康促进法》，该法第六十九条提出“公民是自己健康的第一责任人，树立和践行对自己健康负责的健康管理理念，主动学习健康知识，提高健康素养，加强健康管理。倡导家庭成员相互关爱，形成符合自身和家庭特点的健康生活方式。”从国家法律到健康中国战略，都强调每个人是自己健康的第一责任人。只有人人都具备了良好的健康素养，成为自己健康的第一责任人，健康中国才有了最坚实的基础。丛书始终秉持了这一理念，能够切实帮助读者承担起自己的健康责任。

接受丛书编著邀请后，我多次听取了丛书工作委员会和人卫社的汇报，提出了一些建议，并录制了“院士说健康”视频。我很高兴能以此项工作为依托，为人民健康多做些有意义的工作。丛书工作委员会和人卫社的同仁们一致认为，这件事做好了，对提高国民特别是青少年健康素养意义重大！

2022 年 11 月，在丛书启动会议上，我提出丛书建设要做到心系于民、科学严谨、质量第一、无私奉献四点希望。2023 年 9 月，丛书“健康一生系列”正式出版！丛书建设者们高度负责、团结协作，严谨、创新、务实地推进丛书建设，让我对丛书即将发挥的作用充满了信心，也对健康科普工作有了更多的思考。

一是健康科普工作需把社会责任放在首位。丛书为做好顶层设计，邀请一批院士担任专家指导委员会的成员。院士们的本职工作非常繁忙，但他们仍以极高的热情投入丛书建设中，指导把关、录制视频，担任健康代言人，身体力行地参与健康科普工作。全国广大医务工作者也要积极行动起来，把社会责任放在首位，践行习近平总书记提出的“科技创新、科学普及是实现创新发展的两翼”之工作要求，把健康科学普及放在与医药科技创新同等重要的位置，防治并重，守护人民健康。

二是健康科普工作应始终心系于民。健康科普需要找准人民群众普遍关心的健康问题，有针对性地开展工作，方能事半功倍。丛书每一个系列都将开展健康问题征集活动，“健康一生系列”收集了两万余个来自大众的健康问题，说明人民群众的健康需求是旺盛的，对专家解答是企盼的。丛书组织专家对这些问题进行了认真的整理、分析和解答，并在正式出版前后组织群众试读活动，以不断改进工作，提升质量，满足人民健康需求，这些都是服务于民的重要体现。丛书更是积极尝试应用新技术新方法，为科普传播模式创新赋能，强化场景化应用，努力探索克服健康科普“知易行难”这个最大的难题。

三是健康科普工作须坚持高质量原则。高质量发展是中国式现代化的本质要求之一。健康科普工作事关人民健康，须遵从“人民至上、生命至上”的理念，把质量放在最重要的位置，以人民群众喜闻乐见的方式，传递科学的、权威的、通俗易懂的健康知识，要在健康科普工作中塑造尊重科学、学习科学、践行科学之风，让“伪科学”“健康谣言”“假专家”无处遁形。丛书工作委员会、各编委会坚持了这一原则，将质量要求落实到每一个环节。

四是健康科普工作要注重创新。不同的时代，健康需求发生着变化，健康科普方式也应与时俱进，才能做到精准、有效。丛书建设模式创新也是耳目一新，比如立足不同的应用场景，面向未来健康需求的无限可能，设计了“1+N”的丛书系列开放体系，成熟一个系列就开发一个；充分发挥专业学（协）会和权威专家作用，对每个系列的分册构建进行充分研讨，提出要从健康科普“读者视角”着眼，构建具有中国特色的国民健康知识体系；精心设计各分册内容结构和具有中华民族特色的系列 IP 形象；针对人民接受健康知识的主要渠道从纸媒向互联网转移的特点，设计纸数融合图书与在线健康知识问答库结合，文字、图片、视频、动画等联动的全媒体传播模式，全方位、全媒体、全生命周期服务人民健康等。

五是健康科普工作需要高水平人才队伍。人才是所有事业的第一资源。丛书除自身的出版传播外，着眼于健康中国建设大局，建立编写团队组建、遴选与培养的系列流程，开展了编写过程和团队建设研究，组建来自全国，老、中、青结合的高水平编者团队，且每个分册都通过编写过程的管理努力提升作者的健康科普能力。这项工作非常有意义。希望未来，越来越多的卫生健康工作者能以高度的社会责任感、职业使命感，以无私奉献的精神参与到健康科普工作中，以更多更好的健康科普精品，服务人民健康。

衷心希望，通过驰而不息的建设，丛书能让健康中国、健康素养、健康第一责任人的理念深入人心，并转化为建设健康中国的重要动力，成为国民追求和促进健康的重要支撑。

衷心希望，能以大型健康科普精品丛书为依托，培养一支高水平的健康科普作者队伍，增强文化自信的建设力量，从而更好地为中华民族现代文明贡献健康力量。

衷心希望，读者朋友们积极行动起来，认真汲取《相约健康百科丛书》中的健康知识，把它们运用到自己的生活里，让自己更健康，也为健康中国建设作出每个公民的贡献！

中国红十字会会长

中国科学院院士

丛书专家指导委员会主任委员

2023 年 7 月

相约健康百科丛书

出版说明

健康是幸福生活最重要的指标，健康是 1，其他是后面的 0，没有 1，再多的 0 也没有意义。提升健康素养，是提高全民健康水平最根本、最经济、最有效的措施之一。党的二十大报告要求，加强国家科普能力建设，深化全民阅读活动。习近平总书记指出，科技创新、科学普及是实现创新发展的两翼，要把科学普及放在与科技创新同等重要的位置。在这一重要指示精神的指引下，人民卫生出版社（以下简称“人卫社”）努力探索让科学普及这“一翼”变得与科技创新同样强大，进而助力创新型国家建设。经过深入调研，团结广大医学科学家、健康传播专家、学（协）会、媒体、平台，共同策划出版《相约健康百科丛书》（以下简称“丛书”）。

为了帮助读者更好地了解和使用丛书，特将出版相关情况说明如下。

一、丛书建设目标

丛书努力实现五个建设目标，即：高质量出版健康科普精品，培养优秀的健康科普团队，创新数字赋能传播模式，打造知识共建共享平台，最终提升国民健康素养，服务健康中国行动落实和中华民族现代文明建设。

二、丛书体系构建

1. 丛书各系列分册设计遵从人民至上的理念，突出读者健康需求和视角。各系列的分册设计经过多轮专家论证、读者健康需求调研，形成从读者需求入手进行分册设计的共识，更好地与读者形成共鸣，让读者愿意读、喜欢读，并能转化为自身健康生活方式和行为。

比如，丛书第一个系列“健康一生系列”，既不按医学学科分类，也不按人体系统分类，更不按病种分类，而是围绕每个人在日常生活中会遇到的健康相关问题和挑战分类。这个系列分别针对健康理念养成，到人生面临的生、老、病问题，再到每天一睁眼要面对的食、动、睡问题，最后到更高层次的养、乐、美问题，共设立 10 个分册，分别是《健康每一天》《健康始于孕育》《守护老年健康》《对疾病说不》《饮食的健康密码》《运动的健康密码》《睡眠的健康密码》《中医养生智慧》《快乐的健康密码》和《美丽的健康密码》。

2. 丛书努力构建从健康知识普及到健康行为指导的全生命周期全媒体的健康知识服务体系。依靠权威学（协）会和专家的反复多次研究论证，从读者的健康需求出发，丛书构建了“1+N”系列开放体系，即以“健康一生系列”为“1”；以不同人群、不同场景的不同健康需求或面临的挑战为“N”，成熟一个系列就开发一个系列。“主动健康系列”“应急急救系列”“就医问药系列”“康养康复系列”“肿瘤防治系列”“心理健康系列”“口腔健康系列”“健康体检系列”在“十四五”期间陆续启动和出版。

3. 丛书建设有力贯彻落实“两翼论”精神，推动健康科普高质量创新发展。丛书除自身的出版传播外，还建立编写团队组建、遴选与培养的系列流程，开展了编写过程和团队建设研究，组建来自全国，老、中、青结合的高水平编者团队，并通过编写过程的管理努力提升作者的健康科普能力。丛书建设部分相关内容还努力申报了国家“十四五”主动健康和人口老龄化科技应对重点专项；以“《相约健康百科丛书》策划出版为基础探索全方位、立体化大众科普类图书出版新模式”为题，成功获得人卫研究院创新发展研究项目支持。

三、丛书创新特色

1. 体现科学性、权威性、严谨性。为做好丛书的顶层设计、项目实施和编写出版工作，保障科学性，成立丛书专家指导委员会、工作委员会和各分册编委会。

第十二届、十三届全国人大常委会副委员长，中国红十字会会长陈竺院士担任丛书专家指导委员会主任委员，国家卫生健康委员会副主任李斌、中国计划生育协会常务副会长于学军、中华预防医学会名誉会长王陇德院士、中国健康促进基金会创会理事长白书忠等担任副主任委员，三十余位院士应邀担任委员。专家们积极做好丛书顶层设计、指导把关工作，录制“院士说健康”视频，审阅书稿，甚至承担具体编写工作……他们率先垂范，以极高的社会责任感投入健康科普工作，为全国医务工作者参与健康科普工作树立了榜样。

人民卫生出版社、中国健康促进基金会、中国计划生育协会、中华预防医学会、中国科普研究所、全国科学技术名词审定委员会、健康报社、新华网客户端《新华大健康》等机构负责健康科普工作的领导和专家组成了丛书工作委员会，并成立了丛书工作组，形成每周例会、专题会、组建专班等工作机制，确保丛书建设的严谨性和高质量推进。

各系列各分册编委会均由相关学（协）会、医学院校、研究机构等领域具有卓越影响力的专家组成。专家们面对公众健康需求迫切，但优秀科普作品供给不足、科普内容良莠不齐的局面，均以极大的热忱投入丛书建设与编写工作中，召开编写会、审稿会、定稿会等各类会议，对架构反复研究，对内容精益求精，对表达字斟句酌，为丛书的科学性、权威性和严谨性提供了可靠保证。

2. 彰显时代性、人民性、创新性。习近平总书记在文化传承发展座谈会上发表重要讲话，强调“在新的起点上继续推动文化繁荣、建设文化强国、建设中华民族现代文明，是我们在新时代新的文化使命”。丛书以“同中国具体实际相结合、同中华优秀传统文化相结合”理念为指导，彰显时代性、人民性、创新性。

丛书高度重视调查研究工作，各个系列都会开展面向全社会的问题征集活动，并将征集到的问题融入各个分册。此外，在正式出版前后都专门开展试读工作，以了解读者的真实感受，不断调整、优化工作思路和方法，实现内容“来自人民，根植人民，服务人民”。

在丛书整体设计和 IP 形象设计中，力求用中国元素讲好中国健康科普故事。丛书在全程管理方面始终坚持创新，在书稿撰写阶段，即采用人卫投审稿平台数字化编写方式，从源头实现“纸数融合”。在图书编写过程中，同步建设在线知识问答库。在图书出版后，实现纸媒、电子书、音频、视频同步传播，为不同人群的不同健康需求提供全媒体健康知识服务。

3. 突显全媒性、场景性、互动性。丛书采取纸电同步方式出版，读者可通过数字终端设备，如电脑、手机等进行阅读或“听书”；同时推出配套数字平台服务，读者可通过图书配套数字平台搜索健康知识，平台将通过文字、语音、直播等形式与读者互动。此外，丛书通过对内容的数字化、结构化、标引化，建立与健康场景化语词的映射关系，构建场景化知识图谱，利用人们接触的各类健康数字产品，精准地将健康知识推送至需求者的即时应用现场，努力探索克服健康科普“知易行难”这个最大的难题。

四、丛书的读者对象、内容设计和使用方法

参照《中国公民健康素养66条》锁定的目标人群，丛书读者对象定为接受九年义务教育及具备以上文化水平的人群，采用问答形式编写，重点选择大众日常生活中“应知道”“想知道”“不知道”和“怎么办”的问题。丛书重在解决“怎么办”，突出可操作性，架起大众对“预防为主”和“一般健康问题”从“为什么”到“怎么办”的桥梁，助力从“以治病为中心”向“以健康为中心”转变。

丛书是一套适合普通家庭阅读、查阅和收藏的健康科普书，覆盖日常生活中会遇到的常见健康问题。日常阅读，可以有效提升健康素养；遇到健康问题时查阅对应内容，可以达到答疑解惑、排忧解难的目的。此外，丛书还配有丰富的富媒体资源，扫码观看视频即可接收来自专家针对具体健康问题的进一步讲解。

《庄子・内篇・养生主》提醒我们：“吾生也有涯，而知也无涯，以有涯随无涯，殆已！”如何有效地让无穷的医学知识转化为有限的健康素养，远远不止“授人以渔”这么简单，这需要以大型健康科普精品出版物为依托，培养一支高水平的健康科普作者队伍；需要积极推进相关领域教育、科技、人才三位一体发展，大力弘扬科学精神和科学家精神；还需要社会各界积极融健康入万策，并在此基础上努力建设健康科学文化，增强文化自信的建设力量，从而更好地为中华民族现代文明建设贡献健康力量。

衷心感谢丛书建设者们和读者们的大力支持，让我们共同努力，为健康中国建设和中华民族现代文明建设作出力所能及的贡献。

丛书工作委员会

2023年7月

前　言

岁月的脚步匆匆，身边的父母老了，自己也渐渐年长，从年轻走到年老仿佛是人生又一幕开启。看着身边越来越多的老年人，作为精神心理健康守护者，我们想通过本书传递对老年人心理健康的理解和关爱。

老年人经历过孩子的天真活泼，也走过成年的激情澎湃，步入老年本身就是人生的成功，但这一阶段也有新的挑战。本书将分七个章节分别围绕老年期常见的心理困惑进行讨论：

第一章介绍了老年期心理特点，如何面对衰老以及老年生活中的心理关照。

第二章主要讲老年人的抑郁如同深渊非常痛苦，这一章会与大家谈谈认识老年期抑郁障碍以及怎样做才能战胜抑郁。

第三章主要讲老年人的焦虑有多种多样，这一章教会大家了解焦虑表现以及如何摆脱焦虑影响。

第四章主要讲痴呆，这是老年健康的大敌，这一章帮助老年人和家人早期发现症状，及时诊断和正确应对对于此病非常有意义。

第五章提到睡好觉是很多老年人的梦想，了解老年期独特的睡眠特点和睡眠障碍才能有的放矢地解决睡眠问题。

陆林院士
说健康

第六章讲到有些老年会出现很奇怪的行为和想法，这其实背后都是有原因的，如果想了解就通过本章的故事来认识这些老年人常见的心理问题。

第七章提出朝夕相处的还是老年人们的家人和照料者，如何跟老年人交流，怎样做才能真正帮到他们，这一章将为您答疑解惑。

在此，我也感谢本书的编者们，他们都是来自权威精神卫生机构老年相关专业的顶级专家，用自己的专业知识和经验为老年心理健康保驾护航。感谢充满激情、才华横溢的青年学者们，你们投入了大量时间进行插画构思和生动案例的描写，让这本科普书变得易懂、贴心、好用。大家为本书顺利编写出版付出了辛苦和努力，一并致谢！希望本书真正能够搭建沟通桥梁、化解压力困惑、呵护长辈健康。

孙洪强

2025 年 4 月

目录

第一章 走近老年人

第二章 走出忧郁

第五章 睡个好觉

第一章

走近老年人

一

岁月留痕

1. 老龄化会带来哪些心理变化

关键词：老龄化　心理卫生

随着年龄的增长，老年人不仅会经历身体上的变化，精神与心理健康同样面临新的挑战。许多老年人可能会发现自己在记忆力、注意力以及信息处理速度上有所下降。这些变化可能让他们对新事物的学习感到吃力，甚至产生自我怀疑。面对退休、子女独立生活、亲友离世等重大人生转折点，孤独感、空虚感或失落感如影随形。身体功能的衰退也常引发焦虑情绪，担忧自己会成为家庭的负担。然而，老龄化并非全然是挑战，它同样带来了心灵上的升华——丰富的阅历赋予了他们智慧，学会了珍惜当下的每一刻，并通过参与社会活动、发展兴趣爱好或是陪伴家人来寻找新的生命价值。

专家说

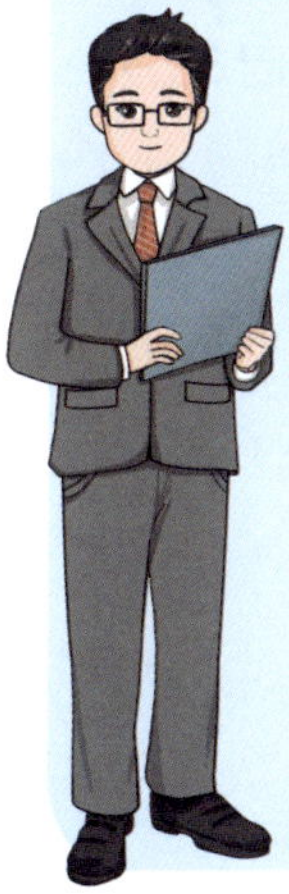

（1）正常老年健忘与病理性记忆损害有何区别？

正常老年健忘是随年龄增长的常见现象，表现为偶尔忘记事情，但通过适当提示能再次回想起来，对日常生活影响较小、程度轻、发展慢，对人物、时间、地点和周围环境的认知能力正常。而病理性记忆损害则表现为记忆力进行性下降，无法通过提示回忆，并伴有语言、判断力或注意力等一个或多个方面的损害，严重影响生活独立性，甚至可能发展为更加严重的情况，如重度认知障碍。

（2）积极老龄化的具体措施：要享受快乐的老年生活，不妨试试以下方法：保持健康的生活方式，均衡饮食、规律运动、戒烟限酒；积极参与社交活动，培养兴趣爱好，增进与家人朋友的感情；持续学习，让大脑保持活力；规划好退休生活；投身志愿服务，将自己的经验转化为社会财富。

健康加油站

（1）心身互动：促进心理健康与身体健康的互动。心身健康是一个相互影响的整体。规律的身体锻炼能够释放出“快乐因子”——内啡肽，帮助缓解压力，改善情绪状态。反之，良好的心理状态也有助于提升免疫力，减少患病风险。因此，关注身心平衡，才能实现整体健康的良性循环。

（2）如何消除对自身老龄化的刻板印象：重新定义老龄化，首先要认识到它的正面意义。通过行动证明自己的价值，例如参与社区服务或发展个人爱好。倡导积极的老龄形象，营造一个尊重包容的社会环境，有助于打破陈旧观念，树立自信的形象。

（况伟宏　韩　鑫）

2. 老年人心理健康有什么**标准**

关键词

老年人 心理健康

老年人健康的心理状态包含多个维度，包括认知功能基本正常、情绪乐观积极、自我满意度高、保持健康的生活方式、积极参与家庭和社会活动以及良好的社会适应能力等。根据中国国家卫生健康委员会发布的《中国健康老年人标准》，老年人心理健康的评估涵盖了从认知功能到焦虑抑郁水平、生活满意度等多个方面。科学的评估与适时的干预措施有助于老年人维持身心和谐与生活的满足感。

专家说

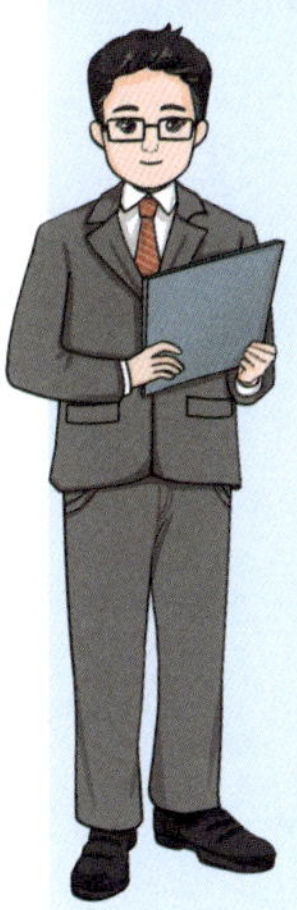

（1）健康心理与不健康心理有哪些区别？

健康的心理状态下，能保持稳定的情绪，即使面对困难也能以积极的态度应对，能够独立做出决策，维持活跃的社会关系，享受社区生活带来的归属感和支持感；而不健康的心理状态下，人经常感到沮丧、焦虑或易怒，可能出现记忆力减退，可能表现出孤独和社交退缩的行为。

（2）如何克服“死亡恐惧”？

接受生命是一个自然的过程是克服“死亡恐惧”的第一步。通过设定新的生活目标，如参加兴趣小组或志愿服务，可以让生活更加充实。分享内心的感受给家人朋友，寻求情感支持也是重要的一环。冥想等放松训练同样可以帮助培养积极的心态，减轻对死亡的恐惧。

健康加油站

(1)如何做到“随心所欲不逾矩”?

对于老年人来说,“随心所欲不逾矩”意味着在追求个人自由的同时遵守社会伦理道德标准。理解并尊重社会规则,适应社会变化,注重言行举止,并承担起应有的社会责任,这样既能表达个人观点又能得到他人的尊重。

(2)保持与子女良好沟通的小窍门: 保持耐心,倾听子女的想法,积极学习、主动参与社会活动,承认时代变化带来的差异(代沟),保持独立的同时彼此尊重(求同存异),同时也要主动分享自己的感受和需求。避免过度依赖,给予彼此足够的空间。定期进行轻松愉快的交流,分享日常生活点滴,增进相互之间的理解和信任。

健康云课堂

对话银发族
——跨越代沟的沟通秘籍

(况伟宏　韩　鑫)

3. 老年人中**常见**哪些心理问题

老年人常见的心理健康问题包括情绪改变、失眠、焦虑、认知和思维偏差等。2019 年全球卫生统计结果显示，在全球范围内，大约四分之一的自杀死亡发生在 60 岁及以上老年人群中。这些问题的成因多种多样，包括衰老引发的生理变化、慢性疾病的影响、社会角色的转变等，并常伴有社会孤立感与孤独感，它们不仅加剧老年人患抑郁症的风险，还可能成为其他健康问题的诱因。此外，老年人往往容易出现认知能力下降，常表现为记忆力、注意力、理解能力、判断能力等下降。此外，少部分人会出现幻觉、妄想等，例如“看到别人看不到的东西或人”“担心其他人要害自己”等。因此，提升公众对于老年人心理健康重要性的认识，并积极提供必要的支持，才能帮助我们共同为老年人创造一个更加温暖、理解和支持的生活环境。

关键词

老年期　心理问题

专家说

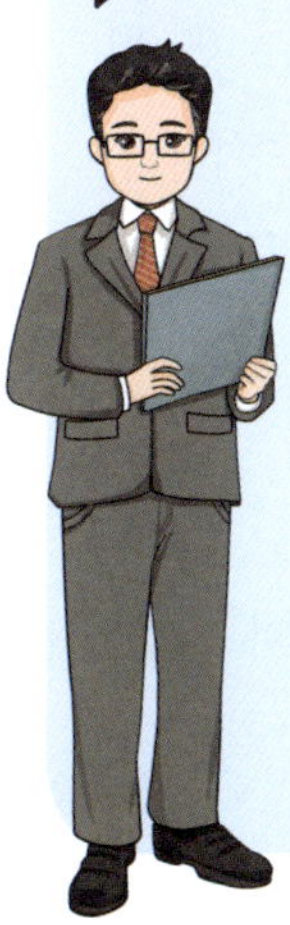

（1）心理问题给老年人带来哪些不良影响？

心理问题可能导致情绪低落、失去兴趣和动力，增加孤独感和无助感，并进一步引发身体健康问题，如免疫力下降、睡眠障碍等。严重的认知障碍会让老年人难以独立完成日常活动，甚至需要他人照顾。幻觉和妄想等精神症状则会影响社会交往和人际关系，有时会导致行为失控或自我伤害。

(2)如何区别老年固执与妄想?

老年固执通常表现为坚持某些个人观念或习惯，虽然这可能与现代观念有所冲突，但总体上还是理性的表现。而妄想则是一种病态的思维障碍，患者坚信不真实的事情，即使面对事实也不愿意接受纠正。这种差异有助于判断是否需要专业干预。

健康加油站

(1)如何克服心理问题的耻感?

认识到心理健康与身体健康同等重要是克服耻感的第一步。通过健康科普和宣传，减少社会对精神心理问题的污名化，鼓励老年人主动寻求帮助。家庭成员和社会应给予更多的理解和支持，创造一个开放、无压力的环境，让老年人感到被接纳和关爱。

(2)如何消除老年孤独?

增强社会联系、丰富生活活动以及提升心理健康是减少老年孤独的有效途径。鼓励老年人参与社交活动、加入兴趣小组或志愿服务，培养个人爱好，如阅读、旅行、运动等。同时，家庭成员应给予更多陪伴和关心，建立良好的沟通渠道。此外，社会应提供更多支持服务，如心理咨询和社区支持，帮助老年人适应生活变化。

(况伟宏　韩　鑫)

4. **成功老龄化**是什么

老龄化是指社会中老年人比重日益上升的现象，是社会进步的表现。成功老龄化不仅仅是寿命的延长，更重要的是老年人能够在躯体和心理上都保持良好状态，积极融入社会生活。这意味着减少疾病与残疾，通过健康的生活方式、积极的心态以及丰富的社交活动应对衰老带来的挑战，提升生活质量。成功老龄化强调的不仅是长寿，而是老年人如何在日常生活中实践这些策略，以实现身心健康、社会参与度高的高质量晚年生活。这不仅关乎老年个人幸福，也对促进家庭圆满、社会和谐具有重要意义。

专家说

“终身发展”的心态和实践

拥有“终身发展”的心态意味着无论年龄多大，人们都有能力通过不断学习和自我提升来实现全面发展。这种态度鼓励老年人持续探索新领域，培养新的兴趣爱好，并适应不同的生活环境。这不仅有助于个人的成长和发展，还能增强面对生活中各种挑战的能力。

关键词

老龄化　成功老龄化

健康加油站

“老有所为，老有所乐，老有所依”

这是老年人幸福晚年的三大支柱。其中，“老有所为”是基础，在所有的过程中体现自身价值；鼓励老年人继续参与社会活动，利用个人专长和兴趣维持积极的社会角色；“老有所乐”强调享受生活中的乐趣，通过培养兴趣爱好和建立积极的人际关系来感受生活的幸福；而“老有所依”则确保老年人拥有稳固的支持网络，包括家庭、朋友和社区资源，以此保障身心健康和生活的稳定。这三者相辅相成，共同构建了一个全面支持老年人生活质量的框架，不仅促进了个体幸福感的提升，也为老年人在社会中找到归属感和价值感提供了重要路径。

（况伟宏　韩　鑫）

二

面对自我

5. 如何顺利度过退休

关键词

离退休综合征　社会角色

退休是人生的一个重要转折点，由社会人的身份转变成为自由人身份，社会角色发生了变化。因为从长期有规律和有责任感的在职生活，突然转变为无约束的自由支配时间的退休生活，很多人会出现孤独、寂寞、空虚、焦虑等心理或生理上的不适应，出现了“离退休综合征”。

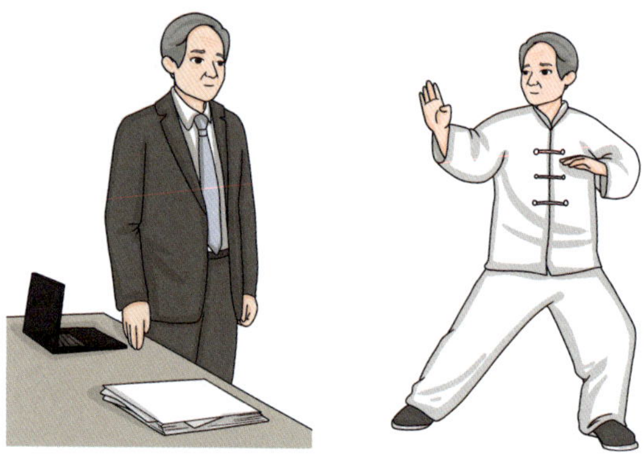

专家说

退休后的心理变化可分为：兴奋阶段、低谷阶段、定向阶段和稳定阶段。

其中低谷阶段时最容易产生心理问题，这时退休初期的兴奋阶段已经过去，退休后的角色定位还没确定。开始怀念曾经的工作状态，感到孤独和寂寞，甚至产生焦虑和悲观。

导致退休后出现心理问题的因素包括社会角色的转变，生活节奏的变化引起不适应以及个人期望和现实生活的差距等。

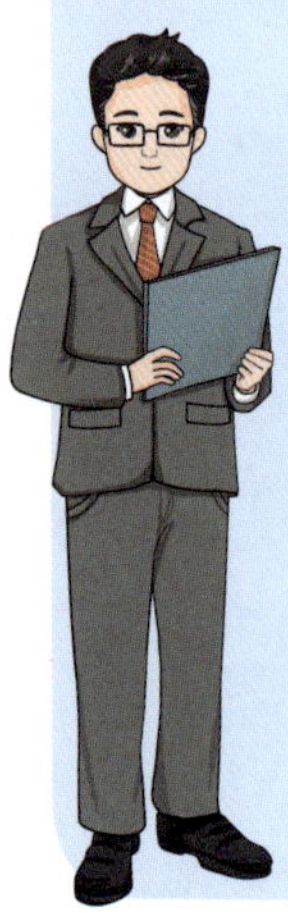

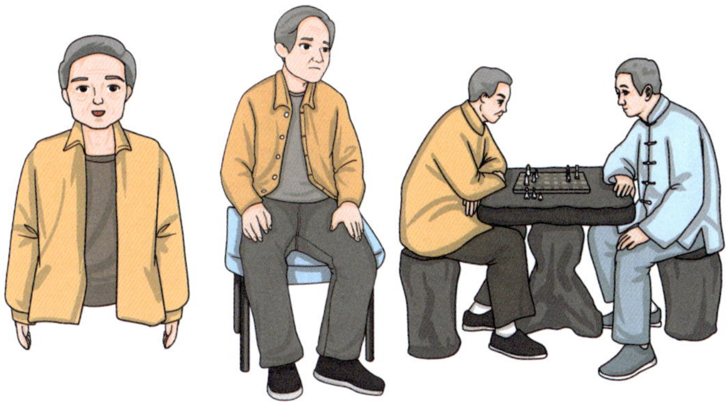

健康加油站

如何顺利度过退休？

（1）退休前的心理准备：调整心态，接受退休事实，保持积极乐观的态度，培养兴趣爱好，丰富退休生活。

（2）退休后的生活规划：要根据个人情况制订退休后的生活计划，结合自己的兴趣学习新技能和新知识。要坚持适当的体育锻炼，保持身体健康。积极参与社区活动，拓展社交圈。

（3）退休后的情感支持：跟家人保持沟通，增进感情，享受天伦之乐。保持和老同事、老朋友的联系，维持友情。积极寻求兴趣相同的伙伴，结交新朋友。如果出现了心理问题，寻求专业帮助。

（王传升　赵昆朋）

健康云课堂

退而不休的科学——社会参与延长心理寿命

关键词

功能衰退 免疫力下降 慢性病

6. 如何面对自己生病

慢性病高发是老年人面临的一大挑战，我国约 75% 的 60 岁及以上人群至少患有 1 种慢性病，43% 的老年人有多种慢性病共存。面对疾病，老年人不仅需要医疗上的支持，还需要心理上的调适和生活方式的调整。

专家说

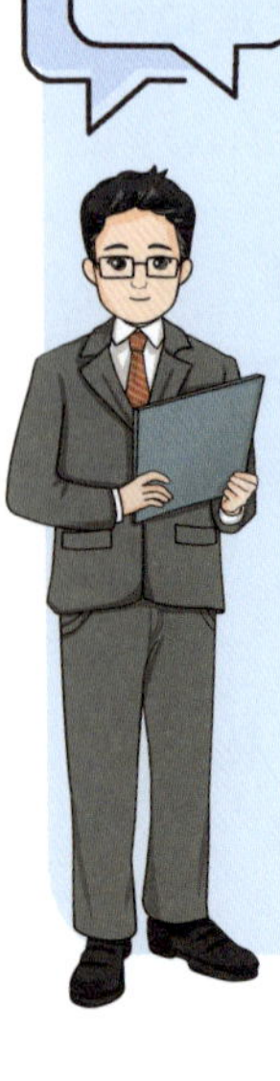

（1）老年人对疾病的态度会影响对预防措施的接受程度：老年人对疾病的态度受到个人经历、文化背景、社会环境、健康信念、社会支持网络以及认知功能和情绪状态等多种因素的影响。可以通过加强健康教育、提供社会支持以及改善老年人的认知功能和情绪状态等措施提高他们对预防措施的接受程度。

（2）老年人对疾病的态度会影响生活习惯和饮食习惯：面对疾病积极的态度有助于老年人保持健康的生活习惯和饮食习惯，从而降低患病风险。因此，我们应该鼓励老年人树立积极的疾病态度，提高他们对疾病预防的认识和重视程度。

（3）老年人对疾病的态度会影响心理状态和情绪：老年人对疾病的态度会对其心理状态和情绪产生深远影响。积极面对疾病的态度可以帮助老年人增强信心，减少焦虑，促进康复。消极的态度则会加重心理负担，影响治疗依从性，降低生活质量。

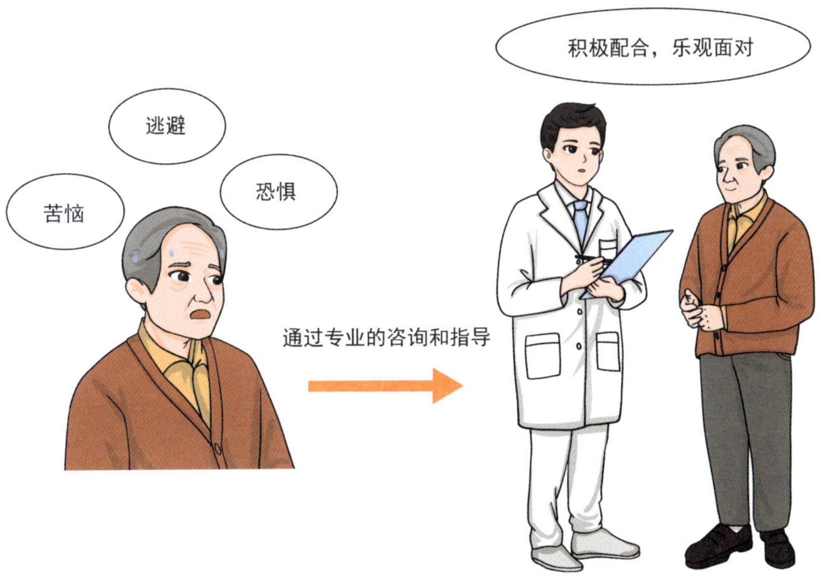

健康加油站

如何用积极的态度面对自己生病？

（1）正视疾病，接受现实：要认识到生病是自然生命过程中的一部分，每个人都会经历。不要过分恐惧或逃避，而是要勇敢面对，积极寻求解决方案。

（2）**保持乐观心态**：保持乐观的心态，相信自己能够战胜疾病。积极的心态有助于减轻焦虑和恐惧，提高身体的免疫力。

（3）**主动配合治疗**：严格按照医生的嘱咐进行治疗，包括按时服药、定期检查等。不要自行增减药物剂量或停止治疗。调整生活习惯，保持健康的饮食、作息和适度的运动。

（4）**寻求心理支持**：如果感到心理压力过大，可以寻求专业帮助。心理咨询师可以提供有效的应对策略，帮助老年人更好地面对疾病。

（王传升　赵昆朋）

7. 如何正确面对亲朋的离世

亲朋离世时，哀伤是一种正常的情绪反应。大多数人会在经历亲朋过世后的最初几周甚至几个月内体验到强烈的哀伤情绪，并会伴随出现各种各样的哀伤反应，例如有关死者的闯入性画面、过度怀念、烦躁不安、情感迟钝等。通常来说，这些哀伤反应会随着时间的推移逐渐缓解或消失。如果始终无法接受亲人离世的现实，无法开始新的生活，对社会功能造成一定的影响，并且这种状态持续存在，超过 6 个月，那可能就是生病了，需要尽快就诊。

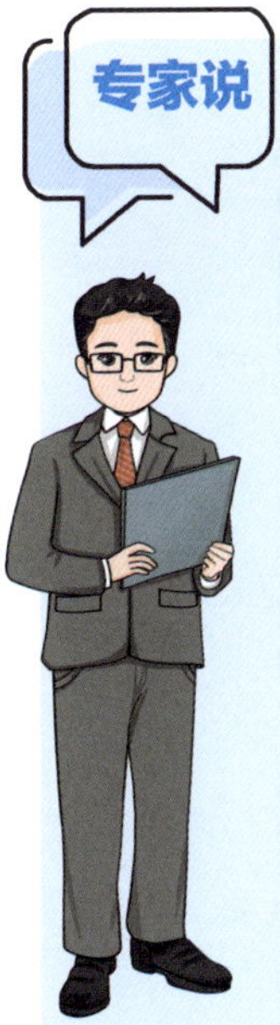

我们该如何正确面对亲朋离世?

（1）**接受与正视**：认识到离世是生命不可避免的一部分，是自然规律。尽管难以接受，但应努力正视这一事实。悲伤是正常的情感反应，老年人不应压抑自己的情感，可以适当地表达悲伤和思念。

（2）**寻求支持**：与家人、朋友或其他亲人分享自己的感受，他们的陪伴和支持有助于缓解悲伤。如果悲伤情绪持续不减或影响到日常生活，老年人可以寻求心理咨询或心理治疗的帮助。

（3）**纪念与缅怀**：通过制作相册、视频或其他纪念品，来保留逝者的记忆和故事。虽然逝者已经离开，但老年人可以通过回忆、写信、祈祷等方式与逝者保持精神上的联系。

（4）**调整生活方式**：老年人应保持规律的作息、均衡的饮食和适度的运动，这些有助于缓解悲伤情绪并维持身心健康。尝试新的爱好或活动，以转移注意力并丰富自己的生活。这有助于老年人重新找到生活的乐趣和意义。

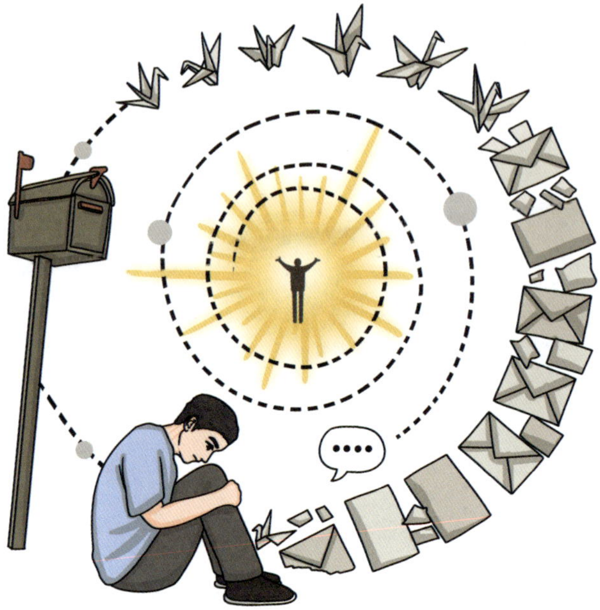

健康术语

病理性哀伤

病理性哀伤又称为延长哀伤障碍、创伤性哀伤或复杂性哀伤，是一种在亲人去世后，悲伤情绪持续时间过长（通常超过6个月），且难以自行缓解的心理状态。病理性哀伤的表现多种多样，可能包括以下几个方面：①持续的情感痛苦：每天都想念逝者，难以接受亲人离世的事实，感到极度的悲伤和空虚。②认知功能障碍：难以集中注意力，记忆力减退，思维迟缓。③行为改变：生活难以步入正轨，可能表现为避免与逝者相关的事物接触，或过度沉溺于对逝者的回忆中。

（王传升　赵昆朋）

8. 如何适应**居住环境**改变

部分老年人也会因为身体原因无法独自生活，或子女需要老年人帮忙照料孙辈，可能会使老年人离开熟悉的家乡，迁居至陌生环境，有些老年人可能因此出现适应障碍。因为这往往伴随着生活习惯、社交圈子以及日常活动方式的调整，出现孤独感和失落感，严重时还可能产生精神或心理问题，例如焦虑、抑郁等。

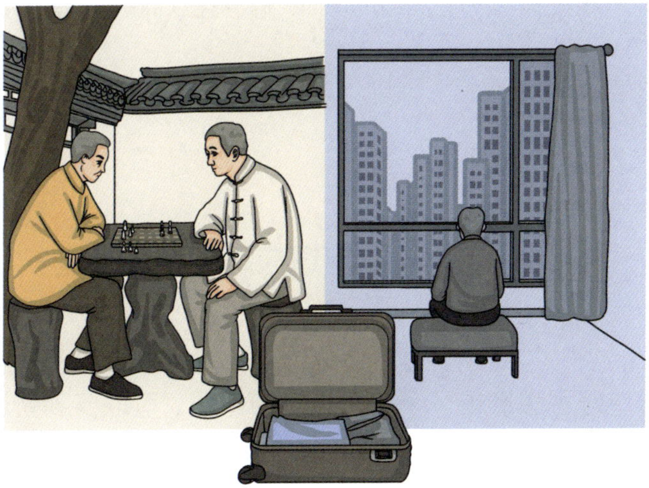

关键词

居住环境改变　适应障碍　心理问题

专家说

（1）适应新环境困难：居住环境改变对于老年人而言，失去了原有的熟悉环境和关系密切的街坊邻居，常会产生孤独感和失落感。面对新环境，老年人可能会感到不安和焦虑，担心自己无法适应新的生活方式和社交圈子。

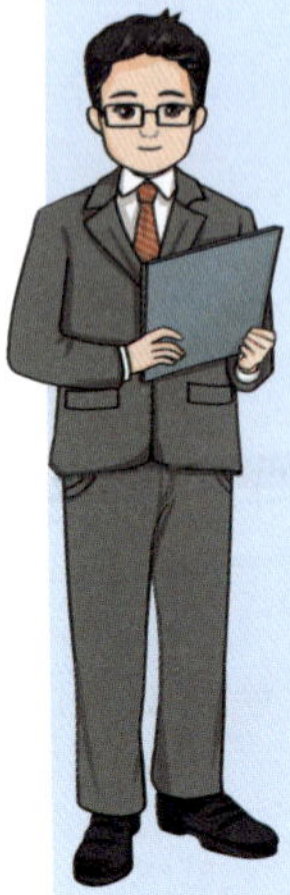

（2）社交联系的断裂：老年人迁入新居后，原有的社交圈可能会缩小，导致他们与邻居好友的联系减少。社交联系的减少意味着老年人可能无法获得足够的情感支持，可能使老年人感到更加孤独和无助。

（3）身心健康的影响：居住环境改变可能带来身体上的不适，如失眠、食欲缺乏等。老年人也可能因无法适应新环境而产生心理压力和焦虑情绪。这些身心健康问题可能进一步影响老年人的心理健康和生活质量。

健康加油站

老年人如何适应居住环境改变?

（1）提前准备：老年人在迁入新居前，应提前做好思想准备，了解新环境的情况。可以多到新居的周围去转一转，熟悉和适应新环境。

（2）保持社交联系：老年人应主动与新邻居建立联系，参加社区活动，扩大社交圈子。可以通过电话、视频通话等方式与亲朋好友保持联系。

（3）调整生活方式：老年人应调整自己的生活方式，保持规律的作息时间。可以尝试新的爱好和活动，丰富自己的日常生活。

（4）家人的支持和关心：家人应耐心倾听老年人的感受和担忧，理解他们面对新环境时的心理反应。还可以通过情感支持、生活协助、社交引导、心理支持等方式，帮助老年人适应新的居住环境。

（王传升　赵昆朋）

关键词

老年人　现代科技　适应

9. 怎样适应**现代科技**变化

根据中国互联网络信息中心发布的第 54 次《中国互联网络发展状况统计报告》显示，截至 2024 年 6 月，我国非网民规模为 3.10 亿人，60 岁及以上非网民群体占非网民总体的比例为 62.0%，其中使用技能缺乏、文化程度限制、设备不足和年龄因素是非网民不上网的主要因素。现代科技日新月异且在生活中不可或缺，老年人适应这些快速变化面临许多挑战。

专家说

（1）客观因素：客观因素主要涉及科技产品的复杂性和老年人的生理特征。老年人由于衰老、感官能力及认知反应逐渐下降等生理因素，以及智能手机等现代科技产品操作复杂等因素，难以适应现代科技变化。

（2）主观因素：主观因素主要指老年人的态度、

意愿和学习能力。许多老年人面对现代科技，容易存在恐惧、抵触的消极态度，并低估了自己的学习能力，对新科技“敬而远之”。

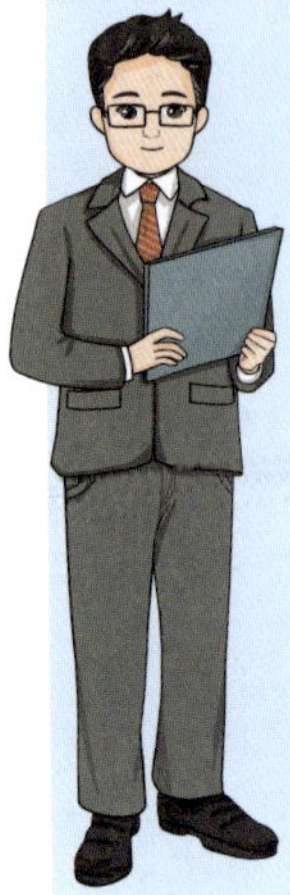

（3）社会因素：社会因素主要包括家庭支持、社区资源和社会环境。有调查提示，促使非网民上网的三大因素分别是“方便与家人或亲属沟通联系”“提供可以无障碍使用的上网设备”和“提供免费上网培训指导”。因此，可以从家庭、社区和社会三个层面积极调动资源来帮助老年人适应现代科技变化。

（荣　晗　凌　秋）

关键词

空巢老年人　空巢综合征　心理身体危机

10. 子女不在身边要如何适应

随着社会经济发展和家庭结构小型化，空巢老年人的数量迅速增加，预计到2050年将达2亿。许多父母因失去子女的情感和心理支持，难以适应空巢期的生活，继而出现一系列身体和心理问题。国内约60%的空巢老年人存在心理问题，如孤独感、焦虑、抑郁等。这种在空巢家庭父母中出现的身体和心理双重危机被称为“空巢综合征”。

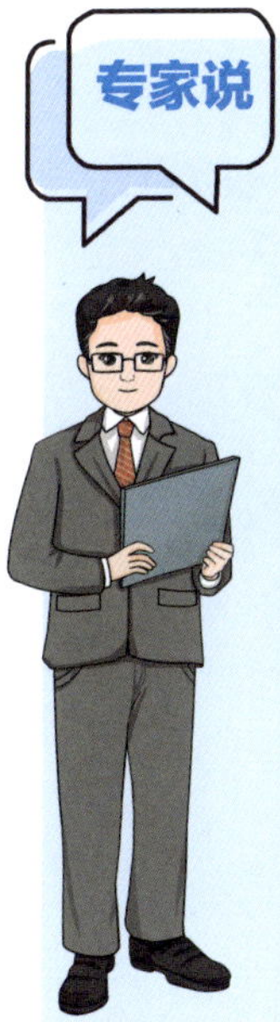

（1）为什么会出现空巢综合征？

子女离家后，老年人与子女之间的依恋关系减弱，导致父母失去情感支持和亲密互动，引发强烈的孤独感和失落感。此外，父母也从照顾者变为独立的生活管理者，出现不适应。同时，生理功能的变化如内分泌、免疫系统的紊乱会加剧老年人心理状态失衡，增加抑郁、焦虑等负面情绪。

（2）空巢综合征对健康有什么影响？

心理上，老年人可能感到孤独、抑郁和焦虑，对生活失去兴趣和动力。生理上，他们容易出现入睡困难、早醒等睡眠问题，以及头痛、心慌、气短、食欲缺乏等躯体症状。这些症状影响他们的生活质量，可能加速衰老，导致思维和判断能力下降，甚至诱发痴呆、抑郁症等精神障碍。

（3）如何适应和应对这些情绪？

1）建立和加强社交网络：积极参与社区活动、兴趣小组或俱乐部，与其他志同道合的人建立联系。学习使用智能手机和社交媒体，通过视频通话、微信等方式与子女、亲友保持联系，分享日常生活和情感。

2）发展新的兴趣爱好：尝试参与体育运动、艺术创作、读书写字等活动，既能提升自我，又能增加与他人的互动。

3）寻求心理支持与咨询：当感到孤独或情绪低落时，可以与家人、朋友多交流，同时也可以向社区的心理健康咨询服务寻求帮助。

4）保持健康的生活方式：定期体检，保持良好饮食和适度锻炼。建立简单的日程安排，包括起床时间、用餐时间、锻炼时间等，增强生活规律性和目标感。

健康术语

空巢老年人

空巢老年人指无子女或子女长期离家（半年及以上），独自或仅与配偶生活的老年人，主要分为三类：①无子女的老年夫妻；②独居或仅与配偶共同生活的老年人；③子女长期离家或未共同生活的老年人。

（荣 晗 凌 秋）

11. 老年人为什么热衷于保健品

随着老年人口的增长，保健品消费市场的迅速发展，保健品消费已成为老年人消费支出的第二大类别，仅次于吃穿等基本生活需求。有研究发现，盲目使用保健品的老年人比例高达 46.9%。另外，一些商家利用老年人身心需求实施诈骗，给老年人及其家庭带来了诸多困扰。

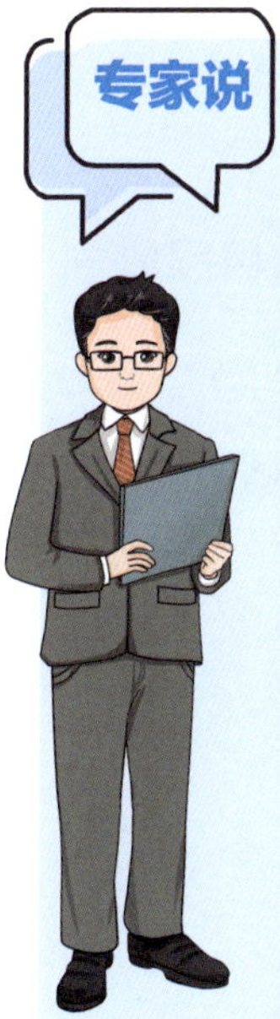

（1）健康需求：随着年龄增长，老年人常常面临如关节疼痛、骨质疏松、心血管疾病等慢性健康问题，退休生活的闲暇让他们有更多的时间关注健康。在焦虑情绪驱动下，保健品成为一种看似简单、便捷的健康维护方式，有助于他们减轻对衰老和疾病的恐惧感，重获对身体的“掌控感”。

（2）心理需求：许多老年人步入“空巢期”，子女忙碌、社交圈缩小导致孤独感增强。一些不法商贩利用老年人情感需求，通过广告、直播等方式营造温暖亲切的氛围，以花言巧语提供“情绪价值”而获取信任。在“感情牌”的驱动下，老年人容易放松警惕，轻信商家宣传。此外，有些老年人以购买保健品作为一种心理补偿，主动寻求关注。

（3）信息获取：现代社会信息传播迅速，保健品广告充斥电视、互联网和社交媒体。一些老年人缺乏科学知识，容易被带有“学术词汇”和“高端包装”的宣传吸引，误以为保健品能预防疾病、增强体质。

（4）社会支持：老年人的社交圈较窄，健康建议的来源也相对封闭。当他们的朋友或亲人热衷于某种保健品时，社会归属需要可能促使他们产生“跟风心理”，购买保健品给老年人群体间带来了相互信任、彼此友爱的社会认同和归属感。

健康加油站

如何改善上述问题?

（1）子女多陪父母，关心他们的情感和生活需求，用关爱减少对虚假外界依赖。

（2）选择保健品应遵医嘱建议，避免盲目跟风，子女可协助筛选并强调科学依据。

（3）子女应通过正面鼓励提出建议，避免直接否定，减少矛盾或逆反心理。

（荣　晗　凌　秋）

关键词

死亡焦虑　社会支持　心理健康

12. 面对死亡会有怎样的心理变化

老年人在面对死亡时，心理和生理上会经历复杂多样的变化。这些变化源于生理衰退、健康状况、社会环境、个人经历以及对死亡的认知等多种因素的影响。死亡焦虑通常被定义为人们在预期自己不再存在的状态时所经历的焦虑，反映了对死亡的焦虑和恐惧。因此，家人应创造关爱与支持的环境，帮助老年人保持积极态度和良好健康管理，提升生活质量，坦然面对生命的终点。

专家说

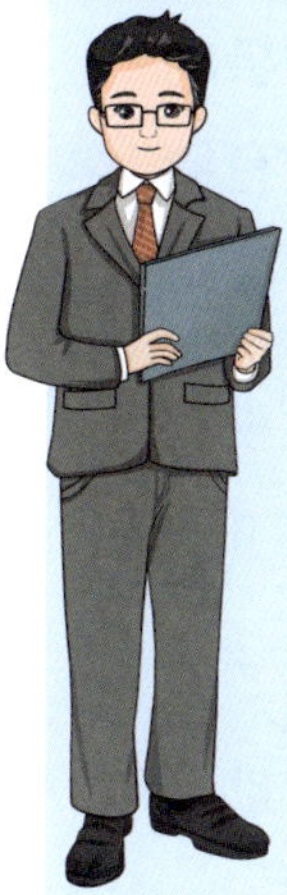

（1）死亡焦虑从何而来?

从生理角度出发，老年人感知自身健康状况越差，死亡焦虑和恐惧感越强烈。此外，身体功能的下降和健康状况的恶化也会加剧个体对死亡的知觉。从心理角度出发，拥有积极生活态度的人经历的死亡焦虑较少；相反，绝望、低社会支持感知、悲观主义以及孤独感与高死亡焦虑相关。

（2）老年人在面对死亡时会经历哪些心理变化?

从心理角度来看，老年人在面对死亡时，通常会经历以下心理变化阶段：①否认：不相信死亡即将来临；②愤怒：产生愤怒情绪，质疑“为什么是我”；③协商：尝试寻找方法延缓死亡，如服用保健品、加强体育锻炼等；④抑郁：当认识到死亡不可避免时，陷入深深的悲伤和绝望感；⑤接受：最终平静地接受死亡是生活的一个自然组成部分，也是衰老不可避免的结果。

健康加油站

对于正处于死亡焦虑的老年人而言，家人应如何帮助他们平稳度过这一阶段?

（1）良好的社会支持：与家人、朋友保持密切联系，参与社区活动，建立良好的社会支持网络，有助于缓解孤独感和死亡恐惧。

（2）关注心理健康：如老年人感到无法应对死亡恐惧或其他负面情绪，寻求专业心理帮助，帮助老年人正确面对死亡并提供有效的支持和指导。

（3）积极的生活态度：鼓励老年人保持积极的生活态度，培养兴趣爱好，参与有意义的活动，有助于提升生活质量，减轻对死亡的焦虑。

（4）进行健康管理：定期进行健康检查，积极管理慢性疾病，保持身体健康，可以增强对未来的信心，减少对死亡的焦虑和恐惧。

（5）开展死亡教育：通过适当的方式，帮助老年人正确认识死亡，减少负性情绪，促进心理适应。

（荣　晗　凌　秋）

三

助老养老

13. 为什么有些老年人会说陪在身边的孩子不好

关键词

亲子关系 多子女家庭 代沟

老年人抱怨身边的孩子“不好”可能源于多方面的原因，既有代际差异、沟通不畅等表面问题，也涉及更深层次的情感需求和心理状态。不同代际之间在价值观、生活方式和兴趣爱好等方面存在差异，这些差异可能导致老年人和孩子之间的摩擦和冲突，老年人可能觉得孩子不够尊重或理解他们的想法和感受，而孩子则可能觉得老年人的观念过时或难以沟通。老年人可能希望孩子能够更多地陪伴和关心他们，但孩子可能因为工作、学习等原因无法满足这种需求。这种情感上的缺失可能让老年人感到孤独和失落，从而对孩子产生负面评价。家庭中可能存在一些历史遗留问题或矛盾，如财产分配、赡养责任等，这些问题可能导致老年人和孩子之间的关系紧张。

专家说

（1）如何改善这种情况?

双方应努力改善沟通方式，增加面对面交流的机会，确保信息的准确传递和理解的顺畅。双方应理解和包容彼此的差异，尊重对方的生活方式和价值观。关注情感需求，子女应更多地关注老年人的情感需求，定期陪伴和倾听，减少老年人的孤独感。老年人应该主动降低对孩子的要求和期望，理解并接纳孩子的不

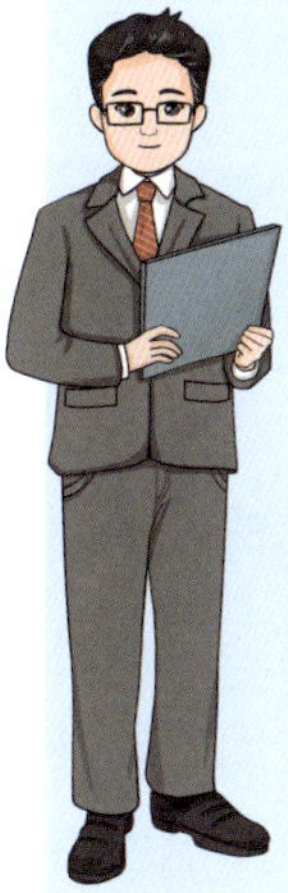

完美。这样不仅可以减少家庭冲突和矛盾，还可以增进亲子关系，让家庭更加和谐。

（2）多子女家庭该如何相处?

在多子女家庭中，老年人应该尽量做到公平公正地对待每个孩子，避免过分偏袒某个孩子。耐心倾听每个子女的想法和意见，尊重他们的选择和决定，鼓励子女们之间多沟通，共同解决问题。当子女之间出现矛盾或冲突时，老年人应扮演调解者的角色，公正地处理纠纷。这样不仅可以减少家庭纷争，还可以让每个孩子都感受到父母的关爱和尊重。

健康加油站

老年人与子女和谐相处有什么诀窍?

老年人与子女和谐相处需要双方共同努力，通过相互尊重各自的生活方式、避免过度干涉、建立有效沟通渠道、寻找共同兴趣爱好、理解观念及生活方式差异、保持联系、分担家庭责任、保持独立性、互相宽容与包容等方式来增进彼此之间的了解和感情。这样，双方才能共同创造一个和谐、温馨的家庭环境。

（马现仓　焦　翔）

14. 打麻将对老年人心理健康有帮助吗

关键词：打麻将　脑力锻炼　社交

打麻将时，老年人需要不断地交流、思考、推理，这些互动不仅锻炼了大脑，还强化了手脑协调能力，对提升认知功能及增强身体协调性都有积极影响。同时，当全神贯注于如何赢牌时，那些烦扰的杂念自然消散，压力也随之减轻。研究指出，社交孤立会明显增加老年人的死亡风险，而打麻将可以缓解这种孤独感，使老年人患抑郁症的概率明显降低，心理状况也更加健康。所以，打麻将成为了许多老年人排解孤独、缓解抑郁的有效方式。参与打麻将等活动可以为老年人的生活增添乐趣和意义，帮助他们保持积极的生活态度，也能让老年人感到自己仍然活跃和有参与感，从而可能延缓衰老的感觉。

专家说

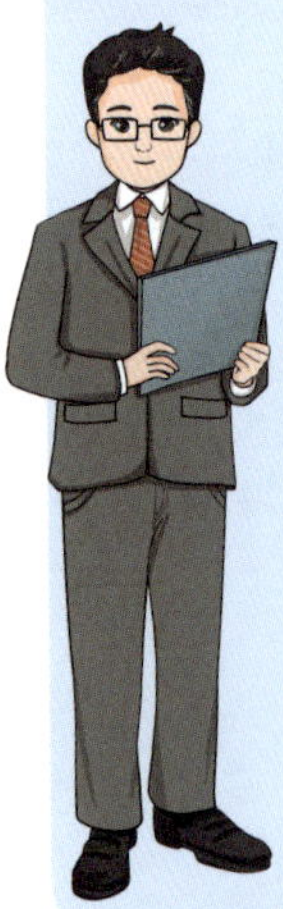

（1）老年人打麻将有哪些危害?

如果把打麻将变成一种赌博行为，或者过度沉迷打麻将，那就可能对老年人的心理健康产生负面影响，例如增加焦虑、抑郁和财务压力。同时也需要注意到打麻将可能带来的身体健康风险，例如久坐导致的身体不适、脊椎疾病等。因此建议老年人在适度享受棋牌乐趣的同时，也要注意适当休息和身体活动。

（2）老年人打麻将时需要注意什么?

打麻将时，老年人应该保持平和的心态，避免因为输赢而产生过大的情绪波动。在打麻将的过程中，应该保持室内空气流通，避免因为长时间处于封闭环境中而导致身体缺氧或不适。老年人在打麻将时还应该合理安排饮食，避免因为饥饿或口渴而影响身体健康。

健康加油站

适合老年人的娱乐社交活动还有哪些？

适合老年人的娱乐社交活动有很多，包括文艺类活动如老年合唱团、书法绘画班、戏曲等，运动类活动如跳广场舞、打门球、打太极拳、打乒乓球等，益智类活动如下棋、桥牌等，社交类活动如老年俱乐部、志愿者活动、旅游等。老年人可以根据自己的兴趣、能力和健康状况选择合适的娱乐社交活动，以丰富自己的生活。同时，也需要注意安全，避免过度劳累。

（马现仓　焦　翔）

15. 哪些**运动方式**适合老年人呢

关键词：打太极拳　广场舞　走路

适合老年人的运动方式应该具备以下特点：动作简单、安全、对关节冲击小、能锻炼全身、易于坚持。老年人在进行日常锻炼时，应根据自己的身体状况选择适合自己的低强度、低冲击运动方式。常见的适合老年人的运动方式包括：走路、骑自行车、游泳、打太极拳、打门球、打乒乓球、跳广场舞、练瑜伽、做平衡训练等。通过选择适合的运动方式，老年人可以增强体质，改善心理健康，同时也能增加社交互动，提升生活质量。

专家说

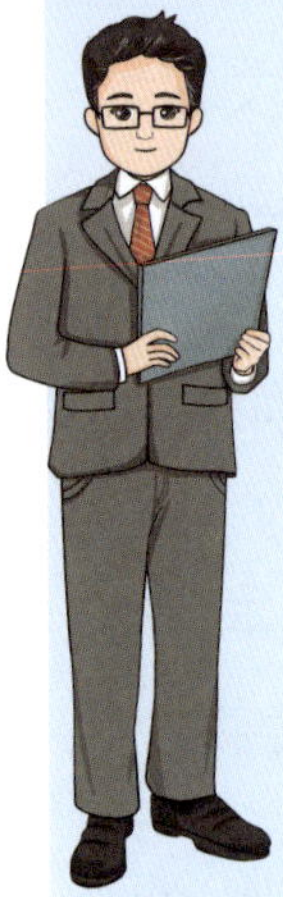

（1）老年人运动时应该注意什么？

老年人运动时应该遵循以下原则。适度原则，老年人进行运动时应遵循适度原则，避免过度疲劳。安全第一，确保运动环境安全，避免在湿滑或有障碍物的地方进行运动。定期体检，在开始新的运动计划之前，最好先咨询医生，确保身体状况适合进行相关运动。穿戴适当，穿着适合运动的服装和鞋子，确保舒适和安全。

（2）老年人如何避免运动伤害？

在运动前进行充分的热身，循序渐进，从小活动量开始，逐渐增加运动强度和时间。避免突然进行剧烈运动或活动量过大，给身体足够的适应时间。注意运动姿势和技巧，注意保持身体平衡，选择合脚的运动鞋和舒适宽松的运动服，避免在恶劣的天气条件下或不平整的路面上进行运动。在运动前、中、后期都要适量饮水，以防出汗过多导致血黏度增高而发生意外。有心脑血管疾病等基础疾病的老年人，在运动时应随身携带急救药品，以备不时之需。如果在运动过程中感到胸部、颈部、肩部、手臂疼痛，或头晕恶心、肌肉抽筋等情况，应立即停止锻炼，并寻求专业医生的帮助。

健康加油站

坚持运动对老年人有哪些好处？

老年人坚持运动可以提高身体功能，延缓衰老，增强心肺功能，改善心血管健康，增强肌肉力量和柔韧性，增强骨质，预防骨质疏松和膝关节炎。还可以控制体重，降低血糖和血脂水平，预防心脑血管疾病，增强免疫力，减少疾病发生风险。同时还能放松身心，增强自信，增加社交活动，缓解孤独感，缓解焦虑和抑郁情绪，促进心理健康，改善睡眠质量，提高记忆力，提高生活质量，使老年人保持年轻状态，延缓衰老过程。

（马现仓　焦　翔）

关键词

居家养老　养老院　养老

16. 住养老院好吗

随着我国人口老龄化的加剧，老年人的养老问题日益凸显。目前，养老院和居家养老是两种主要的养老方式。养老院提供集中化的养老服务，而居家养老则强调老年人在家中得到照顾和照料。与居家养老相比，养老院能提供有针对性的专业照护，包括医疗、护理和康复等服务，使老年人能够得到全方位的关怀和治疗。养老院有更多的老年人，老年人之间可以互相交流、分享生活经验，有助于减轻孤独感。另外，养老院有安全设施和专业人员，能够及时应对老年人的紧急情况，保障老年人的安全。但是，与居家养老相比，老年人住在养老院，与家人相处的时间减少，无法享受到家庭的温暖和关爱。同时，养老院的住房空间有限，老年人的私人空间较小，可能影响到他们的生活质量，与其他老年人之间也可能会产生摩擦或冲突。居家和入住养老院，各有利弊，具体如何选择呢？可从以下角度考虑。

专家说

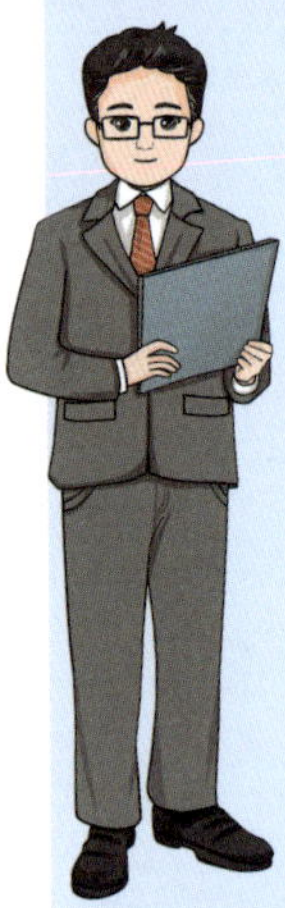

（1）居家养老的优点有哪些？

与养老院相比，家庭更温暖，在家中养老，老年人能够与家人在一起，感受到爱和关怀，获得安全感。老年人在家中居住，熟悉环境，有助于保持身心的平衡和稳定。另外，居家养老鼓励老年人保持独立性，自主决策，更好地保持精神与身体的健康。

（2）居家养老的缺点有哪些？

居家养老存在照护不足的风险，家庭照料可能无法提供专业的医疗和护理服务，特别是当老年人出现疾病时，需要家庭成员特别关注。在家中养老，老年人可能会感到孤独，缺乏社交活动和交流，容易导致精神焦虑。另外，居家养老需要家庭成员投入更多的时间和精力，可能对家庭经济和家庭关系造成压力。

健康加油站

住养老院还是居家养老，我们该如何选择？

养老院和居家养老都有各自的优点与缺点。无论选择哪种养老方式，都需要综合考虑老年人的身体状况、经济条件、家庭支持等因素。只有在综合评估下，找到适合的养老方式，才能让老年人享受到舒适的晚年生活。老年人和家庭可以根据自身情况和需求选择合适的养老方式，养老院和居家养老可以结合应用，实现更好的照料和关爱。对于居家养老的老年人，应鼓励他们积极参与社区的社交活动，拓宽社交圈子，减少孤独感。对于居住在养老院的老年人，家人要多花时间陪伴，给予温暖和关怀，让老年人感受到家庭的爱。无论何种养老方式，都要以能让老年人享受到舒适的晚年生活为目标。

（马现仓　焦　翔）

17. 老年人**健康生活方式**包括哪些内容

关键词

合理膳食　适量运动　良好睡眠

老年人健康生活方式包括以下几个方面：

（1）合理膳食，均衡营养，保持食物多样性，避免过多摄入味道浓重、油腻的食物，避免暴饮暴食，保持充足的水分摄入。

（2）适量运动，根据身体情况选择适合的运动方式，如散步、慢跑、太极、瑜伽等，以增强心肺功能、提高肌肉力量和灵活性。

（3）要注意心理健康，保持乐观、积极的心态，对待生活充满热情和希望，培养兴趣爱好，与家人、朋友和邻居保持联系，参加社区活动或兴趣小组，以减轻孤独感，增强社交支持。

（4）保持良好睡眠，建立规律的作息时间表，保持每天足够的睡眠时间。

（5）要定期体检，定期进行血压、血糖、血脂等指标的监测，如有慢性疾病，应遵医嘱按时服药，定期复查，及时调整治疗方案。

（6）戒烟限酒，减少呼吸道疾病、心血管疾病等风险。这些健康生活方式有助于提升老年人的生活质量，保持身心健康。

专家说

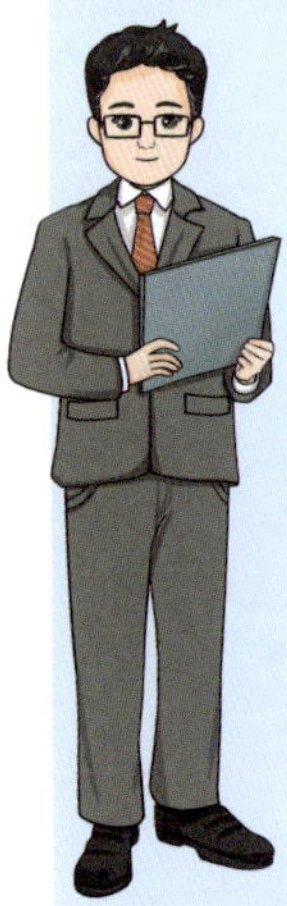

（1）健康的生活方式对老年人有哪些好处?

健康生活方式可以提高老年人生活质量、增强身体功能、提升精神状态、增强社交能力，还能预防慢性疾病、降低患病风险、延缓病情进展。健康的生活方式还可以延长寿命、增强生命力、减少医疗支出、促进心理健康、提高社会适应能力等。因此，老年人应该注重健康生活方式的养成，保持身心健康，享受美好的晚年生活。

（2）老年人如何保持良好的睡眠?

老年人睡觉时需保持环境相对安静，避免有噪声干扰，保持卧室空气流通，调暗卧室光线。每天按时起床和睡觉，保持规律的作息时间，有助于调整生物钟，使睡眠更加稳定。睡觉前可以喝一杯温热牛奶、用热水泡泡脚、听听舒缓音乐等，以放松情绪，帮助改善睡眠。睡觉时需要选择软硬适中的床垫、被褥、枕头等，以符合老年人的睡眠需求。如果老年人存在严重的睡眠问题，应及时咨询医生，寻求专业的诊断和治疗。

健康加油站

老年人合理膳食的要点有哪些？

（1）均衡营养，老年人饮食应包含粮谷类、杂豆类、薯类（粗细搭配）、动物性食物、蔬菜、水果、奶类及奶制品、坚果类等，以确保摄入各种营养素。

（2）定时定量，每日三餐应定时定量，能量分配建议为早餐约占30%、午餐约占40%、晚餐约占30%，同时可以在上下午各加一次零食或水果。

（3）清淡易消化，如蔬菜、水果、粥等，避免过多摄入味道浓重、油腻的食物。

（4）充足水分，保持充足的水分摄入，每日饮水量应根据个人情况调整，以维持身体水分平衡。

（马现仓　焦　翔）

第二章

走出忧郁

一

认识老年期抑郁障碍

1. 老年期抑郁障碍有多常见

关键词

老年期抑郁障碍 流行率 心理健康

抑郁障碍是影响心理健康的常见问题，随着年龄的增长，老年人不仅面临身体功能的衰退，还可能经历退休后的空虚感、亲密关系的疏离、重大生活事件（如丧偶或患病）等压力，这些都可能成为抑郁障碍的诱因。据世界卫生组织统计，全球老年人中大约有 15% 受到抑郁障碍的影响，虽然没达到疾病诊断标准但有抑郁情绪的老年人比例更高。

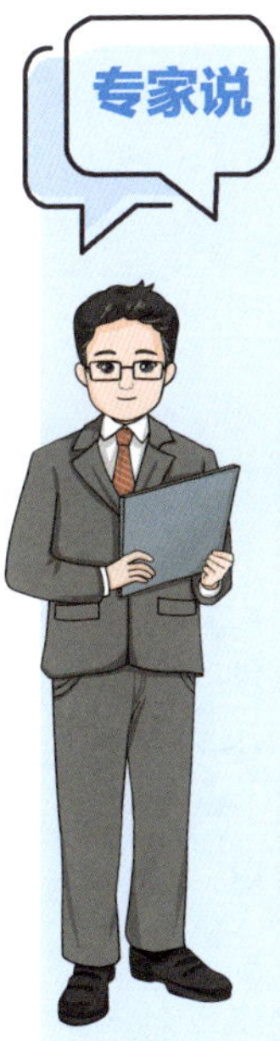

（1）老年期抑郁障碍有多少?

社区中，10%~20% 的老年人受抑郁困扰；而在养老机构或长期护理机构中，这一比例可达 30%~50%。此外，在患有慢性疾病（例如，糖尿病、心脏病、阿尔茨海默病）的老年人中，抑郁障碍的发生率亦明显高于普通人群，可能超过 25%。这些差异表明，生活环境和健康状况是影响老年期抑郁障碍发生率的重要因素。

（2）为什么老年人容易抑郁?

老年期抑郁障碍的发生与多方面因素密切相关，包括生理、心理、社会及健康状况等。生理因素方面，老年人随着年龄增长，大脑结构和功能发生变化，某些神经递质（如 5- 羟色胺、去甲肾上腺素）的减少可能诱发抑郁障碍；心理因素上，退休、子女离家、社交减少或丧偶等经历可能使老年人感到孤独和无助；社会因素则包括经济压力、社会支持不足或长期照护需求无法满足等问题；此外，慢性疾病也是重要因素，患有慢性病的老年人因身体疼痛和功能受限，更容易产生抑郁情绪。这些相互交织的因素共同影响了老年期抑郁障碍的发生。

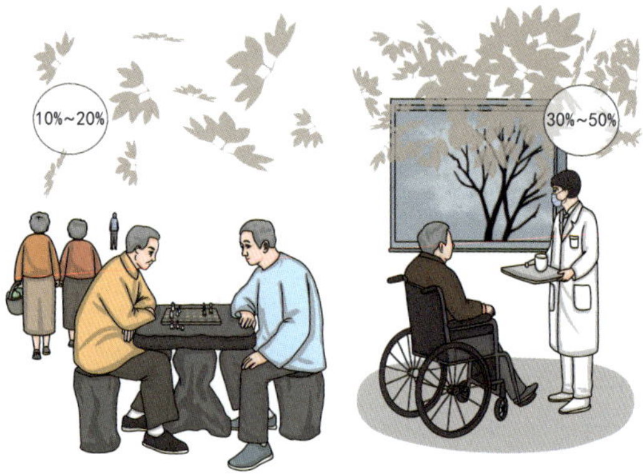

健康术语

老年期抑郁障碍

老年期抑郁障碍简称老年抑郁，也称老年期抑郁症，指发生在老年人群中的抑郁障碍，除了常见的情绪低落、兴趣缺乏，还可能伴随躯体症状（例如，精力减退、失眠、食欲下降）和认知功能减退（例如，记忆力下降、注意力难以集中）。由于表现形式多样且与“正常衰老”症状容易混淆，老年期抑郁障碍常被忽视或误诊。然而，老年期抑郁障碍是一种可以干预和治疗的心理健康问题，及时的诊断与科学治疗对改善老年人的生活质量至关重要。

（胡少华　韩奇爱）

2. 老年人**心情不好**就是抑郁障碍吗

关键词：情绪低落　抑郁障碍　心理健康

老年人心情不好不一定是抑郁障碍，但需要谨慎对待。情绪低落可能是老年人对生活事件或身体变化产生的正常反应，例如退休、亲友离世或身体疾病。然而，抑郁障碍作为一种心理障碍，不仅表现为持续的心情低落，还可能伴随食欲下降、睡眠障碍、精力不足以及对生活失去兴趣等症状。老年期抑郁障碍的诊断则更加复杂，因为其症状常被误解为自然衰老或慢性疾病的表现，如记忆力减退或身体不适。研究表明，未及时干预的抑郁障碍可能加重老年人的身体疾病风险，甚至影响寿命。因此，家人和朋友应关注老年人的情绪变化，必要时可以建议其寻求专业心理帮助，以便及早发现和治疗潜在的抑郁症状。

专家说

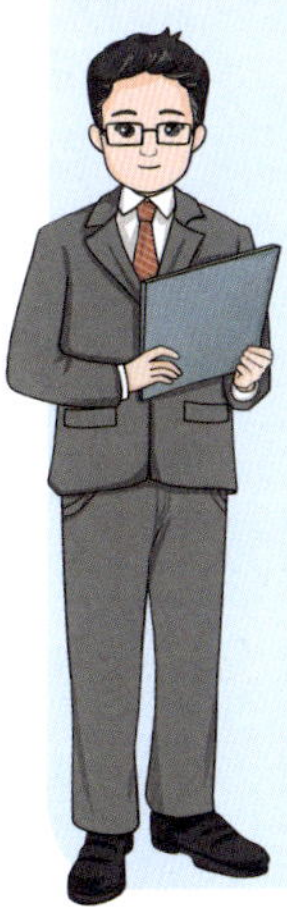

（1）老年人情绪低落与抑郁障碍有何不同?

情绪低落是对外界事件或自身状况的一种正常心理反应，通常是短暂的，随着时间或环境的改善会逐渐缓解。而抑郁障碍则是一种病理性状态，情绪低落持续两周甚至更长时间，并伴随兴趣丧失、注意力减退、睡眠紊乱等症状。同时，老年人的抑郁症状可能以身体不适（例如，疲劳、食欲下降、疼痛）为主，而非单纯的情绪表现，这种非典型症状容易被忽视或误诊为其他身体疾病。

（2）哪些因素可能引发老年期抑郁障碍？

老年人的抑郁症状通常与多种因素相关，包括身体健康问题（例如，慢性病、行动不便）、社会支持不足（例如，孤独、丧偶）、经济压力以及生活角色的改变（例如，退休后身份认同感下降）。此外，神经系统的退化、长期服药的副作用以及家族遗传倾向，也可能增加抑郁障碍的风险。

短暂的情绪低落 ≠ 抑郁障碍

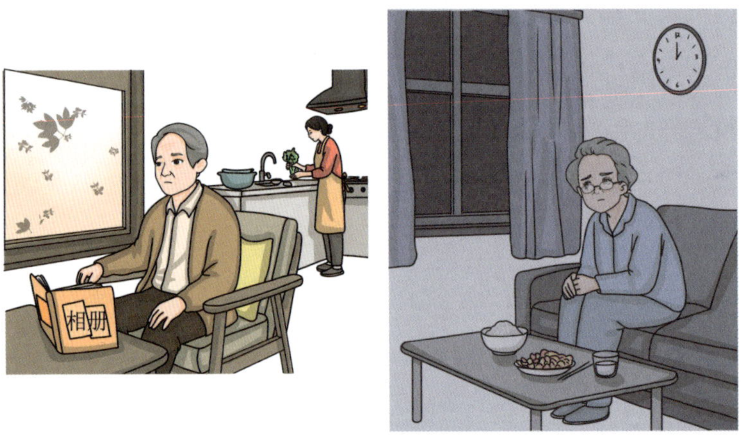

如果情绪低落持续超过两周，并伴随食欲下降、失眠、疲劳等症状，请及时寻求专业帮助。

健康加油站

如何判断老年人是否需要心理干预？

判断老年人是否需要心理干预，可根据其情绪和行为表现进行评估。如果老年人持续情绪低落，并伴随以下症状之一，应及时寻求心理或医学帮助：对日常活动失去兴趣或愉悦感；睡眠问题（例如，失眠、嗜睡）；显著的精力不足或疲惫感；反复出现无助感、绝望感，甚至轻生念头；以及认知功能下降，如记忆力和注意力减退。这些症状可能提示老年人需要专业的心理干预。

（胡少华　韩奇爱）

关键词

脾气暴躁　情绪变化　心理问题

3. 脾气暴躁是抑郁还是躁狂

老年人脾气暴躁可能不仅是性格的自然变化，也可能是心理健康问题的信号。随着年龄增长，老年人可能面临生活环境的变化、身体健康的下降以及孤独感的加深，这些因素可能导致情绪不稳定或脾气暴躁。然而，脾气暴躁也可能是抑郁障碍或躁狂发作的表现之一，尤其是在老年人群中，情绪存在障碍的表现往往不如年轻人那样典型。区别这些情绪问题需要专业的观察和判断，脾气暴躁背后的根本原因应受到足够的重视，因为它可能影响老年人的生活质量与家庭关系。

专家说

（1）老年人脾气暴躁有哪些心理学解释?

从心理学角度看，老年人脾气暴躁的一种常见原因是对环境适应能力的降低。随着身体功能退化和社会角色的变化，老年人可能对变化的生活感到无能为力，从而通过暴躁情绪表达内心的不满。此外，情

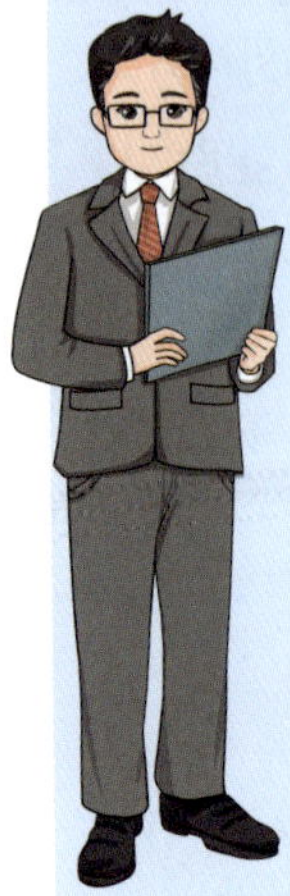

绪表达能力下降也是一个原因，他们可能难以通过言语准确表达自己的感受，进而用发脾气的方式释放情绪。

（2）抑郁障碍和躁狂发作的暴躁情绪有何不同?

抑郁障碍的暴躁情绪一般表现为对小事感到过分烦躁或不耐烦，背后往往伴随内心的无助和悲观；而躁狂发作的暴躁则更多表现为对他人或周围环境的强烈干涉和控制欲，常伴随冲动行为和精力过度旺盛。这两种情绪尽管都可能导致脾气暴躁，但其核心情绪基调和伴随症状是完全不同的。

健康加油站

如何帮助老年人缓解脾气暴躁?

（1）注重沟通：通过耐心倾听，帮助老年人表达内心的真实感受。

（2）提供心理支持：陪同老年人参加社区活动或兴趣班，减少孤独感。

（3）改善生活环境：为老年人创造舒适、稳定的生活条件，以减少可能引发情绪问题的外部压力。

（4）寻求专业帮助：如暴躁情绪持续或加重，可以考虑咨询心理医生，通过心理治疗或药物干预来改善情绪问题。

健康云课堂

被忽视的老年抑郁
——如何读懂父母的无言信号

（胡少华　韩奇爱）

关键词

反应迟钝　痴呆　抑郁

4. 反应迟钝、记性差，是抑郁还是痴呆

随着年纪增长，大脑功能减退，老年人会出现记性变差、反应变迟钝等表现，而记性、反应速度等变化，称之为认知功能的改变。但是认知功能减退，并非总是由痴呆造成。事实上，情绪状态的变化，对认知功能的影响也非常之大。在抑郁的时候，就容易体验到大脑变慢、变笨、记忆力减退等。老年人认知功能减退，当然首先需要考虑是否由大脑功能衰退引起，但是老年人抑郁也不容小觑，所以对老年人的情绪状态进行评估，也是不可或缺的。

专家说

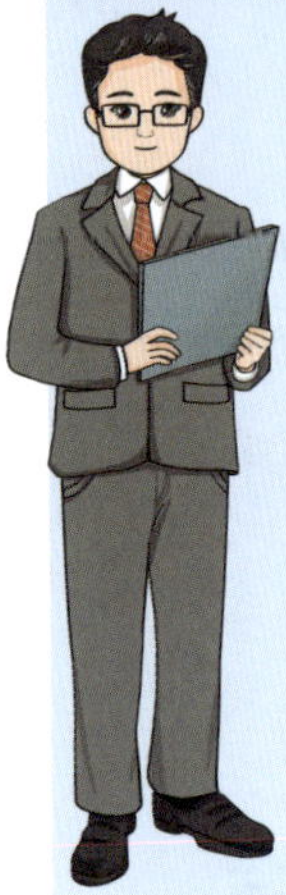

（1）老年痴呆是什么？

老年痴呆是一种逐渐进展的慢性脑部疾病，主要发生在 65 岁以上的老年人中。老年痴呆主要表现为记忆力减退、思维能力下降、语言障碍等症状。患者可能会出现迷茫、迟钝、情绪不稳定等情况，严重影响日常生活和社交活动。

（2）老年期抑郁障碍是什么？

相较年轻人，老年人抑郁较为隐蔽，如失去兴趣和乐趣、精力不足、焦虑、失眠、食欲改变、自卑、自责等。老年人的抑郁障碍可能与生活变化、健康问题、社交孤立、药物副作用等因素有关。抑郁障碍会影响老年人的身心健康，降低生活质量，甚至增加自杀风险。与家人同居的老年人情绪状态明显改变，还是容易观察到的，往往独居的老年人会被忽视。

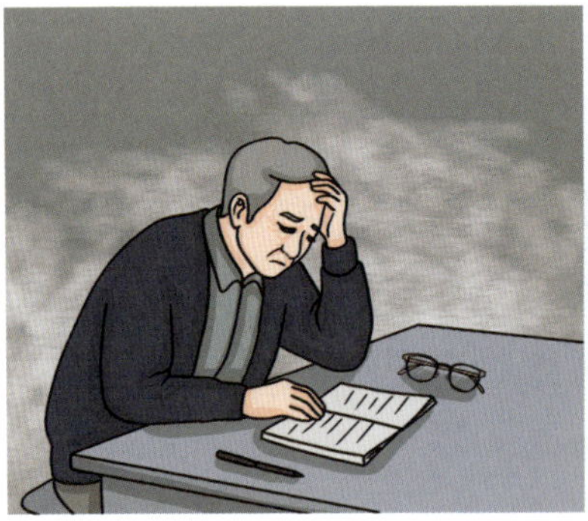

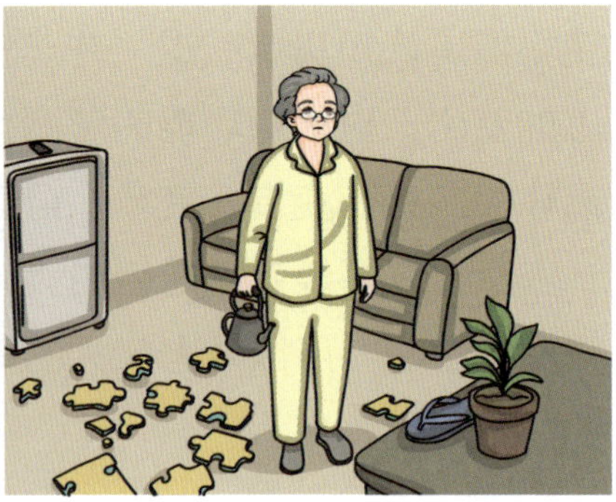

健康加油站

怎么区分老年人是抑郁还是痴呆？

最简单也是最直接的方法，即做一个头部的 CT 扫描或者磁共振检查。如果是痴呆引起的老年人认知功能减退，在影像学检查中很容易就能呈现出来。但并非痴呆的老年人就不会抑郁了。有些老年人既存在大脑功能的减退，同时也存在一定的情绪问题。此外，痴呆和抑郁，可能会并存。另外，还有一些老年人，会在痴呆后出现抑郁情绪。

（胡少华　胡婵婵）

5. 身体生病了，还是心情生病了

关键词

身体健康　心理健康　差异

对于老年人来说，身体健康问题确实是存在的，并且随着年龄的不断增长，老年人会面临更多的身体挑战，如慢性疾病、身体功能下降等。这些问题可能会导致老年人感到身体不适、疼痛或功能障碍，从而影响他们的生活质量。然而，心理健康问题同样是重要的，如焦虑、抑郁、孤独等，也可能对老年人的生活产生深远影响。这些心理问题不仅会影响他们的情绪状态，还可能进一步影响他们的身体健康。例如，长期的心理压力可能导致免疫系统功能下降，增加患病风险。

专家说

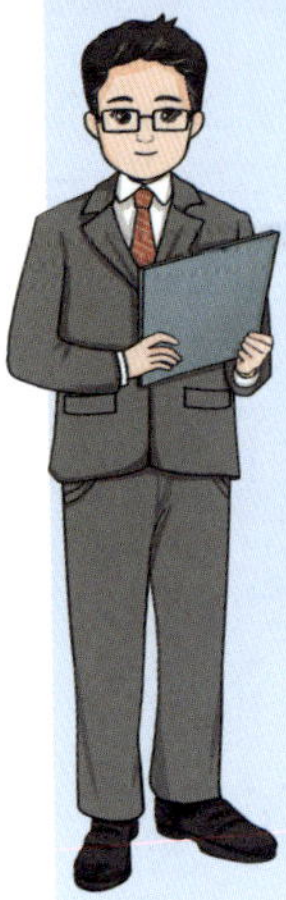

重要的是，身体健康和心理健康往往是相互影响的。一个生病的身体可能导致老年人感到沮丧和无助，而一个不佳的心情也可能加剧身体的疾病症状。因此，我们不能简单地将问题归结为身体生病或心情生病，而是需要综合考虑两者的相互作用。在处理老年人的健康问题时，我们应该采取综合性的方法。这包括关注他们的身体健康，提供必要的医疗照顾和治疗；同时，也要关注他们的心理健康，提供心理支持和咨询服务。此外，家庭和社会的支持同样重要，它们可以帮助老年人更好地应对生活中的挑战，保持积极的心态和健康的身体。

健康加油站

老年人如何预防身心疾病?

要保证健康的生活方式。我们要关注两个部分：身体和心理。身体上我们可以做的部分很多，例如合理饮食、适量运动、保证充足的睡眠、定期体检和疾病的管理；心理上，保持积极的心态，培养自己的兴趣爱好，参与社交活动，持续的学习。其实就是保证老年人的生活充实且有意义，起到预防身心疾病的作用。

（胡少华　徐漪然）

6. 怀疑老年期抑郁障碍，精神科门诊可以做哪些检查

关键词

老年期抑郁障碍　精神科门诊　评估

老年期抑郁障碍的评估和其他年龄群体的评估相仿，一般是通过心理测评完成对其评估。常规的心理评估一般会从老年人的身体感觉、情绪体验、记忆力等方面进行评估。文化程度高、能进行独立阅读的老年人，可以独立完成自评问卷。对于文化程度较低，无法进行独立阅读的老年人，一般建议在家属陪同下，由专业人士进行访谈评估。此外，现在也有一些辅助评估，例如心率变异分析、近红外脑功能成像等。

专家说

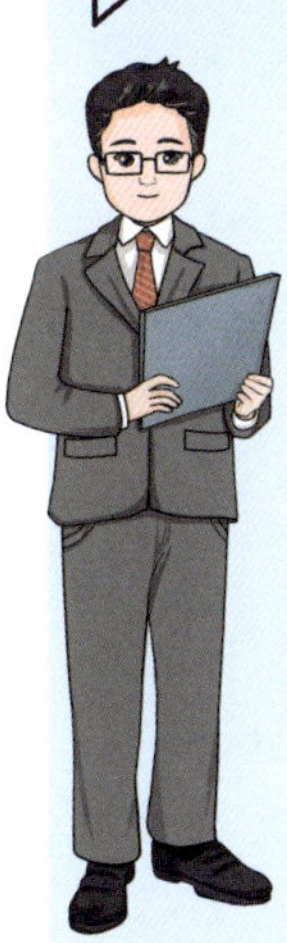

（1）老年人抑郁具体会用到哪些评估量表呢?

自评工具常用的有《9项患者健康问卷》，这是一个简单、易操作、容易阅读和理解的抑郁情绪评估问卷。此外，还有针对老年人的老年抑郁问卷和针对痴呆老年人的专用抑郁问卷。这两个问卷的题量较少，是比较适用于老年人的自评工具。如果专业人员通过检查形式评估，有《汉密尔顿抑郁量表》《蒙哥马利抑郁问卷》等。

（2）老年人的心理评估需要注意什么要点?

在我们的文化里，老年人的抑郁往往更为隐蔽，

他们不擅长表达自己的情绪，在对老年人进行评估时，需要更多耐心。在评估的同时，如果能融入更多科普宣教，让老年人在接受评估时就理解什么是抑郁障碍，不仅能帮助我们更好、更全面地完成评估，也能够提高老年人后续治疗的配合度。此外，我们也需要更关注老年人的躯体化表现。

健康加油站

老年期抑郁障碍的主要原因有哪些?

老年期抑郁障碍的成因和其他年龄阶段抑郁相比有其共性，也有其特殊之处。常见的抑郁原因，包括重大生活事件的影响，人际关系恶劣或者缺乏人际关系，慢性疾病或者其他身体状况的影响，对死亡的忧虑，生活状态的改变或者社会角色的改变等。一些特定药物的副反应也可能引发抑郁。

（胡少华　胡婵婵）

7. 老年期抑郁障碍需要防范哪些风险

防范老年期抑郁障碍的风险是提升老年人生活质量的重要环节。老年期抑郁障碍可能引发慢性病加重、认知功能退化、社会孤立及生活能力下降等一系列问题，因此需要从心理、身体和社会多个层面采取综合防范措施。通过加强健康管理、促进认知锻炼、提供社会支持以及改善情绪调节能力，可以有效减少抑郁的发生。

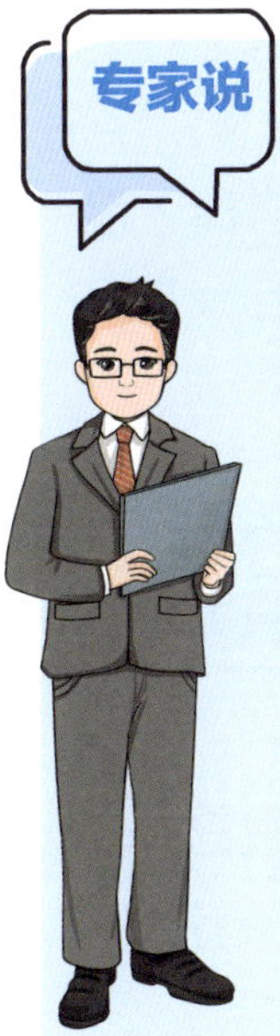

（1）**加强身体健康管理**：老年期抑郁障碍与身体健康息息相关，慢性疾病的恶化常与抑郁障碍互为因果。因此，要防范抑郁的发生，首先需要帮助老年人维持良好的身体健康。定期检查身体状况，特别是心血管健康和代谢疾病（例如，糖尿病），以降低疾病对情绪的负面影响。鼓励老年人进行适度的有氧运动（例如，散步、游泳、瑜伽），运动不仅能改善身体健康，还能释放压力，提升整体情绪状态。

（2）**促进认知功能锻炼**：认知功能退化与抑郁障碍之间存在双向关系。通过认知锻炼可以有效防范抑郁，同时延缓可能发生的认知障碍。鼓励老年人学习新事物，如绘画、乐器或一门新语言，有助于激活大脑神经活动，保持思维敏捷。定期参与记忆游戏、拼图或阅读活动，不仅可以锻炼思维，还能带来成就感，缓解情绪低落。

（3）**增加社会支持与参与**：社会孤立是老年期抑郁障碍的重要风险因素，因此，建立和维持良好的社会联系对抑郁的防范至关重要。家人应主动与老年人沟通，定期探望或共同参与活动，让他们感受到被关心和被需要。鼓励老年人加入兴趣小组、志愿服务或社区组织，通过与同龄人互动，提升归属感和幸福感。

健康加油站

老年期抑郁障碍风险的心理防范：老年人在面对生活变故（如退休、丧偶或健康问题）时，情绪调节能力的不足可能导致抑郁的发生。因此，建立良好的情绪管理机制尤为重要。

（1）心理教育：通过心理健康课程或讲座，帮助老年人了解抑郁的症状和应对技巧，提高自我觉察能力。

（2）倾听与陪伴：家人和朋友应多倾听老年人的情绪表达，营造开放的交流氛围，避免他们将负面情绪压抑在心中。

（3）寻求专业支持：对于情绪起伏较大或已有轻度抑郁症状的老年人，可以考虑心理咨询或治疗（例如，认知行为疗法），以帮助其处理内心困扰。

（胡少华　韩奇爱）

8. 到底应不应该问老年人“想死”的问题

死亡话题，在任何年龄阶段都是敏感的。对于老年人而言，因为进入了人生的最后一个阶段，死亡话题是无可避免的。人生的最后一个阶段，如何面对死亡，并且最终接受死亡、走向死亡，是重要的人生命题。不过，和老年人讨论死亡，可能会引发他们的焦虑，所以需要更加谨慎，表现出更多尊重。

专家说

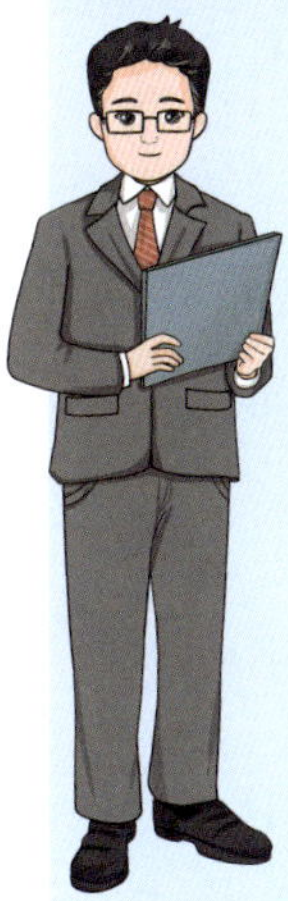

（1）和老年人讨论死亡时应该注意什么?

首先，要先观察老年人的情绪和态度，如果他们不愿意谈论死亡，不要强迫他们。要选择合适的时机，慢慢展开话题。要充分尊重老年人的观点和信仰，不要试图改变他们的看法，而是要倾听和理解他们的观点。避免使用负面或恐惧的语言，可以使用更温和的措辞，如“生命的自然循环”或“人生的最终阶段”。如果老年人愿意讨论死亡，可以分享自己的观点和感受，但要保持尊重和理解对方的立场。最重要的是要表达出对老年人的关心和支持，让他们感到安心和被理解。愿大家和老年人能够以开放和尊重的态度讨论这个话题。

（2）如何同老年人展开死亡话题?

用轻松和开放的态度引入话题最佳，可以从文化、宗教或哲学的角度谈论死亡，让对话更加抽象和客观。更多倾听他们对于死亡的看法和见解，表达充分的尊重和理解。赋予死亡一定的意义，例如完成整个生命历程，在生命历程中不留下任何遗憾，充分感受这个世界。

（胡少华　胡婵婵）

9. 老年期抑郁障碍有哪些**危害**

关键词

身体功能 情绪 认知

老年期抑郁障碍的表现较为复杂，主要体现在情绪、认知、身体等多个方面，会出现情绪低落、兴趣减退、焦虑烦躁、注意力不集中、记忆力减退、睡眠障碍、食欲减退、躯体疼痛、社交退缩、动作迟缓，更严重的情况可能会出现自罪自责，消极想法和行为。因此，当老年人出现以上情况的时候请家人引起重视，及时就医，当然最好的是我们可以提前预防，因为很多时候，老年人是会有一些细微的信号给到家人，例如上述情况出现了 2 种以上，请家人记得询问一下自己的父母，最近有发生什么事情吗？或者最近的情绪如何等，进行及时的关心和干预。

专家说

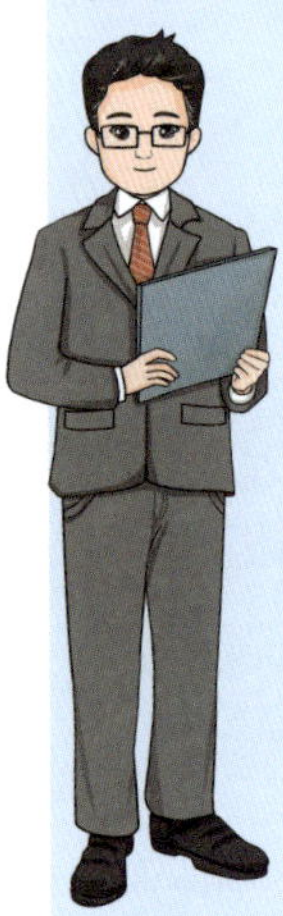

（1）影响生理功能和躯体健康：老年人食欲减退，体重减轻，进而影响身体营养的摄入和吸收，导致身体功能下降。睡眠障碍，如入睡困难、早醒等，长期睡眠不足会使身体疲劳，免疫力降低，容易引发其他疾病。如果老年人本身就患有一些慢性疾病，如高血压、糖尿病、心脏病等，加重这些慢性疾病的症状，影响疾病的治疗效果和康复进程，形成恶性循环。

（2）影响心理健康和生活质量：老年人可能会长时间感到悲伤、绝望、无助，对以往感兴趣的事情也提不起兴趣，甚至出现焦虑、烦躁等情绪。部分老年期抑郁障碍患者会出现记忆力减退、注意力不集中、思维迟缓等认知功能障碍，严重影响日常生活和社交活动。老年人抑郁还会伴随着自我否定，常常对自己产生负面评价，认为自己没有价值，是家庭和社会的负担，甚至出现自伤和自杀行为。因此，情绪问题所导致的连锁反应是很多的，请务必重视和关心我们的老年人。

健康术语

抑郁障碍

抑郁障碍是一种常见的精神障碍，以持续的情绪低落、失去兴趣和愉悦感为主要特征，会对个体的思维、行为、生理功能等多方面产生负面影响。核心症状有情绪低落、兴趣减退或丧失和精力的缺乏；其他症状如睡眠障碍、食欲改变、认知功能障碍、自责自罪、自杀观念和行为等。

（胡少华　徐漪然）

关键词

病因　老年人　年轻人

10. 老年人的抑郁和年轻人的抑郁有什么不同

老年人抑郁与年轻人在表现上很相似，如高兴不起来、做事没有动力和兴趣以及情绪低落。还有一些常见表现如郁闷、轻生观念或行为、自责、缺乏愉快体验、无助绝望、焦虑不安、睡眠紊乱、疲乏感、躯体不适、食欲不好、变得懒散、活动迟缓等，相对年轻人更隐蔽和复杂。

专家说

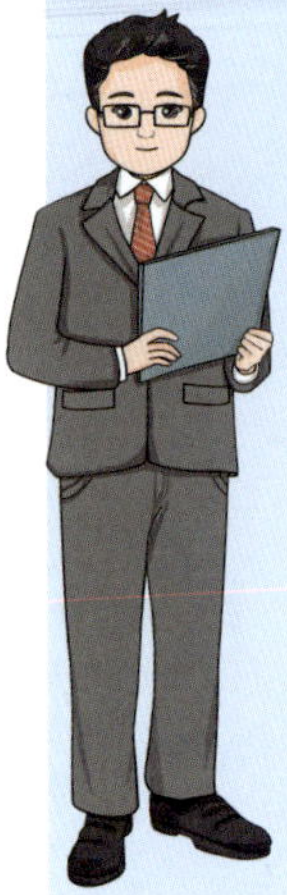

（1）生理因素影响：随着年龄增长，老年人身体功能逐渐衰退，各种慢性疾病如高血压、糖尿病、心脏病、脑卒中等发病率增加。这些疾病不仅会给身体带来痛苦，还可能影响大脑的功能和神经递质的平衡，从而增加抑郁的发病风险。此外，老年人脑部的一些器质性病变，如脑萎缩、脑白质病变等，也与抑郁的发生密切相关。年轻人身体一般较为健康，慢性疾病导致抑郁的情况相对较少。但部分年轻人可能存在一些先天性的脑部发育异常或神经递质系统不稳定等因素，可能会增加患抑郁障碍的风险。

（2）社会心理因素考量：老年人可能会因为退休后社会角色转变，感觉自己失去了价值和存在感。同时，面对身体功能的衰退和各种慢性疾病的困扰，容易产生焦虑、恐惧、自卑等情绪，这些负面情绪长期积累可能导致抑郁。此外，老年人可能经历较多的生活挫折，如丧偶、子女远离等，这些都可能成为抑郁的诱发因素。年轻人可能主要面临学业压力、职业竞争、人际关系等方面的挑战。如果这些压力得不到及时有效的缓解，就容易引发抑郁情绪。另外，年轻人的自我认知和价值观也在不断形成和调整过程中，一旦现实与理想差距过大，也可能导致心理失衡，进而引发抑郁。

（胡少华　徐漪然）

二

应对老年期抑郁障碍

11. 老年期**抑郁障碍**能治好吗

关键词 老年期抑郁障碍 治疗困难 治疗原则

老年期抑郁障碍通常是可以治好的，与年轻成年人抑郁障碍类似。通过适当的治疗大多数患者的症状可以得到显著改善，甚至达到临床治愈，即症状消失，社会功能得以恢复。但需要注意的是，由于个体差异和病情严重程度不同，治疗效果可能会有所不同。

专家说

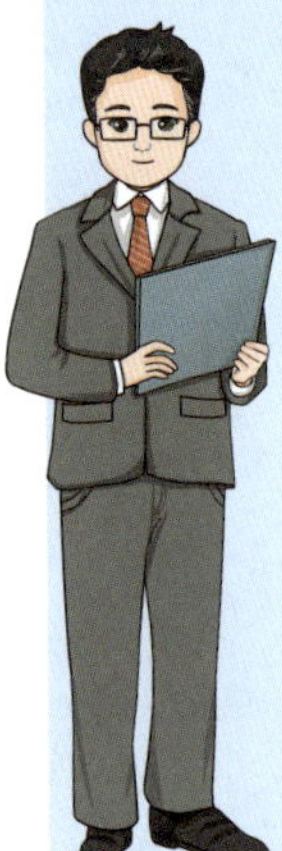

（1）老年期抑郁障碍治疗过程中应该注意什么？

老年人出现抑郁症状时，应考虑是否存在痴呆、脑血管病等器质性病变引起的认知障碍所致的情绪低落。这些情况下，患者可能需要针对原发病的特殊治疗，例如阿尔茨海默病的胆碱酯酶抑制剂或 N- 甲基 -D- 天冬氨酸受体拮抗剂，以及卒中的神经保护、促进神经修复、脑血循环改善等措施。还要注意伴发躯体疾病的积极治疗。

对于老年期抑郁障碍，由于其与生理变化有关，因此在治疗过程中需密切监测患者的反应，并调整用药以减少副作用。同时，家庭成员和社会支持系统也应在提供情感支持的同时协助医生确保患者按时服药并参与必要的心理干预。

（2）老年期抑郁障碍治疗更具复杂性：老年期抑郁障碍通常比其他年龄段较难治愈，因为老年患者可常伴随认知功能下降、躯体疾病或其他精神障碍，这些因素都可能影响治疗效果。此外，由于老年患者生理功能衰退，药物代谢减慢，对药物副作用更为敏感，且可能需要服用多种药物，这可能增加药物相互作用的风险，因此治疗需要在专业医生的严密监控下进行，以确保安全和疗效。

健康加油站

老年期抑郁障碍治疗应该遵循的六大原则：

（1）综合治疗。

（2）个体化治疗。

（3）安全性优先。

（4）长期管理和预防复发。

（5）关注躯体疾病和药物相互作用。

（6）提高治疗依从性和患者教育。

（刘志芬）

12. 老年期抑郁障碍治疗方法有哪些

关键词

药物治疗　心理治疗　物理治疗

老年期抑郁障碍的治疗，需要根据患者病情的严重程度采取具体的治疗方法，包括以下几种：

（1）药物治疗：是老年期抑郁的主要治疗方法。常用的药物包括选择性5-羟色胺再摄取抑制剂（例如，氟西汀、西酞普兰、舍曲林等）、5-羟色胺和去甲肾上腺素再摄取抑制剂（例如，文拉法辛、度洛西汀）等。

（2）心理治疗：对于老年患者来说，心理治疗是非常重要的辅助治疗手段。常用的心理治疗包括认知行为治疗、支持性心理治疗和人际心理治疗等。

（3）物理治疗：主要包括改良电休克治疗（modified electroconvulsive therapy，MECT）、经颅磁刺激治疗、迷走神经刺激治疗、深部脑刺激等。

（4）生活方式的调整：鼓励老年患者保持健康的生活方式，包括规律作息、均衡饮食、适量运动和社会交往。同时家属和社会的支持也非常重要，可以帮助老年患者感到被关心和需要，增强他们的生活信心。

专家说

抗抑郁药有哪些特点？

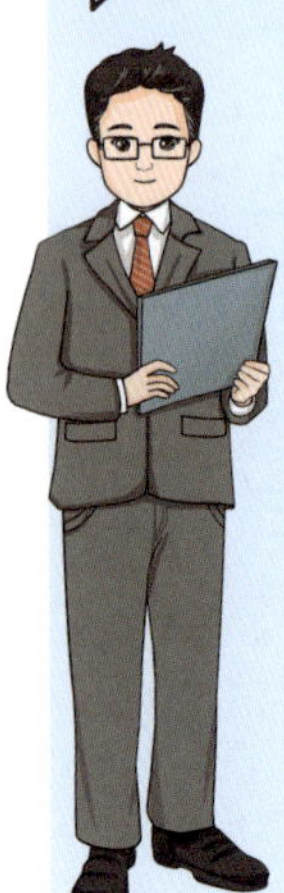

治疗抑郁障碍首选5-羟色胺再摄取抑制剂类药物，如舍曲林、西酞普兰、艾司西酞普兰等，这些药物除了抗抑郁的疗效肯定，不良反应少，其最大的优点在于抗胆碱能及心血管系统不良反应轻微，相对安全。5-羟色胺和去甲肾上腺素再摄取抑制剂类药物也可用于老年期抑郁障碍治疗，代表药物为度洛西汀、文拉法辛，其不足之处在于高剂量时可引起血压升高，在使用时需逐渐增加剂量，并注意监测血压改变。米氮平能显著改善睡眠质量，适用于伴有失眠、焦虑症状的老年期抑郁障碍患者。应慎用三环类抗抑郁药，此类药物有明显的抗胆碱能作用及对心脏的毒性作用，且与其他药物相互作用较多，不良反应较为严重。总之，老年人一定要在专业的医生指导下抑郁应用抗抑郁药，否则很容易出现危险。

关键词

抗抑郁药 不良反应

健康术语

电休克疗法（electroconvulsive therapy，ECT）

ECT是给予中枢神经系统适量的电流刺激，诱发大脑皮质的电活动同步化，引起患者短暂意识丧失和全身抽搐发作，对精神症状有治疗作用的一种方法。电刺激前给予静脉麻醉并注射适量肌肉松弛剂，可使抽搐发作不明显，称为改良电休克治疗（modified electro-convulsive therapy，MECT），老年人也需专业医生评估应用。

（刘志芬）

13. 服用抗抑郁药需要注意哪些副作用

不同类型的抗抑郁药引起的不良反应有所差异，服用抗抑郁药时，需要注意的常见副作用包括以下几个方面：

（1）胃肠道反应：常见的有恶心、呕吐、腹泻等。

（2）中枢神经系统症状：包括头痛、头晕、失眠或嗜睡、震颤等。

（3）抗胆碱能副作用：部分抗抑郁药可能导致口干、便秘、视物模糊、心悸等。

（4）性功能障碍。

（5）体重变化。

（6）撤药综合征：一般表现为流感样症状、精神症状及神经精神症状等。

专家说

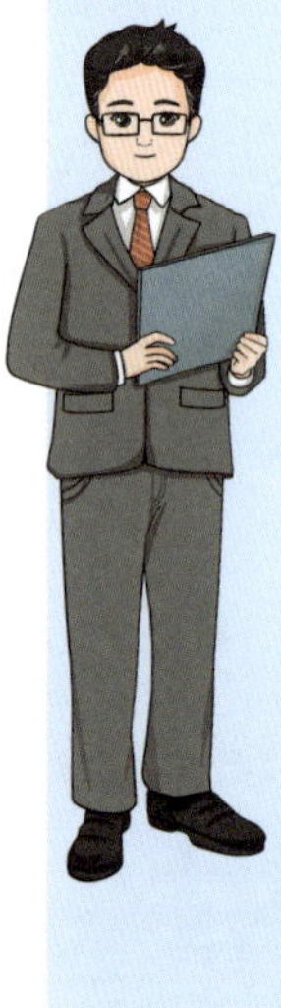

（1）老年人应谨慎使用抗抑郁药：药代动力学研究表明老年人胃肠道血流减少，虽然不影响脂溶性药物的吸收，但会造成多数药物的达峰时间推后，半衰期延长。肝肾功能减退导致排泄能力下降，肝功能下降导致合成血浆蛋白减少而使血浆游离药物浓度增加。此外，老年人因存在药效学改变，中枢神经系统对药物更加敏感，不良反应明显增加。

（2）抗抑郁药增加自杀风险：目前的研究尚无法明确证实在年轻人或老年人中使用抗抑郁药与自杀发生有关。但是，在用药的最初 2~4 周需要评估自杀风险，此时药物的不良反应与症状的叠加作用可能导致自杀风险增高，对自杀的评估应该贯穿于整个治疗过程中。

健康加油站

如何处理抗抑郁药的副作用？

通常服用抗抑郁药产生不良反应是不可避免的。轻度副作用一般会自行消退，或者可以遵医嘱适当减少用量或更换药物。严重的不良反应需要早期发现、及时确诊、停药并进行紧急处理。使用抗抑郁药时，应充分评估与检测、确定药物治疗时机及个体化合理用药，遵守单一使用原则、联合治疗原则、换药及停药原则。

健康术语

5-羟色胺综合征

这是一种严重的不良反应。临床表现有恶心、呕吐、腹痛、颜面潮红、多汗、心动过速、激越、震颤、腱反射亢进、肌张力增高等，病情进展可出现高热、呼吸困难、抽搐、酸中毒性横纹肌溶解，继发球蛋白尿、肾衰竭、休克和死亡。

（刘志芬）

关键词：中药　郁证

14. 只吃中药能治好老年期抑郁障碍吗

不建议单纯依赖中药治疗老年期抑郁障碍。中药通过调整气血运行和神经递质平衡来缓解抑郁症状，可能对轻度抑郁障碍有效。然而，对于重度或伴有心理社会因素的抑郁障碍，单一的中药治疗可能不足以治愈，应考虑联合心理治疗和抗抑郁药物治疗。老年期抑郁障碍患者在使用中药时需要特别谨慎，因为其身体状况可能影响药物的吸收和代谢。同时，如果患者存在肝肾功能不全或其他慢性疾病，应在医生指导下选择合适的中药方案，并注意药物间的相互作用。

专家说

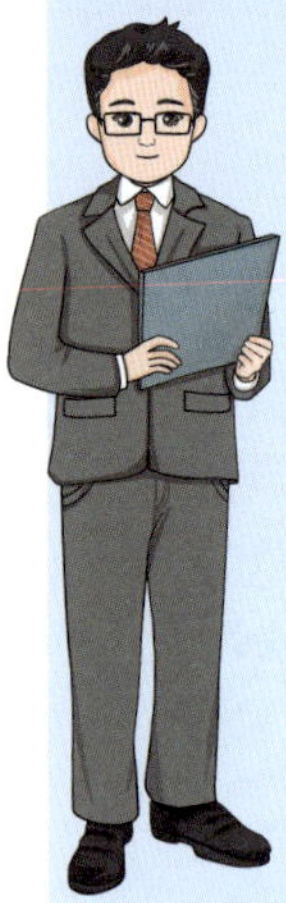

（1）抑郁障碍在中医理论中是什么病症?

在中医理论中，根据其症状，抑郁障碍被归类为“郁证”范畴。郁证是由情志所伤，气机郁滞所致的一类疾病，以心情抑郁、情绪不宁、胸部满闷、胁肋胀痛，或易怒善哭、咽如有异物感等为主要临床表现。发病与肝的关系最为密切，涉及心、脾两脏，而心失所养，神失所藏，即所谓忧郁伤神亦可致郁。

（2）可以用于治疗抑郁障碍的中药有哪些?

中药材有金丝桃、柴胡、芍药、远志等；传统方剂包括逍遥散、柴胡疏肝散、百合地黄汤等；现代方剂包括舒肝解郁胶囊、巴戟天寡糖胶囊等。

健康加油站

中西医结合治疗在抑郁障碍中如何发挥作用?

中西医结合治疗抑郁障碍可以发挥各自的优势，相互补充。西医药物治疗可以快速缓解症状，而中医治疗则侧重于整体调理和减少副作用。同时，中医的心理疏导和情志调理也可以作为心理治疗的补充。然而，在进行中西医结合治疗时，必须确保中西药之间没有配伍禁忌，避免药物相互作用导致的不良反应。

（刘志芬）

关键词

抑郁障碍　精神分裂症　抗精神病药

15. 得了抑郁障碍，为什么要吃治精神分裂症的药呢

抑郁障碍主要药物是抗抑郁药，有时合并其他药物如抗精神病药。抗精神病药主要用于治疗精神分裂症和其他精神病性障碍，在抑郁治疗中不占重要地位，但有时可以少量合并使用增加疗效。

专家说

（1）什么情况下需要联合使用抗精神病药？

1）伴有精神病性症状：部分抑郁障碍患者可能会经历幻觉、妄想等精神病性症状的困扰，尤其是重度抑郁障碍患者。当这些症状出现时，可能会考虑使用抗精病药物来控制这些症状，因为这些药物对于缓解幻觉和妄想等效果较好。

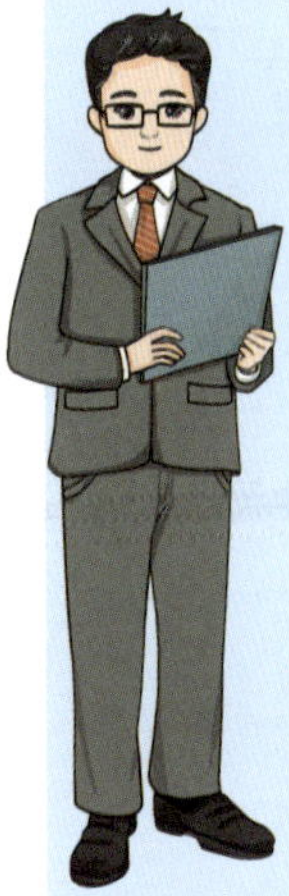

2）增强抗抑郁效果：某些抗精神病药物具有增强抗抑郁药物效果的作用，特别是在抑郁症状较为顽固或对单一抗抑郁药物治疗反应不佳的情况下，推荐联合使用这两种药物，以改善治疗效果。

（2）除了抗抑郁药物和抗精神病药物，还有哪些药可以用来治疗抑郁障碍？

1）抗焦虑药：如果抑郁障碍患者伴有明显的焦虑症状，可使用抗焦虑药物。这类药物可以帮助减轻紧张和不安，改善睡眠质量。常用的抗焦虑药物包括苯二氮䓬类药物，例如阿普唑仑、劳拉西泮等，以及非苯二氮䓬类药物，例如丁螺环酮、坦度螺酮等。

2）心境稳定剂：对于抑郁与躁狂交替发作的患者，心境稳定剂是重要的治疗药物。这类药物可以帮助稳定情绪，减少极端情绪波动。常用的心境稳定剂包括锂盐（例如，碳酸锂）和抗癫痫药物（例如，丙戊酸钠、拉莫三嗪）等。

健康加油站

抑郁障碍和精神分裂症之间有什么联系？

从症状方面，这两种疾病的症状可能会重叠。例如，精神分裂症患者可能会出现抑郁情绪，而抑郁障碍患者有时也会出现幻觉或妄想，但两者不是一种病，核心不同。

从发病机制方面，抑郁障碍和精神分裂症都与遗传因素有关。虽然每种疾病的遗传风险因素可能不同，但家族史中如果有这两种疾病的患者，其他家庭成员患病的风险会增加。两种疾病都可能涉及大脑中某些神经递质的失衡，如多巴胺、5-羟色胺和去甲肾上腺素。

从治疗方面，虽然抑郁障碍和精神分裂症的治疗方案不同，但有时在治疗抑郁障碍时可能会使用小剂量的抗精神病药物，特别是在患者出现精神病性症状时。

（刘志芬）

关键词

抗抑郁药　药物管理

16. 药物交给家属保管还是老年人自己管理

老年期抑郁障碍患者所使用的药物通常建议由患者家属保管，特别是在患者存在自杀风险或病情不稳定的情况下。如果患者病情稳定，能够认识到自身病情并积极配合治疗，经过医生和家属的评估，可能会考虑让患者自行保管药物。但在这种情况下，家属和医生仍需保持密切沟通，检测患者的病情变化，并定期随访。

专家说

药物交给家属保管有什么好处？

（1）防止自杀风险：抑郁障碍患者可能会经历情绪波动，甚至产生自杀念头。如果患者能够随意获取

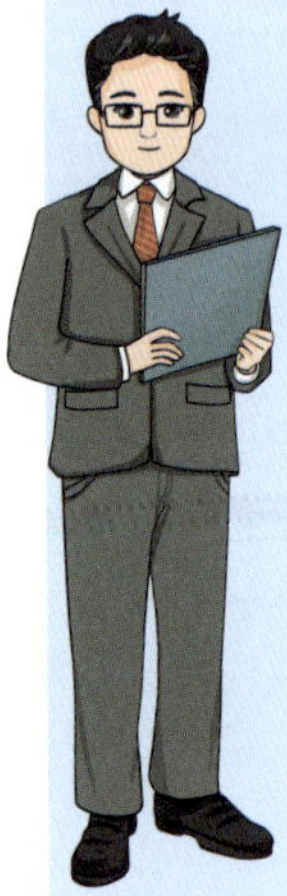

大量抗抑郁药，可能会增加自杀的风险。因此，由家属保管药物可以减少这种风险。

（2）确保正确用药：抑郁障碍患者可能需要定期调整药物剂量或更换药物种类，由专业医生根据病情进行判断和调整。家属保管药物可以确保患者按照医生的指示正确用药，避免患者自行调整剂量或停药，导致病情波动或出现不良反应。

（3）监测药物副作用：抗抑郁药可能会产生一些副作用，例如嗜睡、头晕、恶心等。家属保管药物并监督患者用药，可以更及时发现并报告这些副作用，以便医生及时调整治疗方案。

（4）避免药物滥用和误服：抗抑郁药如果被不当使用，可能会导致药物滥用或误服。家属保管药物可以避免这些情况的发生，确保药物的安全使用。

健康加油站

抗抑郁药物过量中毒的处理：

（1）清除体内残存和已吸收的药物。如催吐洗胃、输液利尿及血液透析等。

（2）对症支持治疗。保持呼吸道通畅、吸氧、维持水电解质和酸碱平衡，预防感染，治疗并发症等。

（3）使用解毒剂。三环类抗抑郁药中毒可以使用抗胆碱能药如毒扁豆碱，5- 羟色胺再摄取抑制剂中毒可以使用 5- 羟色胺拮抗剂——赛庚啶。

（4）严密观察生命体征变化，进行心脏监护。

（刘志芬）

17. 老年人觉得**病好了**就可以**停药**吗

关键词

停药原则　全病程治疗

答案是否定的。老年期抑郁障碍患者即使感觉病情好转，也不应该自行停药。抑郁障碍是一种需要长期治疗的慢性疾病，复发率较高。过早停药可能导致病情反复或加重，突然停药还可能引起撤药症状，如焦虑、恶心和失眠等。

专家说

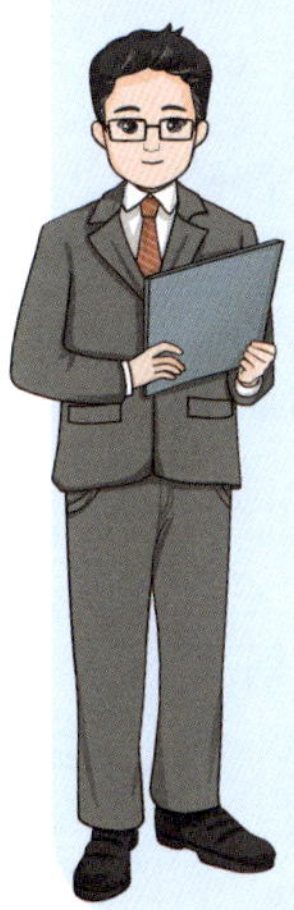

（1）抑郁障碍的治疗应该遵循全病程治疗原则： 抑郁障碍为高复发性疾病。全病程治疗策略能改善预后，预防复发，分为急性期治疗、巩固期治疗和维持期治疗。①急性期治疗（8~12周）：以控制症状为主，尽量达到临床痊愈，同时促进患者社会功能的恢复，提高患者的生活质量。急性期治疗效果在抑郁障碍预后和结局中起关键作用，及时、有效、合理的治疗有助于提高长期预后和促进社会功能康复。②巩固期治疗（4~9个月）：以防止病情复燃为主。此期间患者病情不稳定，易复燃，应保持与急性期治疗一致的治疗方案，维持原药物种类、剂量和服用方法。③维持期治疗：持续、规范的维持期治疗可以有效地降低抑郁障碍的复燃/复发率。目前对维持治疗的时间尚缺乏有效的研究，一般认为至少2~3年。对于多次反复发作或是残留症状明显者建议长期维持治疗。维持治疗后，若患者病情稳定且无其他诱发因素可缓慢减药直至停止，一旦发现有复发的早期征象，应迅速恢复治疗。

（2）抗抑郁药该如何减量停药：停药过程必须在医生的监督和指导下进行。对再次发作风险很低的患者，维持期结束后可缓慢停药，如果存在残留症状，最好不停药，在停止治疗2个月内复发风险最高，应加强随访，仔细观察，一旦出现复发苗头，调整治疗剂量，尽快找医生复诊。

健康加油站

抗抑郁药的撤药综合征通常出现在大约20%的患者中，在服用一段时间的抗抑郁药后停药或减药时发生。几乎所有种类的抗抑郁药都有可能发生撤药综合征。撤药综合征的发生与使用药物时间较长、药物半衰期较短有关。通常表现为流感样症状（例如，恶心、头痛、眩晕）、精神症状（例如，抑郁、焦虑、惊恐发作）及神经系统症状（例如，感觉异常、失眠、平衡失调）等，撤药综合征的症状有时可能被误诊为病情复燃或复发。

（刘志芬）

18. 电休克疗法风险大吗

电休克疗法（ECT）以一定量的电流通过大脑，引起意识丧失和痉挛发作，从而达到治疗目的，通常被认为是一种安全且有效的治疗重度抑郁障碍的方法。电休克治疗确实存在一定的潜在风险和副作用。目前，推广采用改良电休克治疗（MECT）。该方法是通电前给予麻醉剂和肌肉松弛剂，使得通电后不发生抽搐，避免骨折、关节脱位等并发症的发生，更为安全，也更易被患者和家属接受。

关键词

电休克治疗　适应证　并发症

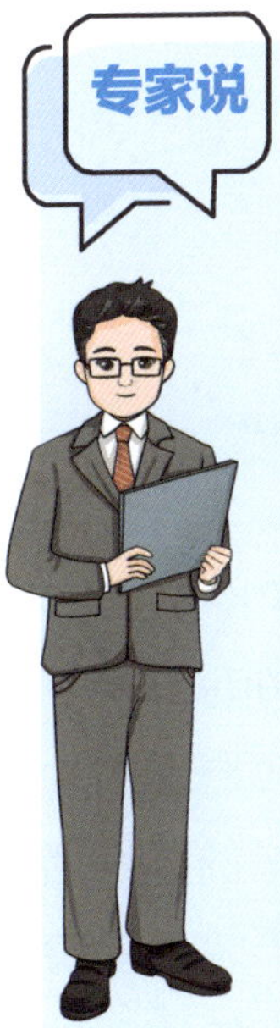

（1）老年人可以进行电休克治疗吗，需要注意什么?

老年患者可以进行电休克治疗，主要适应证为重度抑郁障碍及药物治疗无效或不耐受等。需要注意的是，当患者患有其他躯体疾病、认知障碍或高龄时，需谨慎评估治疗的利弊。

（2）进行电休克治疗有哪些风险?

常见的并发症有头痛、恶心、呕吐、焦虑、可逆性的记忆减退、全身肌肉酸痛等，这些症状通常无须处理。由于肌肉的突然剧烈收缩，关节脱位和骨折也是较常见的并发症。年龄大、治疗期间应用具有抗胆碱能作用药物的患者，较易出现意识障碍（程度较轻，昼轻夜重，持续的定向障碍，可有视幻觉）和认知功能受损（思维及反应迟钝、记忆和理解力下降）。此时，应停用电休克治疗。改良电休克治疗并发症的发生率较传统电休克治疗低，而且程度较轻。但可出现麻醉意外、延迟性窒息、严重心律不齐，应立即给予心肺复苏。

（刘志芬）

19. 重复经颅磁刺激治疗对老年期抑郁障碍有效吗

关键词：物理治疗　重复经颅磁刺激

重复经颅磁刺激（repeated transcranial magnetic stimulation; repetitive transcranial magnetic stimulation，rTMS）是一种非侵入性的脑刺激技术，通过电磁感应原理对大脑中负责情绪调控的区域进行体外刺激，调节大脑异常的神经活动而改善抑郁症状。作为一种新兴的物理治疗，老年期抑郁障碍患者同样可在治疗中获益，作为药物治疗和心理治疗的有效补充。

专家说

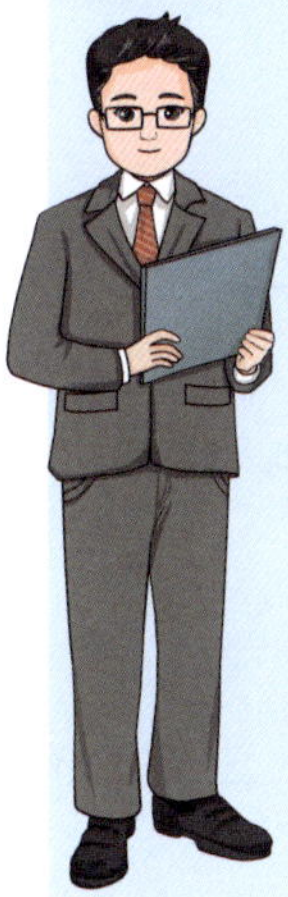

（1）重复经颅磁刺激治疗怎么做？

治疗过程中，医生会在患者头部特定部位放置一个线圈，线圈中通过变化的电脉冲产生磁场，这些磁场能够刺激大脑皮质神经元的活动。通过对该区域的反复刺激，rTMS 可以缓解抑郁症状。整个治疗过程通常在清醒状态下进行，无需麻醉，患者在坐姿下接受治疗，每次治疗持续 20~40 分钟。疗程通常为每天一次，每周 5 次，持续 4~6 周，具体时间需根据患者的病情和个体反应而定。

（2）老年期抑郁障碍患者的效果如何？

在多项临床试验中，老年患者在接受 rTMS 治疗后，抑郁症状显著改善。尤其是对于对药物治疗无效或耐受性差的患者，rTMS 可作为一种增效或辅助治疗手段。不过，老年患者的疗效可能受到年龄、病程、合并症等因素的影响。因此首先，病程较长或抑郁症状较为严重的患者可能需要更长的疗程或更高强度的刺激。其次，随着年龄增长，大脑的神经可塑性降低，这可能导致 rTMS 对老年患者的神经调节能力减弱。此外，患者的合并症（如神经退行性疾病）和药物使用情况同样会影响治疗效果。

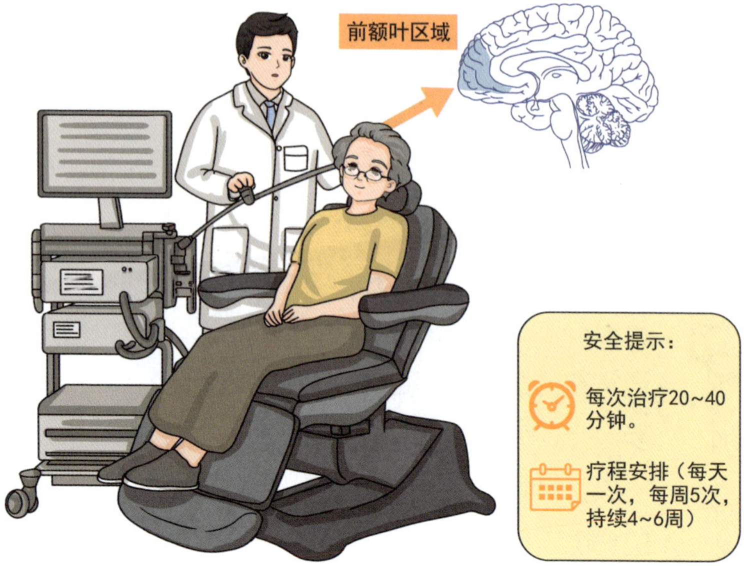

健康加油站

重复经颅磁刺激是一种安全有效的治疗方式，为老年期抑郁障碍患者提供了新的治疗选择。在接受rTMS治疗时，需注意以下几点：

（1）身体状况评估：老年患者通常存在多种身体健康问题，在进行rTMS治疗之前医生需全面评估患者的身体状况。在一些特殊情况下，如颅内有人工耳蜗或电极植入，或者脑血管疾病的急性期，不建议进行rTMS治疗。

（2）治疗可能的不良反应：rTMS总体上是安全的，但少部分患者可能会在治疗过程中出现轻微且可逆的不适感，例如头皮麻刺感、头痛等。极少数情况下可能诱发抽搐发作，有癫痫病史的患者应慎重选择。

（3）与药物治疗的结合：医生可能建议结合抗抑郁药物或心理治疗以达到更好的疗效。患者应与医生充分沟通，避免擅自停药或改变治疗计划。

（4）长期随访与监测：rTMS 治疗结束后，患者的抑郁症状可能有所缓解，但抑郁障碍具有一定的复发风险。因此，定期的随访与心理健康监测对于维持疗效至关重要。

（姚志剑　汤　浩）

20. 晒太阳可以治疗老年期抑郁障碍吗

关键词

光照疗法　昼夜节律

光照疗法指的是通过暴露于阳光或人工光源以改善抑郁症状的治疗方法。抑郁障碍患者常表现为昼夜节律紊乱，改善昼夜节律被认为是一种可能的抑郁治疗途径。人体的昼夜节律中枢受光照强度变化的调节，现有的研究肯定了光照疗法对抑郁障碍的疗效。因此，晒太阳可以作为缓解抑郁的辅助治疗手段。

专家说

老年期抑郁障碍患者尤其行动受限的老年人，往往长期处于室内或光线较暗的环境中，缺乏日照，抑郁程度可能更重。晒太阳通过多种方式产生有益影响：

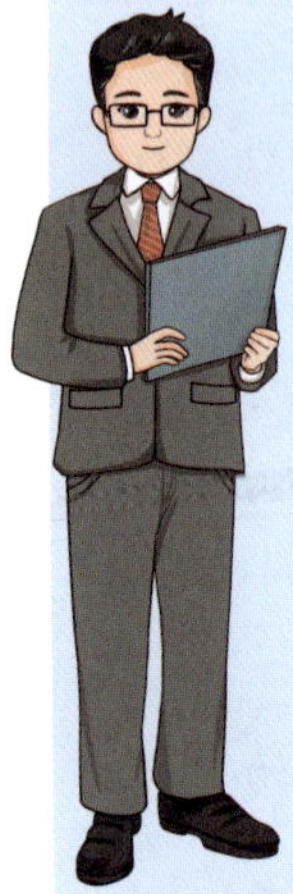

（1）调节生物钟： 光照，尤其是早晨的自然光，是调整生物钟的强大信号。通过影响昼夜节律中枢，光照可抑制褪黑素的分泌，促进清醒，改善夜间睡眠质量，恢复规律的睡眠模式，对于情绪稳定至关重要。

（2）增加 5- 羟色胺的合成： 5- 羟色胺是一种与情绪调节密切相关的神经递质，5- 羟色胺减少被认为是抑郁障碍的重要生物标志之一。光照有助于提升脑内 5- 羟色胺的合成，改善情绪并缓解抑郁症状。

（3）补充维生素 D： 维生素 D 缺乏和年龄增加都与抑郁障碍的患病风险相关。光照能够促进维生素 D 合成，有助于钙质吸收，既改善老年期抑郁障碍患者的躯体情况，对舒缓情绪也有帮助。

需要注意的是，尽管晒太阳对于缓解抑郁症状有一定帮助，但并不是万能的解决方案。老年期抑郁障碍需要综合治疗，包括药物、心理干预、物理治疗、社会支持等。倘若抑郁症状较重，如严重的消极绝望情绪，甚至滋生出自杀念头时，晒太阳所能发挥的作用就显得微不足道了。此时更重要的是尽快寻求专业医疗救助，有效对抗情绪阴霾。

健康加油站

建议老年朋友们每日挑选适宜的时段晒太阳，例如阳光强度适中的早晨和傍晚。每次时长以 20~30 分钟为佳，尽量使脸部、手臂、小腿等部位充分暴露于阳光下。对于体弱多病或有皮肤病史者，过度光照可能会带来皮肤损伤或其他问题，应结合自身情况选择合适的日照强度和时间。倘若条件允许，不妨将晒太阳与适度的户外散步相结合，实现身心的双重锻炼，强化晒太阳的抗抑郁效果。

（姚志剑　汤　浩）

关键词

体育锻炼　抑郁情绪

21. 老年人如何通过**体育锻炼**改善抑郁情绪

体育锻炼是老年期抑郁障碍治疗的一种有效的非药物治疗方法。老年人通过体育锻炼可以提高大脑中神经递质的水平，如血清素和多巴胺，这些化学递质与情绪调节密切相关。此外，体育锻炼还能改善睡眠质量，增强心血管健康。

专家说

（1）体育锻炼如何改善老年人的抑郁情绪?

一方面，体育锻炼能刺激大脑释放内啡肽，这是一种天然的“快乐激素”，能减轻疼痛和改善情绪。另一方面，在体育锻炼过程中，身体代谢提高，促进合成和释放身体内调节情绪的“快乐递质”，如5-羟色胺、去甲肾上腺素和多巴胺等，从而改善抑郁情绪。此外，体育锻炼是一种积极的应对策略，帮助老年人保持积极的心态和提高生活质量。

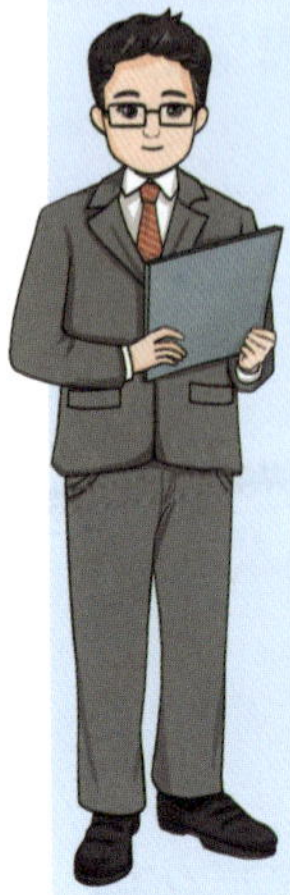

（2）老年人适合哪些类型的锻炼？

老年人普遍适合低强度、温和的锻炼，如散步、太极拳、瑜伽。低至中等强度的有氧运动，如快步走、游泳、骑行等有助于情绪调节和心血管健康。柔韧性训练如瑜伽、太极等，通过冥想和放松有助于缓解压力，改善抑郁情绪。

（3）体育锻炼对抑郁情绪的疗效有多大？

低强度有氧运动（例如，散步、游泳）和柔韧性训练（例如，瑜伽、太极拳）能有效缓解老年人轻度至中度的抑郁症状。对于重度抑郁障碍患者，锻炼可以作为辅助治疗手段。

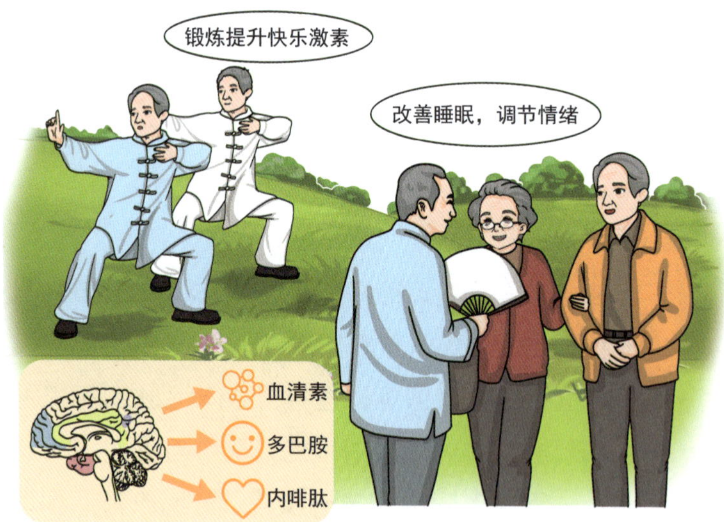

健康加油站

老年人如何制定体育锻炼的方案？

首先，个体化评估：老年人健康状况差异较大，应根据个体特点、疾病史及运动能力进行评估和调整。对于有心血管疾病、关节病等问题的老年人，应选择低强度、低冲击的运动。其次，体育锻炼需要循序渐进：从低强度运动开始，逐步增加强度和时长，避免过度劳累导致的运动伤害。最后，体育锻炼需要长期坚持：锻炼改善抑郁的效果是长期积累的过程，因此，鼓励老年人将体育锻炼作为日常生活的一部分，形成长期习惯。

（姚志剑　汤　浩）

关键词

心理治疗

22. 老年人患**抑郁**可以做**心理治疗**吗

心理治疗是治疗抑郁障碍的有效手段之一，适用于轻中度老年期抑郁障碍人群。较为推荐的心理治疗方法如下：

（1）行为激活疗法：通过帮助老年人增加积极的活动来改善情绪。治疗师会使用活动监控、布置家庭作业等方式，鼓励老年人参与更多健康、愉快的活动。随着活动的增加，老年人的愉悦感和控制感会逐渐提升，从而改善情绪、认知和生活质量。

（2）认知行为疗法：通过改变患者的消极思维方式，使其更积极地看待自己和周围的世界。

（3）正念认知疗法：强调“活在当下”，教会老年人在面对情绪时采取接纳、观察、拆解情绪的方式，从而更好地调节情绪，驾驭情绪。

专家说

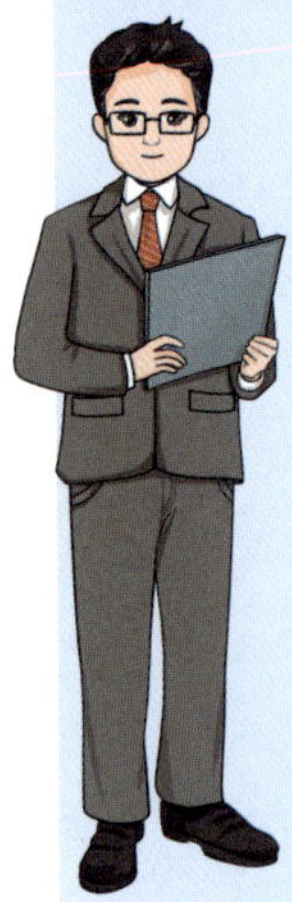

（1）哪种心理治疗方法可以作为单一治疗，用于治疗老年期抑郁障碍？

当仅使用心理治疗时，推荐使用认知行为治疗、行为激活疗法、精神动力学治疗；可考虑使用人际心理治疗以改善急性期抑郁症状、促进社会功能恢复；推荐使用正念认知疗法降低复发风险，其他心理治疗尚缺乏高质量证据。

（2）轻中度老年期抑郁障碍患者进行心理治疗有何优势？

心理治疗能够针对老年人特有的心理和社会问题，如退休后的角色转换、社交减少、身体健康状况下降等，提供个性化的干预措施。相比于药物治疗，心理治疗通常没有药物副作用的风险；此外，心理治疗能够帮助老年人学习应对压力和负面情绪的技能，降低复发风险；通过心理治疗，老年人可以增加参与社会活动的兴趣和能力，提升整体生活质量。

健康加油站

轻中度老年期抑郁障碍患者进行心理治疗注意事项有哪些?

需要注意的是，心理治疗是一个长期的过程，效果通常不会立竿见影，需要患者的积极参与和配合。同时，也需要结合患者的具体情况进行个性化设计和调整。治疗过程中可引导患者适当调整生活方式，避免过度劳累和压力过大。此外，也可帮助患者寻求家庭和社会支持。鼓励老年人在社区与街坊、邻居多走走，与外界进行适当交流。若长期心理治疗效果不佳，必要时需要联合药物治疗及物理治疗。

（姚志剑　汤　浩）

关键词

生活方式　健康管理

23. 老年人得了抑郁，生活方面需要做哪些调整

规律的生活作息是指在日常生活中保持稳定的作息习惯，包括固定睡眠时间以形成稳定的睡眠 - 觉醒周期，定时定量地进食以维持血糖水平稳定，每周规律地运动以促进身体健康，合理安排工作、学习和娱乐活动以避免过度疲劳，以及通过情绪管理和社交来保持良好的心态。这有助于维持身体的正常生理功能，预防疾病，并有利于心理健康。

专家说

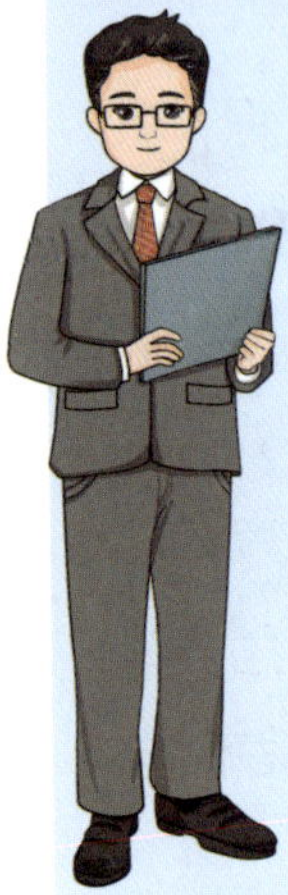

（1）老年期抑郁障碍患者在生活方面需要做哪些调整？

1）保持健康的生活方式：合理饮食、适量运动，充足睡眠、规律作息。

2）陪伴与支持：家人多予陪伴，给予日常生活照顾，积极地关注和支持，通过倾听、理解等方式使患者产生安全感和信心。

3）积极参与社交活动：鼓励其培养兴趣爱好，参加团体活动。帮助患者与他人建立联系，增强社交能力和信心。

（2）如何帮助老年人建立积极的社交认知？

鼓励老年人多参与社区活动，结识新朋友、分享兴趣；家庭支持与陪伴十分重要，倾听他们的烦恼，给予情感支持；纠正消极认知和增强社交技能，强调社交的益处，分享成功案例，帮助他们建立自信；创造安全舒适的社交环境，控制社交规模，让老年人更容易融入社交活动。

（3）有哪些适合老年期抑郁障碍患者的放松身心的方法？

腹式呼吸通过专注于呼吸的节奏来平复心情；冥想与正念练习可以排除杂念，感受当下的平静；渐进性肌肉放松和瑜伽与拉伸可以缓解身体的紧张和僵硬，促进身心放松；还有音乐疗法、芳香疗法等，多接触大自然，也有助于减轻抑郁情绪。

健康加油站

社交媒体如何帮助老年人缓解抑郁症状？

老年人可以通过社交媒体与家人、朋友保持联系，分享点滴、倾诉烦恼，减少孤独感；还可以结识志同道合的朋友，拓展社交圈；通过社交媒体推送的健康资讯，帮助老年人了解抑郁障碍相关知识，应对抑郁情绪；在社交媒体上学习新技能，丰富生活，通过观看短视频和参与游戏可以带来乐趣和放松，有助于改善情绪。

（姚志剑　汤　浩）

关键词

抑郁障碍　复发

24. 吃不下饭、睡不着觉是不是老年期抑郁障碍复发了

抑郁障碍复发是指患者在经历抑郁发作并达到临床痊愈后，出现一次新的抑郁发作。如果患者临床痊愈后反复出现吃不下饭、睡不着觉的表现，可能是老年期抑郁障碍复发的迹象之一，需警惕复发的可能，建议及时咨询医生进行评估和治疗。

专家说

老年期抑郁障碍复发的原因通常是多方面的，以下是一些常见原因：

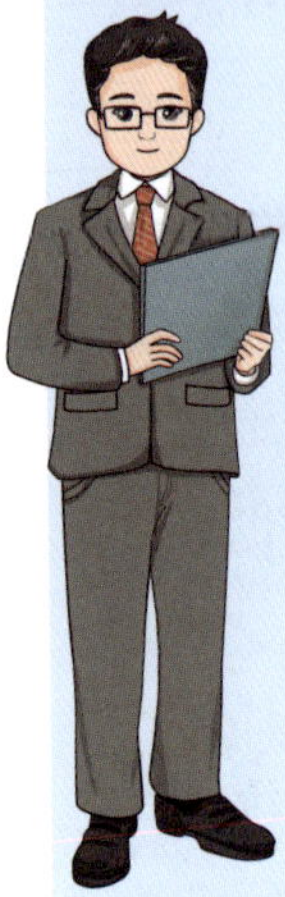

（1）生物学因素

1）脑功能退化：老年人脑部神经递质（例如，5-羟色胺和多巴胺）的功能下降，会增加复发的风险。

2）慢性躯体疾病：高血压、糖尿病、心脏病、卒中等慢性病不仅增加心理压力，还可能通过炎症反应等机制加重抑郁症状。

3）药物副作用：某些药物，例如抗高血压药、类固醇等，可能诱发或加重抑郁。

（2）治疗相关因素

1）治疗不充分：首次发作时治疗不彻底或治疗时间不足，可能导致症状残留，从而增加复发风险。

2）不规范用药：擅自停药、减药或更换药物可能导致病情反复。

（3）心理因素

1）应激事件：丧偶、失去朋友、经济压力或家庭关系冲突等重大生活事件容易引起复发。

2）老年人格特征的改变：老年人的人格特征可能随着年龄的增长发生一定的变化，如固执、孤僻、刚愎自用等，他们对可能对衰老、疾病和死亡更加敏感，容易陷入消极情绪。

3）依从性差：患者可能因记忆力减退或对治疗效果的质疑而未能按时服药或参加心理治疗。

（4）社会因素

1）社会支持不足：老年人独居、与家庭成员关系疏远或缺乏朋友支持会增加抑郁复发的风险。

2）生活方式变化：退休后失去社会角色，或因健康原因失去活动能力，可能导致孤独和无助感。

3）护理不足：缺乏专业心理和医疗护理，尤其是对抑郁高危老年人群体的长期跟踪管理不到位。

健康加油站

作为老年期抑郁障碍患者的家属，需要做的事有哪些？

（1）提供情感支持：家属应给予患者充分的情感支持和理解，耐心倾听患者的诉说，避免批评和指责。通过与患者保持良好的沟通，及时了解其情绪变化和心理状态。

（2）监督药物治疗：严格按照医生的处方，帮助患者按时按量服用抗抑郁药物。作为家属，我们可以设置服药提醒，确保药物的连续性和稳定性。

（3）观察异常行为：密切观察患者的行为变化，如情绪突然好转、沉默寡言、询问死亡方法等，需要警惕自杀的可能性。

（4）鼓励社交活动：鼓励患者参与社交活动，例如跳广场舞，老年大学学习等集体活动，帮助其建立积极的社会支持网络。

（姚志剑　汤　浩）

25. 如何**预防**老年期抑郁障碍**复发**

关键词

预防　复发

老年期抑郁障碍患者常受到认知功能下降、孤独感和社会支持缺乏等问题困扰，这些因素容易导致抑郁复发。预防老年期抑郁障碍复发，需要综合考虑生理、心理和家庭社会等多方面因素。遵从医嘱坚持规律服药是预防复发的首要举措。保持适度的体育锻炼和规律的作息时间能有效减少抑郁的复发。保持良好的社交活动和提供社会家庭支持，能够有效减少孤独感和社会隔离感，降低抑郁复发的风险。

专家说

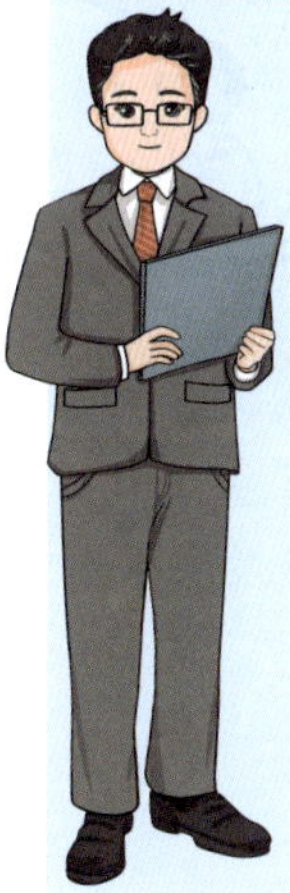

随着年龄增长，老年人面临退休、丧偶、健康问题等诸多挑战，这些因素使得抑郁复发的风险增加。通过以下几种科学有效的方法，可以有效降低复发的概率：

（1）规律服药：老年人应严格遵守药物使用的时间和剂量，不随意停药或调整药量。同时，定期复诊，及时与医生沟通药物的效果和副作用，确保治疗的连续性和安全性。

（2）心理治疗：认知行为疗法和支持性心理治疗，在预防抑郁复发中具有重要作用。心理治疗能够提供情感支持和心理疏导，帮助老年人识别和改变负面思维模式，增强应对压力的能力，提升自我效能感。

（3）家庭和社会支持：家庭和社会支持是预防老年期抑郁障碍复发的关键因素。良好的家庭关系和积极的社会互动能够为老年人提供情感上的支持和安全感，减少孤独感和社会隔离。鼓励老年人参与社区活动、投身志愿者工作，可以增强老年人的社会联系。

（4）适当的体育锻炼和规律的作息：适当进行体育锻炼能够改善情绪，减轻焦虑和压力；保持规律的作息时间有助于维持生物钟的稳定，提升睡眠质量。

以上这些方法相辅相成，能够有效提升老年人的心理韧性和生活质量。但是如果老年人出现明显的抑郁症状，应及时寻求专业医疗帮助。

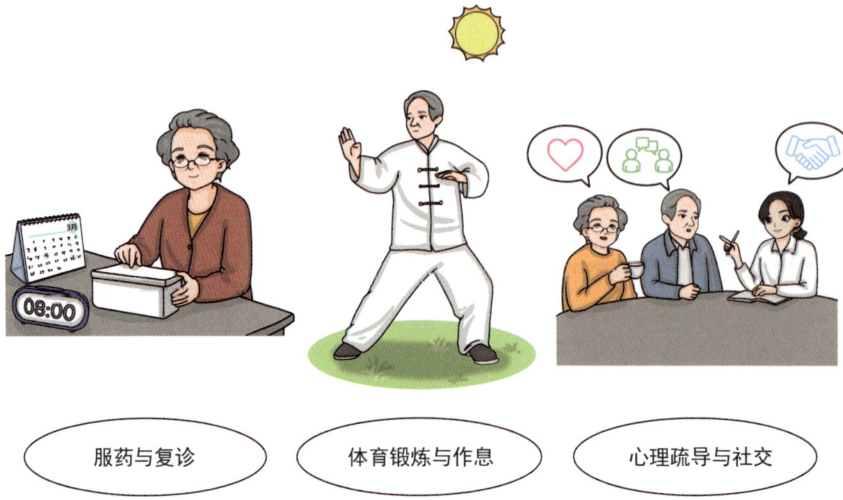

健康加油站

为了预防老年期抑郁障碍的复发，建议老年朋友们：关注身体健康，定期体检；保持适当的体育锻炼及规律的作息；积极参加兴趣小组、兴趣班，丰富老年生活；积极参加关于心理健康主题的讲座。关注情绪变化，如有病情波动请及时就医。

（姚志剑　汤　浩）

相约健康百科丛书

第三章

摆脱焦虑

一

认识老年期焦虑障碍

1. 老年期**焦虑障碍**有哪些常见的表现

关键词

老年 焦虑障碍 临床特点

焦虑是普遍心理现象，尤其在重大生活事件或应激状态下更易出现。当强度或持续时间与现实不符时，可能发展为焦虑障碍。它会在精神和生理上引起剧烈痛苦，对患者造成困扰。老年人在面对负性生活事件时，焦虑情绪更明显。老年期焦虑障碍症状与躯体疾病症状重叠，导致诊断过程变得复杂且易误诊。老年人往往难以辨识自身焦虑症状、抑郁和焦虑共病率高、睡眠障碍严重、病程长，社会功能受损。在行为表现上，老年人寻求安慰的行为可能较少，或表现得更为明显。值得注意的是，老年人更关注健康和家庭安全，这与年轻人担忧未来和个人发展的关注点不同。

专家说

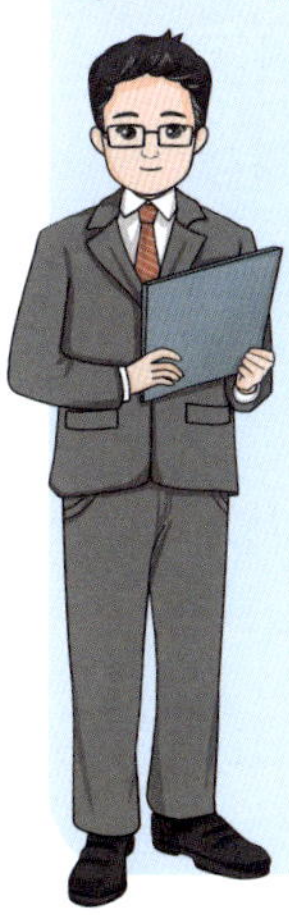

（1）老年期焦虑障碍应该关注哪些方面?

首先，焦虑障碍与躯体疾病经常同时存在。其次，某些药物使用不当引发的焦虑在老年人中也很常见，害怕跌倒也是老年人群中最普遍的焦虑症状之一。

（2）老年期焦虑障碍的诱发因素有哪些?

老年人发病前可能经历不愉快事件，会表现出焦虑症状。慢性病病情恶化、退休后生活节奏变化、社交减少、家庭角色转变以及自身性格特质、精神障碍家族史等，都可能诱发焦虑障碍。

（安翠霞　宋　美）

关键词

老年期焦虑障碍　普通焦虑　差异

2. 老年期焦虑障碍与普通焦虑有什么区别

焦虑障碍是老年人中常见的精神障碍，严重影响生活质量。它的发生与遗传基因、神经生化、社会环境、家庭背景、年龄等多个因素关系紧密。

专家说

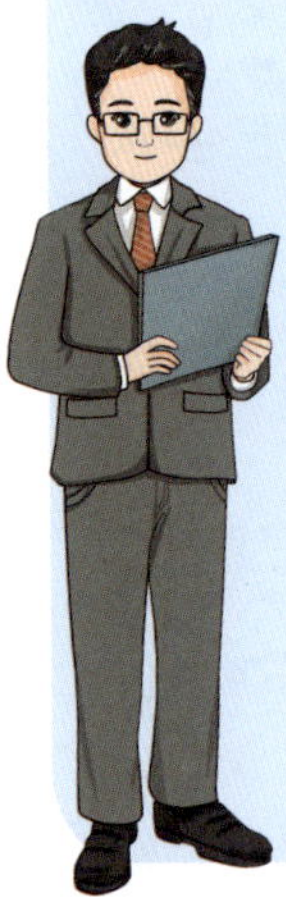

老年人因生理功能衰退和慢性疾病易产生过度担忧，若未及时干预，心理压力可能演变为心理疾病。退休后生活方式变化、亲友健康问题或离世、家庭支持减少和经济负担增加，都可能加剧老年人的焦虑情绪。

老年期焦虑障碍可以表现为紧张、担忧、惊恐、烦躁和易怒等症状，也可能出现体寒、手脚麻木、呼吸急促、头晕等躯体症状，严重影响生活质量。老年期焦虑障碍患者常主诉躯体不适，部分患者对躯体症状或疾病表现出过度关注和疑病倾向。老年人也可以因为压力产生焦虑情绪，通常是由于短暂环境改变（例如，退休、搬家等）或生活事件（例如，老伴生病需要照料、给子女带孩子等）引发，伴随适度紧张、睡眠障碍和躯体反应（例如，心悸、出汗等），压力解除后可自行缓解。普通焦虑情绪的产生是为了提升老年人应对应激的能力，一般短期内就会缓解。

老年人焦虑与抑郁共病现象普遍，且老年期焦虑障碍与躯体疾病的共病率显著高于年轻人群。超过半数的老年人面临一定程度的睡眠障碍，睡眠不足可能引起神经系统功能紊乱和情绪失调，形成恶性循环，进一步加剧其焦虑情绪。

（安翠霞　宋　美）

关键词

老年人　焦虑障碍　原因

3. 老年期**焦虑障碍**的常见**原因**是什么

老年期焦虑障碍是被忽视的心理健康问题，但随着老龄化加剧，其患病率上升，需更多关注和研究。可能的成因包括：

（1）生理因素：老年人身体功能衰退，疾病困扰，担忧健康状况，易引发焦虑。

（2）社会心理因素：社会环境变迁和社会角色转变影响老年人情绪，退休后生活方式改变，感到边缘化，产生心理落差，易诱发焦虑。

（3）生活事件因素：丧偶、经济、医疗、居住条件、子女关系等生活事件直接引发老年人焦虑情绪。丧偶、空巢、经济困难、无子女的老年人更易出现焦虑。

（4）性格因素：自卑、自信心不足、胆小怕事、谨小慎微、对挫折或身体不适易紧张或情绪波动的老年人更易患有焦虑障碍。

专家说

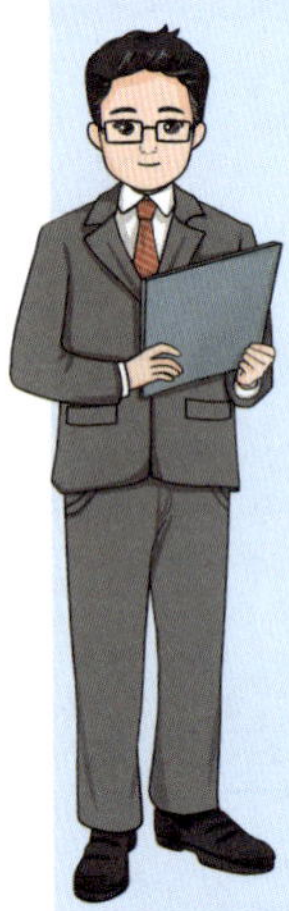

（1）焦虑与痴呆的关系：慢性焦虑和新发焦虑与老年人痴呆症风险增加有关，特别是在 70 岁以上的群体中。研究指出，慢性焦虑引发老年痴呆的风险比无焦虑者高很多。此外，焦虑严重程度与痴呆症风险成正比。

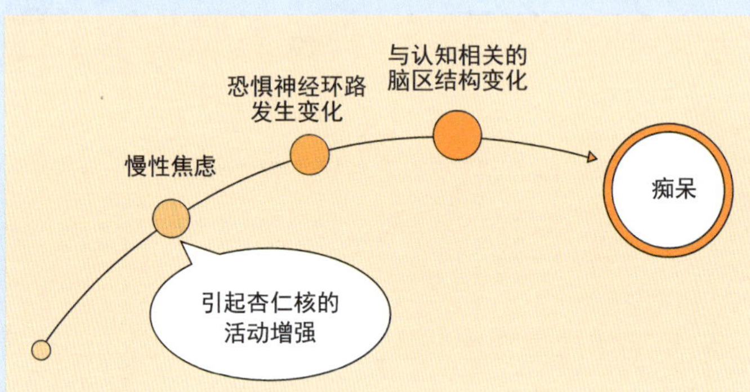

（2）运动如何改善焦虑？

运动能影响压力和下丘脑 - 垂体 - 肾上腺轴（hypothalamic-pituitary-adrenal axis，HPA），低强度和高强度运动均有促进作用。运动还能刺激海马，调节压力，促进大脑分泌脑内肽，缓解焦虑症状。

健康加油站

老年人如何预防焦虑？

为了预防焦虑，老年人不妨采取以下行动：①学习有关老年期的生理与心理等知识，减少对疾病及预后的担心与恐惧。②学会一些放松减压的方法，如听舒缓的音乐，适当运动等。③保持良好心态，乐天知命、知足常乐。④增加社交活动，建立良好的人际关系；⑤培养积极乐观向上的生活乐趣，如旅游、书法、绘画、棋牌等各种兴趣爱好。

（安翠霞　宋　美）

4. 为什么有的老年人**反复**要求去**急诊**，却什么病也查不出

关键词 疑病 疼痛 躯体症状

随着年龄的增长，老年人群的身体功能与心理状态均呈现出显著的脆弱性。同龄人离世等事件易让他们产生恐慌情绪，过度关注自

身健康，产生疑病心理。恐慌情绪影响神经系统、消化系统等全身多个系统，导致各种躯体症状。据研究，约有 2/3 的老年期焦虑障碍患者会经历头部、下腰部等部位疼痛。患者往往难以准确描述疼痛的性质，有时会表达为全身性的疼痛，但经过多次就医检查却难以确诊具体病因。此外还可能伴有恶心、吞咽困难等症状，但多次就医检查却难以确诊病因。

专家说

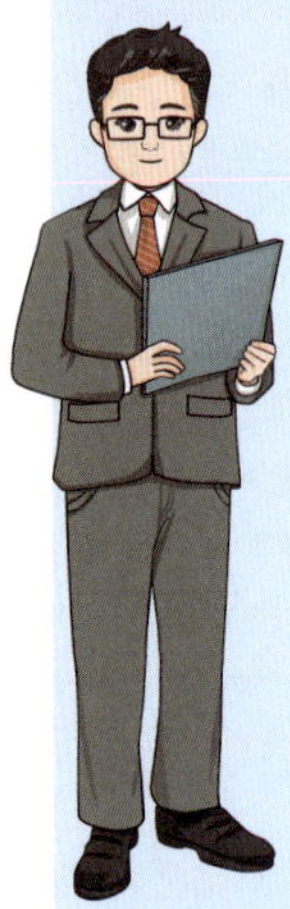

（1）老年人为什么会出现这种疑病心理?

在老年阶段，个体常面临两大挑战：首先，自信心的下降；其次，对自然规律的正确认识和理解能力的减弱。此外，若老年人表现出敏感多疑、易受暗示以及社会活动参与度低等特征，他们更易产生疑病的心理倾向。

（2）应该如何帮助老年人消除疑病心理?

老年人常对健康有负面看法，易焦虑，这对心理健康不利。面对老年人主诉的多种躯体不适，照料者应该以关怀和同情的语言，认可老年人担心生病、反复就医行为的合理性，不评判，不要让老年人产生“家人在否定我、放弃我”的想法，增加信任。同时向老年人解释心理和情绪问题也会导致躯体不适，建议他们活在当下，顺其自然，进而减轻恐惧、消除疑虑。对于顽固疑病症患者，可以考虑药物治疗稳定病情。适当拓展老年人的晚年业余活动，鼓励其发展新的兴趣爱好，多参加团体活动，以减少对身体不适的过度关注。

健康术语

老年疑病症

老年疑病症是一种老年人常见的心理现象。患者对自身健康状况表现出过度关注，持续担忧身体器官可能发生的病变，并倾向于认为自己患有难以治愈的疾病。具体而言，患者常无端怀疑自己患有心脏病、高血压或糖尿病等疾病，将轻微的身体不适放大，误认为是严重疾病的征兆。此类患者往往对小病过度解读，频繁求医，迫切希望经过检查获得明确诊断，并强烈要求医生提供治疗方案。他们可能长期依赖药物，通过持续服药来获得心理上的安慰，形成一种特殊的药物依赖性。

（安翠霞　宋　美）

关键词

老年人　焦虑　痴呆

5. 为什么老年人在焦虑时头脑也不好使了，这是不是得了痴呆

老年人焦虑常与自我感觉脑子不好用相关，表现为记忆力减退和认知不佳，尽管客观评估没有明显认知障碍。50%~80%认知正常老年人报告有认知功能下降，这反映了老年人对记忆力

和处理速度下降的担忧。主观认知下降的危险因素包括高龄、女性、焦虑情绪等，是焦虑症状的常见表现。老年人焦虑时感觉认知功能下降，需进行专业认知功能评估，以确定是否存在客观认知损害。

专家说

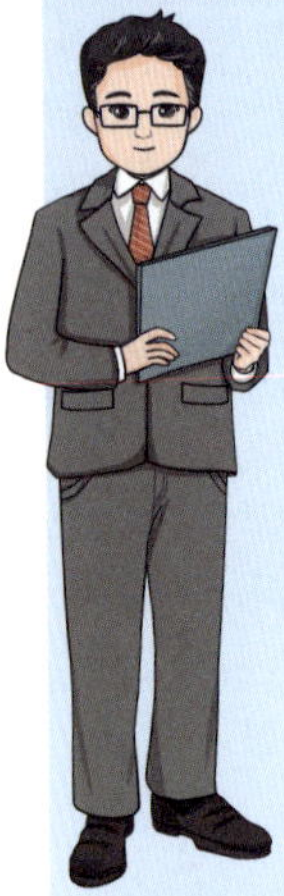

（1）焦虑与痴呆有关吗?

病理性的焦虑状态及慢性应激反应可以引发海马体与前额叶皮质的结构退化及功能障碍，此现象可能为神经精神疾病，包括抑郁障碍与痴呆的发病风险增加提供了解释。多项研究指出，有焦虑障碍史的老年人，痴呆发病率高出 1.6 倍。

（2）主观认知下降与痴呆有关吗?

主观认知下降可能是老年期焦虑障碍症状的一种表现形式。随着社会老龄化的加剧以及公众对痴呆知识的普及，老年人更加关注自身认知状态的变化，一旦出现记忆力减退便担忧其可能发展为痴呆。有研究显示，轻度认知障碍的老年人若主观认知下降体验较为显著，其影像学检查结果往往显示与痴呆相关的生物标志物，如淀粉样蛋白和 tau 蛋白的沉积增加，这与未来痴呆发病风险的提升存在相关性。然而，主观认知能力的下降并不必然导致痴呆的发生。

健康术语

（1）淀粉样蛋白和 tau 蛋白：淀粉样蛋白是身体自然产生的蛋白质，正常情况下不会堆积。但当它异常折叠并聚集成"斑块"时，会损害大脑神经细胞。例如，β淀粉样蛋白在阿尔茨海默病患者的脑中形成斑块，像"垃圾堵塞管道"一样，阻碍神经信号传递，导致记忆力下降。Tau 蛋白原本帮助神经细胞维持结构，像"支架工"一样稳定细胞内部。当它过度磷酸化（化学结构异常）时，会扭曲成"缠结"，破坏细胞功能，进一步导致神经元死亡。这两种异常蛋白共同作用，加速阿尔茨海默病的发展。

（2）检测与治疗：医生可以通过脑部 PET 扫描或腰椎穿刺检查这两种蛋白的异常。目前药物如阿杜单抗可以清除β淀粉样蛋白斑块，但需早期干预。保持健康作息、适度运动可能延缓病情进展。

（安翠霞　宋　美）

关键词

焦虑　性格　疾病

6. 老年人焦虑，是性格还是疾病

焦虑是老年人常见的心理健康问题之一，与认知能力下降和心血管系统疾病密切相关。慢性病患者，尤其是患有多种慢性病的老年人，更容易出现焦虑症状。慢性病的长期病痛折磨、治疗方式、药物不良反应、经济与照护压力都可能增加老年人患焦虑障碍的风险。

老年人的性格特点，如自信心下降、神经质、思虑过重等，也与焦虑症状有关。此外，家庭变故、亲朋好友去世等事件也可能引发不良情绪，引发焦虑。

专家说

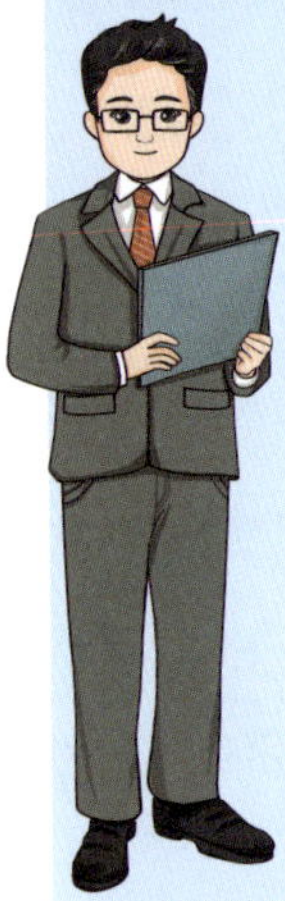

如何鉴别老年人焦虑症状与容易焦虑的性格特征？

（1）老年期焦虑障碍的表现：老年期焦虑障碍属于精神障碍的范畴，表现为持续、过度的担忧与恐惧，常伴随躯体化症状（例如，心悸、肌肉紧张、失眠等），且症状与现实处境明显不符。例如，患者可能因轻微躯体不适产生“大病将至”的灾难化联想，即使医学检查无异常仍无法缓解。其核心特征包括：①无明确诱因地广泛性担忧：例如对健康、经济或家庭的持续性恐惧，缺乏具体对象；②功能损害：影响患者的日常活动能力，例如拒绝外出、社交退缩；③躯体症状复杂性：例如植物神经紊乱（例如，头晕、尿频）、精神运动性激越（例如，搓手、坐立不安）等。

（2）老年易焦虑性格的表现：部分老年人因固有的性格特质（例如，自卑、谨小慎微、敏感多疑）更易对压力产生焦虑反应，但此类特质本身并非疾病。其特点包括：①应激相关性：焦虑情绪与具体事件（例如，家庭矛盾、健康检查）相关，压力解除后可缓解；②社会功能保留：虽可能因固执影响人际关系，但未显著干扰基本生活能力；③无躯体化表现：较少出现持续性躯体症状，或症状与心理状态关联明确。

（3）关键鉴别点

老年人焦虑障碍与易焦虑性格的鉴别

维度	焦虑障碍	易焦虑性格
症状持续性	持续6个月以上，反复发作	间歇性，与事件相关
功能影响	显著损害社会功能（如拒绝社交）	可能影响人际关系，但可控
躯体症状	涉及全身各系统，症状多变，与焦虑症状严重程度密切相关	躯体症状不明显
自我认知	常否认心理问题，过度依赖医疗	能意识到焦虑源于自身性格

（4）共病：老年人焦虑问题的复杂性在于其可能同时涉及性格特质与病理状态，临床实践中，老年期焦虑障碍和焦虑性格特征共病的老年人比例较高，研究显示53%的老年期焦虑障碍与既往性格特征有关，正确区分焦虑障碍与焦虑型性格特征，对于制定干预策略、改善老年人生活质量具有重要意义。

健康加油站

老年性格特征的评估工具：可采用大五人格量表，神经质维度得分 >70 百分位数提示焦虑性格特征。但需结合生命周期发展观，区分老年期人格改变（如退休适应）与稳定特质。

（安翠霞　宋　美）

7. 老年期焦虑障碍需要做哪些专业评估

关键词

老年期焦虑障碍 评估

老年期焦虑障碍是指 60 岁及以上人群出现的心理障碍，主要表现为无明确对象的焦虑，与现实不符的紧张和担忧。患者可能伴有紧张、坐立不安、睡眠问题和植物神经系统功能失调，如出汗、畏寒畏热、心悸、手颤、尿频等症状。

专家说

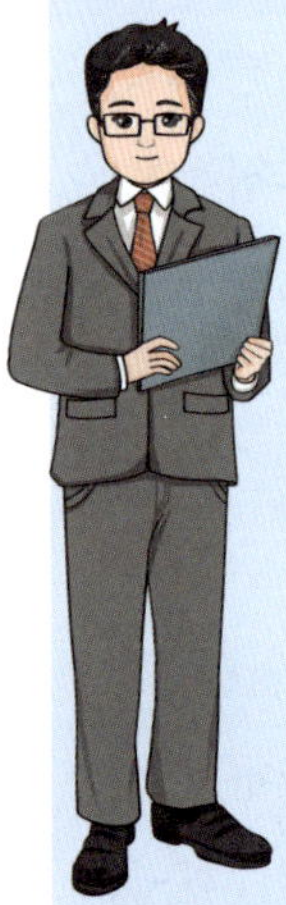

老年期焦虑障碍常用的专业量表评估工具有哪些？

（1）汉密尔顿焦虑量表：专业人员根据患者的回答和表现，来评估焦虑症状严重程度。

（2）老年焦虑量表：是专门用于评估老年人焦虑症状的测评工具，评估常见的焦虑问题，例如对健康过度关注和社交焦虑，包含 20 个项目，便于医护人员操作和老年人理解回答。

（3）状态 - 特质焦虑问卷：用于区分状态焦虑和特质焦虑。量表分为两部分，每部分 20 条目，可以全面评估焦虑是由特定情境还是人格倾向引起。

老年期焦虑障碍的治疗方法有哪些?

（1）心理治疗：①认知行为疗法可帮助老年人识别并改变负面思维和行为。例如，治疗师引导他们客观看待健康问题，调整频繁就医习惯，掌握应对焦虑的策略，增强自我控制。②放松训练包括深呼吸和渐进性肌肉松弛。例如，指导老年人缓慢深呼吸，腹部膨胀后缓缓呼出，每次几分钟，每日多次；或从脚部开始，依次紧绷和放松身体各部位肌肉，缓解紧张情绪。

（2）药物治疗：①劳拉西泮等抗焦虑药物能够迅速缓解焦虑症状，然而，其可能引发嗜睡、头晕等不良反应，并且长期使用后停药可能会出现戒断症状。相比之下，丁螺环酮、坦度螺酮尽管其起效时间相对较长，但不会导致药物依赖，不过在服用过程中也要注意不良反应。②特定的抗抑郁药物，例如帕罗西汀和舍曲林等药物，对焦虑障碍具有治疗效果，能够改善老年期焦虑障碍伴随的抑郁情绪，并减轻焦虑症状。然而，这些药物在初始使用阶段可能会导致胃肠道不适。在制定治疗方案时，必须综合考虑老年人的身体状况和焦虑程度等多方面因素。③家庭支持和良好的治疗环境对于焦虑治疗也很重要。

（安翠霞　宋　美）

8. 老年期焦虑障碍与躯体症状的关系是什么

关键词

老年期焦虑障碍　躯体症状　相关性

老年期焦虑障碍是一种常见的精神疾病，主要表现为长期感到烦躁不安、情绪容易激动，常常担心失去控制或不幸事件的到来。还可能出现头晕、胸闷、心悸、呼吸困难、口干、尿频尿急、出汗、震颤等躯体不适症状。躯体症状是焦虑障碍临床表现的重要部分，但也可能由躯体疾病引起。

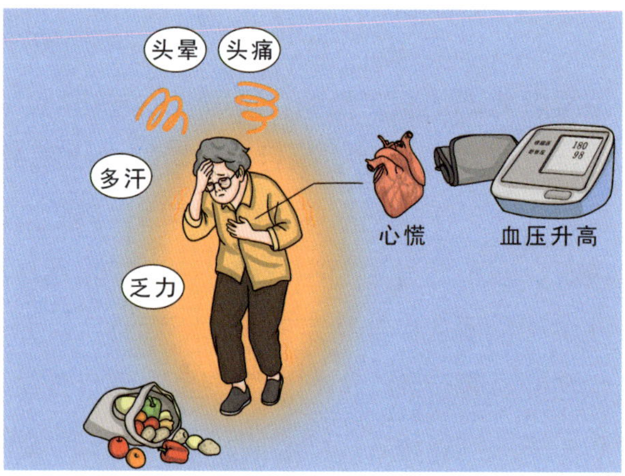

专家说

(1) 老年期焦虑障碍患者为什么有突出的躯体症状?

原因包括生理状态变化（例如，身体功能下降、神经系统衰退）、认知功能下降（难以描述焦虑情绪，

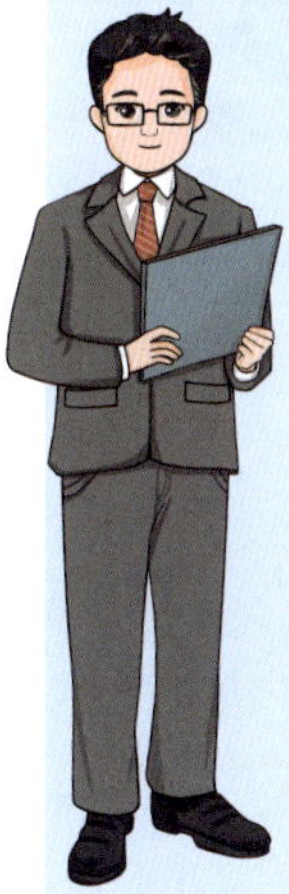

更关注身体不适）以及心理防御机制（例如，诉说躯体症状更易被接受）。

（2）存在躯体症状就一定是焦虑障碍吗?

答案是否定的，尽管躯体症状是焦虑障碍的重要表现之一，尤其在老年期焦虑障碍中占有更加重要的地位，但躯体症状也可单纯由躯体疾病所引起，并不一定是焦虑障碍所致。例如，慢性胃炎患者也可出现胃部不适，甲亢患者也可出现多汗、发热、心慌和震颤，通过相应的专科检查可以加以区分和判断。然而，焦虑障碍会加重躯体疾病导致的躯体症状，放大躯体不舒服的信号。如此下去，会让患者感到更加焦虑，形成恶性循环。

健康加油站

如何有效缓解老年期焦虑障碍患者的躯体症状?

首先，要正确认识疾病、及时就医。其次，为了帮助老年人更好地应对焦虑、改善躯体不适，我们需要关注他们的生理健康，改善其睡眠质量和生活质量。最后，我们应提供更多的心理支持和服务，帮助他们建立自信，缓解心理压力。

（夏　炎　冯前飞　张世博）

9. 老年人**焦虑和抑郁**有什么关系

关键词

焦虑障碍　抑郁障碍　共病

焦虑障碍和抑郁障碍虽然属于两种疾病，但却关系密切，相似与差异并存，甚至可同时存在称为“共病”。焦虑主要表现为心烦易怒、紧张易惊、躯体不适的症状，而抑郁主要表现为情绪低落、缺乏兴趣，两者都有失眠、记忆力减退等共同症状。研究显示，约 60% 的抑郁障碍患者终身合并焦虑障碍，老年心血管疾病患者中，焦虑和抑郁症状常同时出现。

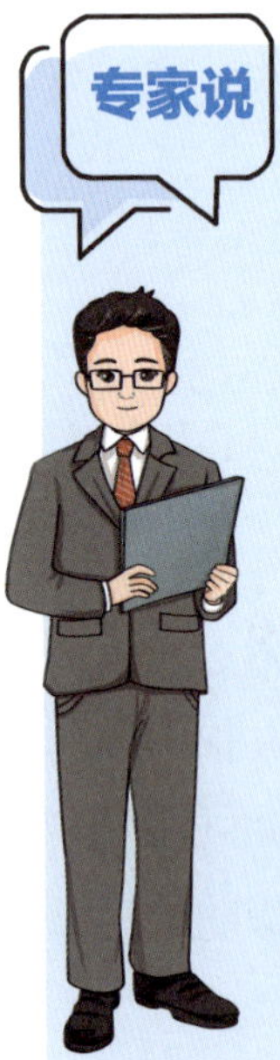

（1）为什么有时会感觉既紧张又低落?

很多老年人会同时出现焦虑和抑郁的症状，例如时常感到莫名紧张不安，又长期情绪低落、觉得生活没有意思。那是因为焦虑和抑郁可能源于共同的生理、心理及社会因素，如荷尔蒙水平改变、不良生活事件的发生及社会角色的转变等。并且长期处于焦虑状态下，老年人因精神紧绷可能会引发抑郁情绪，而抑郁状态中因情绪消极，也容易让老年人在面对各种情况时变得更加焦虑。

（2）为什么有不开心的情绪，却被诊断为焦虑障碍?

虽然焦虑和抑郁症状常常同时存在，但诊断的过程需要分辨原发症状和继发症状。有些患者可能有不开心的情绪，但却是由心烦、紧张害怕、身体不适等明显的焦虑症状继发而来，因此诊断要以原发症状和主要症状为主。

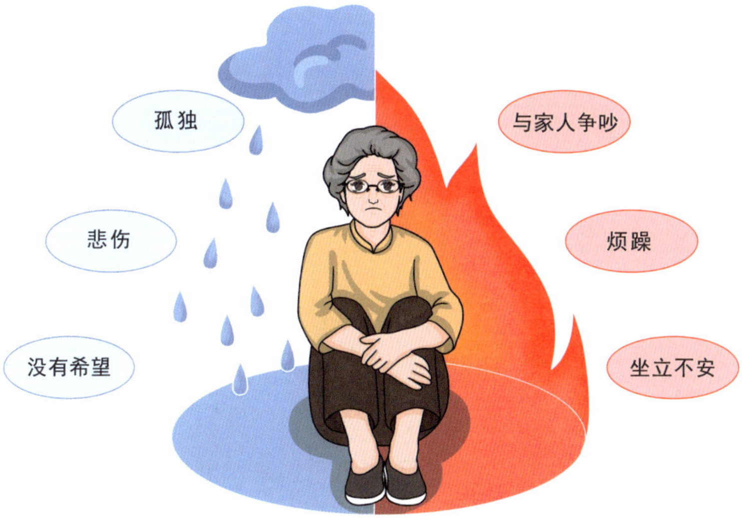

健康加油站

同时有焦虑和抑郁应该怎么治疗?

首先我们要知道，焦虑和抑郁虽然在症状表现上存在差异，但都是由脑内神经递质紊乱导致情绪出现了问题。通过药物治疗调整脑内神经递质浓度，可同时改善焦虑和抑郁的症状。还可以通过心理咨询与治疗、社交活动、身体锻炼、家庭支持等方式，这些治疗方法在缓解焦虑症状的同时，也有助于减轻抑郁症状。

（夏　炎　冯前飞　张世博）

10. 老年期焦虑障碍需要专业医生来诊断吗

关键词：焦虑障碍 诊断

您是否总是心情烦躁，一点小事就“大发雷霆”？一到人多的地方就紧张不安，一点声音都能让您受惊不已？您是否整日恐慌，担心不幸的事情到来，甚至整夜难以入睡？总是感觉自己心跳很快、胸闷气短、手抖得厉害？那您可能患上了“焦虑症”。

如何确定您是否患有“焦虑症”呢？

专家说

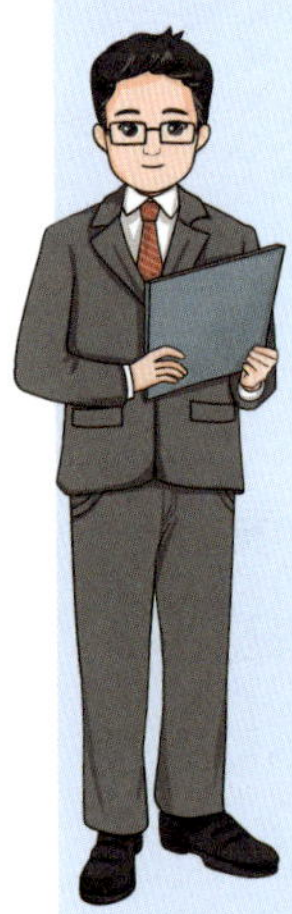

焦虑障碍需要精神科医生来诊断。

首先，焦虑障碍患者除了心烦易怒、紧张易惊等特征性情绪表现，也可出现与许多躯体疾病相似症状，如心慌、胸闷与冠心病表现相同，头晕、头痛与脑血管疾病的症状相似。因此需要通过精神科医生的评估来区分。

其次，医生会使用问卷、量表等工具来评估患者的焦虑程度和心理健康状况。这些评估工具经过专业设计和验证，能够提供较为准确的评估结果，有助于医生做出准确的诊断。

此外，医生还需要了解患者的病史，包括个人病史、家族病史以及生活中的重大事件等。这些信息有助于医生判断焦虑障碍的可能原因。

健康加油站

确诊焦虑障碍应如何应对?

确诊焦虑障碍后您不必太过担心，焦虑障碍患病人数日渐增长，治疗手段也随之发展，您可以在医生的指导下采取药物治疗和/或非药物治疗。

药物治疗：①抗焦虑药物：例如艾司唑仑、丁螺环酮等。②抗抑郁药物：例如舍曲林、度洛西汀等。

非药物治疗：①心理治疗：如放松疗法、认知疗法等。②日常护理：例如调节自身情绪、减轻心理压力、保持良好心态、保持充足睡眠，保持良好居住环境，劳逸结合等。③运动疗法：适度运动锻炼，缓解不良情绪。④物理治疗：例如重复经颅磁刺激（rTMS）治疗等。

（夏　炎　冯前飞　张世博）

二

应对老年期焦虑障碍

11. 老年期焦虑障碍需要**防范**哪些**风险**

关键词

焦虑障碍 风险

老年期焦虑障碍患者年龄大、身体功能衰退，社会角色转换带来迷茫感和无用感，给患者本身和治疗带来更多风险，对家庭支持也是很大的挑战。

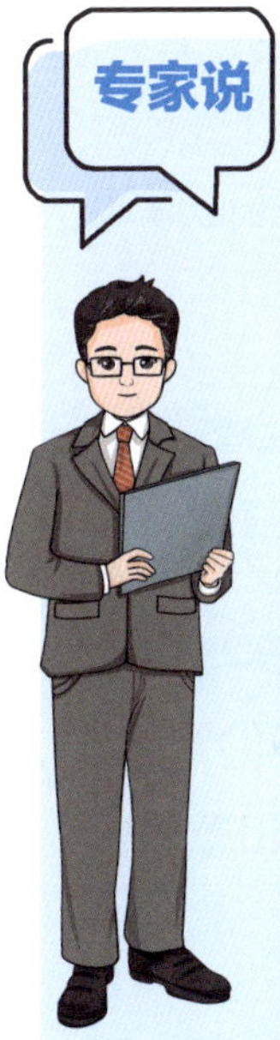

（1）增加身体健康风险： 老年期焦虑障碍可能导致心脏负荷增加，血压升高，增加心血管疾病的风险。还可能降低免疫力，使老年人更容易感染疾病。

（2）增加其他心理健康风险： 焦虑障碍常常伴随着其他心理健康问题，如抑郁障碍、强迫性障碍等，这些问题会相互影响，加重病情。

（3）导致日常生活受限： 焦虑障碍会影响老年期焦虑老年人的认知能力、社交能力，导致老年人自理能力下降，甚至加剧孤独感和社会孤立感。

（4）增加冲动行为、自杀倾向风险： 焦虑障碍患者在焦虑发作时可能做出自伤、伤人或破坏物品等冲动行为，甚至可能会因为情绪偏激而产生自杀倾向。

（5）治疗不当及药物副作用风险： 药物治疗是老年期焦虑障碍的重要治疗手段之一，患者可能因对疾病的认知不足或听信非专业意见而拒绝治疗或自行停药，导致病情恶化。老年患者也可能因肝肾功能减退而对药物代谢能力下降。老年患者可能同时服用多种药物，药物间的相互作用也可能增加副作用发生的风险。

健康加油站

在家庭生活中如何规避以上风险?

（1）加强健康教育：提高老年患者对焦虑症的认识和重视程度，鼓励他们积极寻求专业治疗。

（2）定期监测与评估：定期对患者进行身心健康评估，及时发现并处理潜在的健康问题。

（3）提供心理与生活支持：为患者提供心理咨询和支持服务，帮助他们缓解焦虑情绪、增加归属感和被需要感，提高心理韧性和生活信心。

（4）加强安全防护：确保患者居住环境的安全，加强巡视和观察，及时发现并干预自杀倾向和意外伤害风险。

（5）合理用药：根据具体情况选择合适的药物和剂量，并密切监测药物副作用和相互作用情况。

（夏 炎 冯前飞 张世博）

12. 为什么治疗焦虑障碍要**吃抗抑郁药**呢

关键词：神经递质　焦虑障碍　抗抑郁药

我们的大脑中存在一种化学物质，游走于神经之间传递信息因此被称为“神经递质”。神经递质有很多类别，它们参与调节肌肉收缩、腺体分泌以及代谢的同时，在情绪调节中也起着重要作用。例如5- 羟色胺被认为与情绪、睡眠和食欲调节相关；多巴胺与愉悦感有关；去甲肾上腺素与应激反应和注意力调节相关，这些神经递质的异常可能导致情绪障碍和行为异常。

专家说

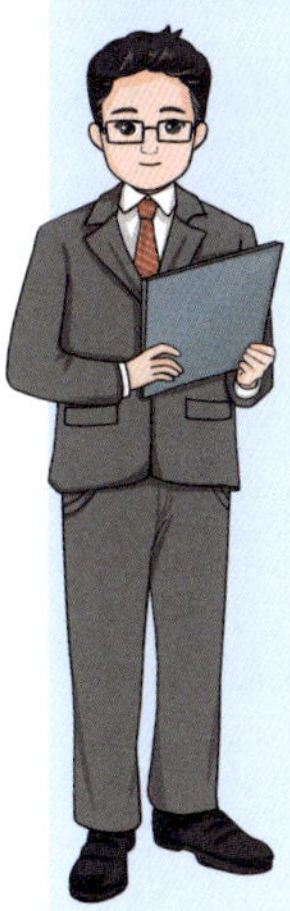

（1）焦虑和抑郁情绪受相同神经递质影响：脑内5- 羟色胺、多巴胺、去甲肾上腺素等神经递质水平变化，既能引起焦虑情绪又可导致抑郁情绪。例如在焦虑症患者大脑中，5- 羟色胺水平出现变化，使人陷入焦虑状态。而抗抑郁药物可以通过调节 5- 羟色胺的水平来缓解焦虑情绪。

（2）焦虑症患者也有抑郁情绪：临床上焦虑症与抑郁症共病现象常见，广泛性焦虑症的患者，除了长期存在过度担忧、坐立不安等焦虑表现外，还常常伴有情绪低落、对以往感兴趣的事物失去兴趣、自我评价降低等抑郁相关症状。所以使用抗抑郁药，可以“一箭双雕”，同时对焦虑和抑郁症状进行干预，避免治疗不全面。

（3）新型抗抑郁药安全性高、疗效肯定：新型抗抑郁药在研发过程中注重提高安全性和患者的耐受性。出现严重不良反应的概率相对较低，常见的不良反应如恶心、口干、轻微的头晕等，大多在用药初期出现，随着身体逐渐适应药物，这些症状通常会自行缓解。而且这类药物基本不存在成瘾问题，患者可以按照医嘱长期规律服用，不用担心因药物依赖而带来更多健康隐患，更适合长期治疗焦虑障碍。

健康加油站

在专业医生指导下进行药物与非药物联合治疗效果更好：尽管抗抑郁药物对焦虑症疗效比较肯定，但在使用时仍需遵循医生的指导并规范用药。目前临床上可供选择的抗抑郁药种类繁多，涵盖了不同的作用机制和药物特点，患者不应自行购买和服用药物，以免出现不良反应，适合长期治疗焦虑障碍，避免病情加重。同时，药物治疗应与心理治疗相结合，以获得最佳的治疗效果。

（夏　炎　冯前飞　张世博）

13. 为什么**治疗焦虑障碍**要吃**治精神分裂症的药**呢

关键词：焦虑障碍　抗精神病药　治疗

抗精神病药物主要用于治疗精神分裂症等精神病性障碍，第二代抗精神病药如奥氮平、喹硫平等有抗焦虑效果，联合使用可起增效作用，如在难治性广泛性焦虑障碍治疗中添加小剂量非典型抗精神病药，能提高治疗应答率。

专家说

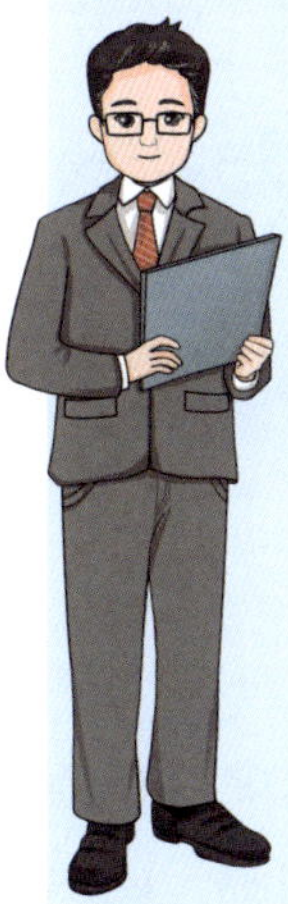

（1）重度焦虑患者可能存在幻觉、妄想等精神病性症状：焦虑症的一些症状与其他精神疾病症状存在重叠，例如严重焦虑时可能出现短暂的类似妄想内容（过度担心自身安全而产生感觉有人迫害自己的想法），很容易与精神病性症状混淆，使用抗精神病药物有助于稳定患者的情绪和改善不切实际的想法，也有利于减少风险。

（2）朋友用抗精神病药治疗焦虑效果很好，推荐我吃一样的药可以吗?

抗精神病药物治疗焦虑效果比较肯定，但具体选择哪种抗精神病药、使用多大剂量、服用多长时间及如何减药或停药，医生会根据不同患者及不同病情特点，来制定个体化的治疗方案，而不是对所有患者使用同样的治疗方案。因此感觉心烦不适应及时就医，避免自行服药或道听途说，耽误治疗的同时也会增加出现药物不良反应的风险。

健康加油站

抗精神病药物治疗焦虑障碍不是剂量越大越好：小剂量的抗精神病药物即可起到增效作用，大剂量则容易引起不良反应，如困倦、乏力、体位性低血压（即“直立性低血压”）、肝脏损害、血液白细胞下降、体重增加、性欲减退、口干、便秘、排尿困难、视物模糊、皮肤过敏反应等。个体不良反应存在差异。

（夏 炎 冯前飞 张世博）

14. 老年期焦虑障碍患者使用苯二氮䓬类药物需要注意什么

苯二氮䓬类药物俗称“安定类”药物，广泛用于抗焦虑，有镇静催眠、抗惊厥、肌肉松弛等作用。但老年患者使用存在风险，像药物易蓄积、导致跌倒，长期服用还会产生耐受性、认知损害以及撤药反应。

专家说

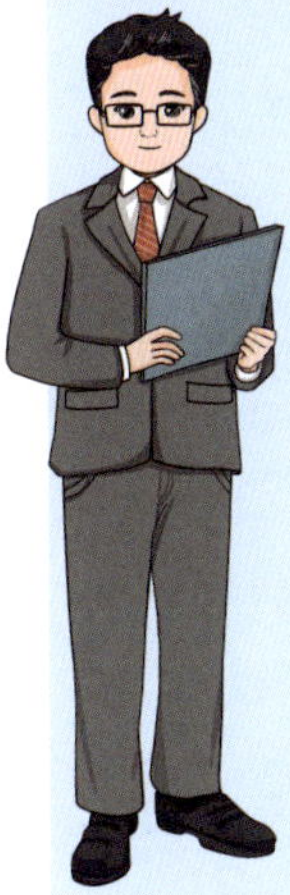

（1）苯二氮䓬类药物是否对身体有害，可以长期服用吗？

苯二氮䓬类药物一般能很好地耐受。最常见的不良反应为嗜睡、过度镇静、记忆力受损、行走不稳等，老年人长期大量使用风险较高。血液、肝肾方面的不良反应少见。尽管苯二氮䓬类药物毒性作用较小，但仍应避免与其他一些精神药物或吗啡类药物、酒精等同服，易出现严重后果甚至死亡。同时，长期使用苯二氮䓬类药物可能产生耐受性和依赖性，导致有效剂量和用药难度相应增加。因此应避免长期服用，持续使用时间不超过一个月。

（2）是否可以同时服用多种苯二氮䓬类药物？

答案是否定的。例如，阿普唑仑和艾司唑仑都属于苯二氮䓬类药物，它们都具有镇静、催眠、抗焦虑等作用。重复用药可能会增加镇静催眠的强度，导致治疗过度，后遗效应明显，患者次日会有头晕、“脚踩棉花”的感觉甚至摔跤骨折。因此应尽量避免两种以上苯二氮䓬类药物合用。

（3）老年期焦虑障碍患者是否可以仅服用苯二氮䓬类药物？

苯二氮䓬类药物被建议用于缓解焦虑行为和躯体表现，但由于可能成瘾不建议长期服用，应配合服用其他抗焦虑药物。同时采取“联合治疗”的方式，包括心理、社会治疗等方法，可能比单独药物治疗对缓解症状意义更大。

健康术语

撤药反应

撤药反应又称停药综合征，是指长期使用某种药物，机体已经适应了该药物的存在和作用。当突然停药或减量过快时，机体未能及时重新适应这种变化，就会发生功能紊乱，即出现撤药反应。撤药反应的症状表现多种多样，可能包括原有症状的加重、新的症状的出现等。年纪大、身体虚弱、有较多基础疾病的人群，撤药反应可能会持续更长的时间。

（夏　炎　冯前飞　张世博）

关键词：苯二氮䓬类药　成瘾　撤药反应

15. 抗焦虑药会**成瘾**吗

药物成瘾又称“药物依赖”，是指因长期或反复应用某种药物而产生精神或躯体上的依赖性，持续地或周期性渴望重复应用该种药物的现象。

长期使用（持续超过 3 个月）苯二氮䓬类抗焦虑药有成瘾风险。常用的有阿普唑仑、艾司唑仑、劳拉西泮、奥沙西泮、氯硝西泮、地西泮等，一般使用最低有效剂量，持续最短时间（通常不超过 4 周），还是相对安全有效的。

专家说

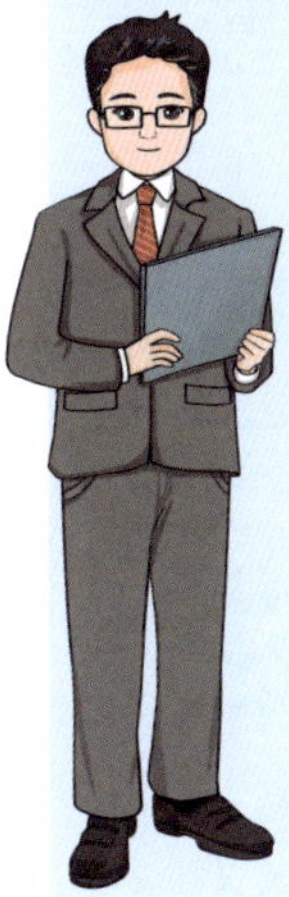

许多患者服用没有成瘾风险的抗焦虑药一段时间后突然停药也会产生不适感，往往是撤药反应或是病情波动造成的。撤药反应是指服用一段时间药物后，机体对药物产生了适应性，一旦停药或减量过快使机体调节功能失调，而导致功能紊乱，产生症状反跳或病情加重等现象，并不是对药物产生依赖，一般只是短期反应，症状有自限性，可通过逐渐停药缓解或减轻，若症状严重，一定要及时就医。另外，可能是病情复发导致的。焦虑症和抑郁症等精神疾病本身具有反复性，急性期治疗后还需要巩固期和维持期，如果过早停药，会导致症状波动或病情复发。也要及时就医。

健康加油站

对于老年期焦虑障碍往往首选具有抗焦虑作用的抗抑郁药，包括选择性 5- 羟色胺再摄取抑制剂（selective serotonin reuptake inhibitor，SSRI）：舍曲林、艾司西酞普兰、帕罗西汀等；5- 羟色胺去甲肾上腺素再摄取抑制剂（serotonin-noradrenalin reuptake inhibitor，SNRI）：文拉法辛和度洛西汀等。这些药物无成瘾性，不良反应较轻。老年人宜小剂量起始，缓慢加量，治疗和维持剂量常略低于普通成人剂量。三环类抗抑郁药不良反应多，尤其对心血管系统和认知功能影响大，不作为老年患者首选。

另可选择或合用丁螺环酮、坦度螺酮，此类抗焦虑药不良反应较小，无成瘾性、镇静作用轻、不易引起运动障碍、无呼吸抑制作用、对认知功能影响小。但起效较慢，需要 2~4 周。常见不良反应有头晕、头痛、恶心、静坐不能等。

（韩笑乐）

关键词：心理治疗　老年期焦虑障碍

16. 哪些心理治疗方法对老年期焦虑障碍有效

心理治疗是一种以治病、助人为目的的专业性人际互动过程。治疗师通过言语和非言语的方式使老年人产生心理和生理功能的积极变化，达到治疗疾病、促进康复目的。老年人思维相对固定，理解力也有下降，心理治疗难度较大。

专家说

（1）老年期焦虑障碍的心理治疗手段有哪些?

1）认知行为疗法：帮助老年人识别和修正负面思维模式及行为。可使用简化技术，聚焦当前问题（如健康担忧、孤独感），减少对过去经历的过度分析。

2）支持性心理治疗：提供情感支持，增强安全感和应对信心。

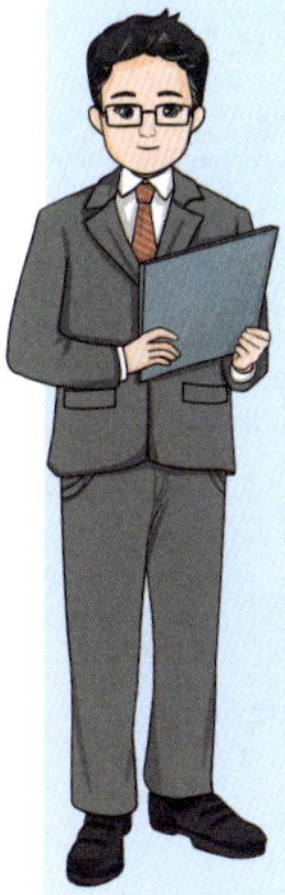

3）正念减压与放松训练：通过呼吸练习、渐进式肌肉放松等缓解躯体化症状（如心悸、失眠）。可缩短单次训练时长（如 10~15 分钟），结合温和的身体活动（如太极、散步），避免疲劳。

4）问题解决疗法：分步骤解决现实问题（如就医困难、经济压力），减少无助感。

5）接纳与承诺疗法：引导接纳不可控因素（如衰老、慢性病），转向价值导向的行动。强调“有意义的活动”（如家庭互动、兴趣培养），而非强行消除焦虑。

6）团体治疗：通过小规模团体活动，取得同伴支持，减少孤独感，分享应对经验。

7）怀旧疗法 / 生命回顾疗法：通过回忆积极人生经历，提升自我价值感和意义感。

8）家庭治疗：改善沟通方式，调整家庭互动模式，逐步从“问题焦点”转化为“家庭共同成长契机”。

（2）伴有躯体疾病的老年期焦虑障碍的心理推荐?

1）支持性心理治疗：给予老年人充分的支持和鼓励，帮助他们建立治疗信心，降低患者对身体状况的担忧，鼓励患者坚持治疗，提高治疗依从性。

2）行为治疗中的放松疗法和生物反馈治疗可以更好地让患者学习调节身体肌肉紧张状态及内脏功能，缓解紧张焦虑的躯体症状，这对伴有诸多躯体症状的老年期焦虑障碍患者更为适用。

3）认知行为治疗：包括焦虑处置技术和认知重建两种方式。治疗师通过放松训练和生物反馈治疗，缓解患者紧张焦虑时的躯体症状；也可以通过帮助患者看问题时的固定化的思维方式，引导他寻找歪曲的思维并调整，建立自信心。

健康术语

森田疗法

森田疗法是20世纪20年代日本精神医学家森田正马创立的心理治疗方法，践行“顺其自然，为所当为”的原则，强调接纳症状并投入行动来改善心理症状和身体、社会功能。主要用于治疗强迫症、焦虑症、疑病症、社交恐怖症等神经症。

（韩笑乐）

17. 有哪些方法有助于老年人
自助缓解焦虑

关键词：缓解焦虑　自助方法

自助缓解焦虑的方法多种多样，以下策略可以尝试。

专家说

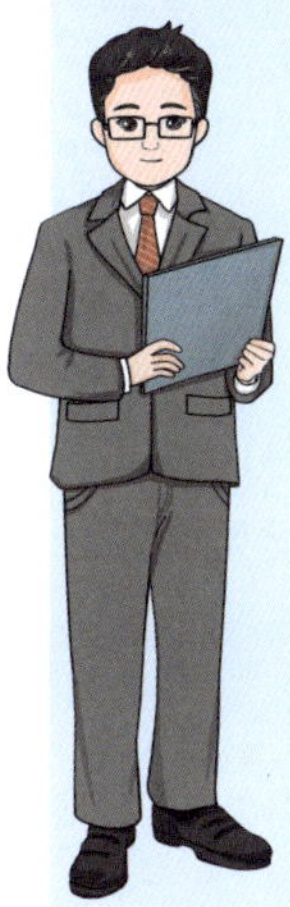

（1）认知重建：识别并记录引发焦虑的具体情境或想法，通过日记追踪情绪变化。学会用理性思维反驳那些不切实际的担忧，验证焦虑想法的真实性。培养积极的自我认知，用鼓励和支持的话语替代自我批评，增强自信。

（2）放松训练：深呼吸练习、渐进性肌肉松弛、冥想与正念等。

（3）规律作息：保持规律的睡眠和作息时间，调节生物钟。

（4）均衡饮食：增加富含ω-3脂肪酸（如深海鱼）、镁（如坚果、蔬菜）、B族维生素（如全谷物）的食物，避免过多摄入酒精、咖啡因和甜食。

（5）体育运动：中等强度、运动中心率不宜过快[低于（200-年龄）× 85%]、运动后微汗和感觉舒适的运动项目，例如快走、慢跑、骑车、游泳等，有利于缓解焦虑症状。八段锦、太极拳、五禽戏、易筋经等民间健身术也适用于老年人。

（6）社交互动：与亲朋好友坦诚交流自己的感受，获取情感上的理解和支持。参与焦虑相关的支持小组或线上社群，与有相似经历的人分享经验，相互鼓励。

健康术语

（1）渐进式肌肉放松训练：通过对肌肉群进行有序的、有意识的、与呼吸相结合的肌肉强烈绷紧后放松，达到全身深度放松的状态，用于缓解广泛性焦虑障碍，可用于缓解偏头痛、肌肉紧张、精神压力、抑郁障碍和睡眠障碍等。但是如有导致肌肉疼痛的外伤史、正处于急性病发作期（例如，高热）、体内有金属植入物（例如，心脏起搏器）、其他脏器器质性损伤者应避免进行渐进式肌肉放松训练，或在专业医疗人员指导下进行。

（2）音乐治疗：是以乐曲来改变行为和心理状态的治疗方法。音乐，自古以来就被认为是一种能够触动人心的艺术形式。尤其对无明显听力障碍的老年患者来说，音乐可能是打开心灵之门的特殊钥匙。包括聆听音乐、创作音乐、即兴演奏和音乐讨论等多种形式，针对一些常见症状有不同的音乐“处方”，通过旋律、节奏、和声、音色等因素影响人的身体功能，激发老年人的内在力量，缓解疼痛、减轻焦虑，提升生活质量。

（韩笑乐）

18. **正念疗法**是什么

正念是一种有意识地将注意力聚焦在当下，关注当下体验，并对当下不加评判的心理状态和能力。正念疗法是以“正念”为核心的心理干预方法，旨在通过培养对当下经验的非评判性觉察，帮助个体缓解心理困扰、改善情绪和认知功能。它融合了东方禅修传统与西方心理学技术，被广泛应用于焦虑、抑郁、失眠、慢性疼痛等多种心身问题的治疗。

关键词

正念疗法　焦虑

专家说

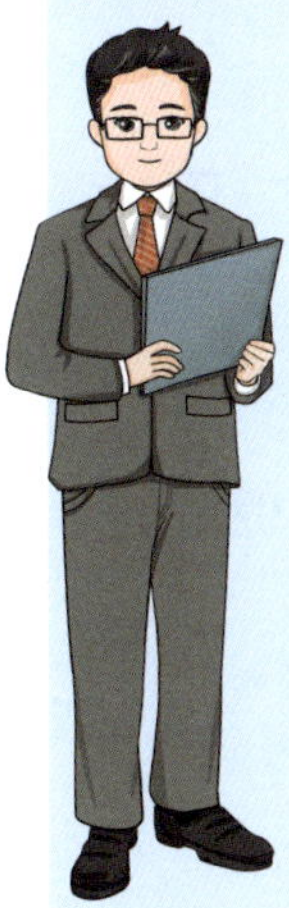

正念疗法的重点不是消除症状，而是让患者学会对当下保持接纳和不评判，以此可以带着症状更好地生活。主要包括以下三种：

（1）正念减压疗法： 是一种以正念为核心的概念，以冥想训练方法为基础，通过系统性的正念练习来管理压力的心理疗法，具体包括：①身体扫描：从头至脚按顺序体会身体各部位感觉；②觉察散步：留意身体在行进中的感觉；③感知呼吸：当觉察身体不适、有强烈的情绪体验等时，将注意力拉回到当下的呼吸中；④观察想法：观察冲动思想的产生、发展及消失过程。

（2）正念认知疗法： 通过集体正念训练来促进患者的情绪调节和认知行为的提高，防止周期性焦虑、抑郁等负性情绪的复发。

（3）接纳与承诺疗法：心理灵活性，以关系参照理论为基础，包括正念、自我接纳、认知解离、以自我为背景、明确价值和承诺行动六个过程。

（韩笑乐）

关键词

正念疗法 神经生理学机制 心理学机制

19. 为什么正念疗法能改善焦虑

国内外已有大量循证证据表明正念疗法在生理、心理方面对慢性疾病的积极作用并且对疾病的康复起到了促进作用，提高了患者的生活质量及幸福感。在亚健康人群中对健康行为的促进有显著效果，减少慢性疾病的患病率，做到一级预防，强健体质，促进健康生活。

专家说

（1）正念疗法的机制是什么？

1）神经生理学机制：正念疗法在脑电研究、大脑成像研究等神经科学领域的机制证据越来越多，以脑机制为主，与负责记忆、注意、感觉加工及情绪处理

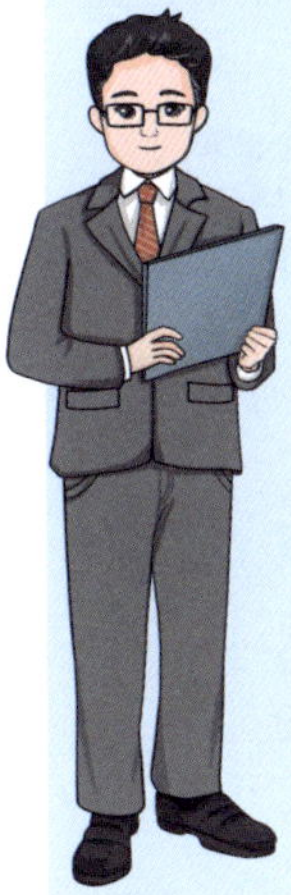

等功能的脑结构有关，这些脑区包括大脑皮质中线结构、杏仁核、前岛叶和外侧前额叶皮质等，通过对大脑额叶区域神经活动的改变以及对机体免疫系统功能的改善，来提高个体分配注意的能力，改变与特定情绪相关脑区的活动水平。

2）心理学机制：核心是通过改变对事物和相关体验的记忆力、注意力和觉知力，来改善其对外界刺激的反应和自我调节能力，从而缓解焦虑、抑郁情绪，促进心身健康。

（2）正念疗法的作用要素有哪些?

正念疗法存在 5 个作用要素，即暴露、认识改变、自我管理、放松和接纳，通过注意力训练。练习者能够使自己的感受、思想和情绪暴露于自我的认知中，最终实现对原有条件反射的脱敏。正念疗法的三轴模型包括目的、注意和态度。其中，目的是指为什么做正念训练；注意是正念训练的核心，注意个人当下身心内外之体验；态度则是要以一种没有价值判断、接纳、善意和开放的态度，三者相互作用。

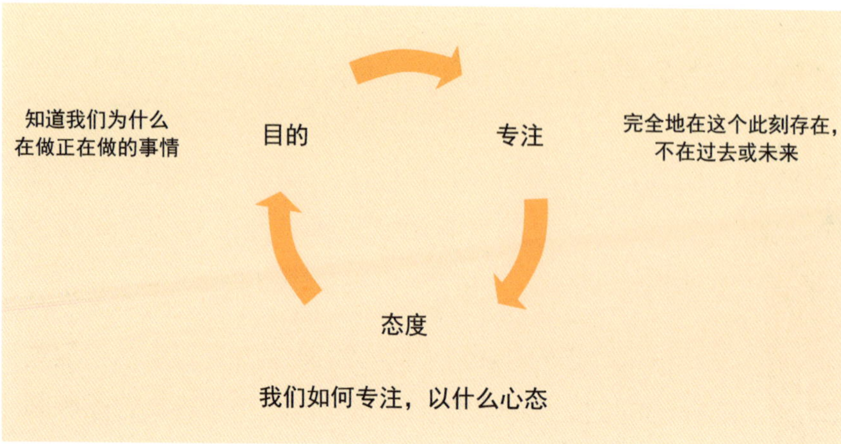

健康术语

脱敏

脱敏是行为疗法（尤其是系统脱敏疗法）的核心技术，通过可控、渐进的方式使个体暴露于恐惧刺激，对原本引发焦虑的刺激逐渐习惯化，最终实现情绪反应的减弱或消失。用于治疗恐怖症、创伤后应激障碍、特定焦虑障碍等。

（韩笑乐）

20. 治疗老年期焦虑障碍，药物治疗和心理治疗哪个更有优势

关键词

药物治疗 心理治疗

药物治疗和心理治疗对焦虑障碍均有效。对于轻中度的焦虑障碍、存在明显心理社会因素、药物治疗依从性差或躯体状况不适宜药物治疗的焦虑障碍患者优先考虑心理治疗。对于无明显诱因起病、病程持久、焦虑障碍程度较重，或伴有失眠、药物滥用、与其他精神障碍或躯体疾病共病的焦虑障碍患者优先考虑药物治疗。对于中重度焦虑障碍患者，常常选择心理治疗和药物治疗联用方案。

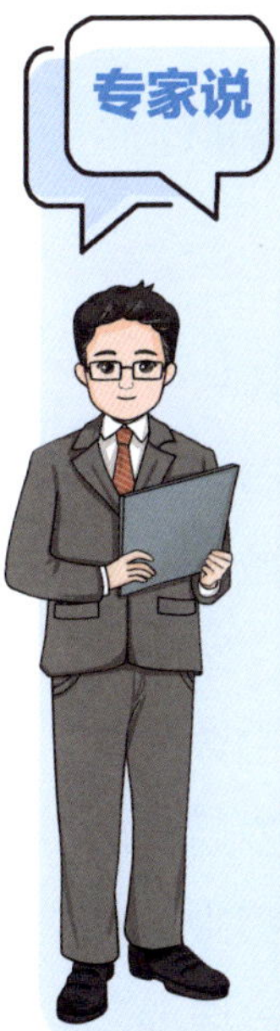

（1）老年期焦虑障碍的心理治疗有何推荐?

认知行为疗法（cognitive behavioral therapy，CBT）：可以显著改善焦虑症状，在多个国际指南中作为一线推荐。CBT 是一系列通过改变个人非适应性的思维和行为模式来改善心理问题的心理治疗方法的总和，是目前世界上最流行、被使用最多的心理治疗方法。CBT 框架认为，焦虑障碍患者高估了自己所处环境的危险程度，难以处理不确定性情况，低估自我应对困难的能力。针对焦虑障碍的 CBT 方法包括认知重构，帮助患者了解到他们的担忧可能适得其反；暴

露疗法可以使患者认识到他们的担心及回避行为具有可塑性等。放松训练和生物反馈可以让患者学习调节身体肌肉紧张状态及自主神经功能，对伴有诸多躯体症状的老年患者更为适用。

（2）何时开始药物治疗？

药物治疗的启动需基于全面的临床评估，并遵循个体化原则，权衡获益与风险，严密动态监测下使用。以下情况需要开始药物治疗：心理治疗持续 4~6 周后症状无改善或仅部分缓解；存在认知障碍难以配合心理治疗时；焦虑症状严重程度高，显著影响日常生活（如无法自理、社交退缩、失眠加重）；共病重度抑郁发作、创伤后应激障碍，需要药物与心理治疗相结合，尤其在老年人有自杀风险、激越或严重躯体化症状（如心慌、呼吸困难导致反复急诊就诊）时。

健康加油站

老年期焦虑障碍患者在进行药物治疗时需要注意什么？

老年期焦虑障碍的药物治疗需要兼顾疗效与安全性。老年人具有特定的药代动力学特点，如胃酸分泌减少，降低药物分解速度和程度；胃肠蠕动减慢、小肠面积减小，降低药物吸收；脂肪比例升高，增加脂溶性药物半衰期；营养不良 / 蛋白尿导致白蛋白浓度降低进而加剧药物中毒风险；肾脏疾病甚至 65 岁后肾功能下降 35% 均可导致药物清除率下降等。治疗中需要合理用药，应根据药理特性和药物代谢特点合理选择药物，小剂量起始并缓慢加量，重视药物不良反应及药物间相互作用。

（韩笑乐）

21. 如何**预防**老年期焦虑障碍**复发**

关键词：预防 焦虑 复发

老年期焦虑障碍虽然可以治疗，但复发的比例也很高，预防复发就显得非常重要。

专家说

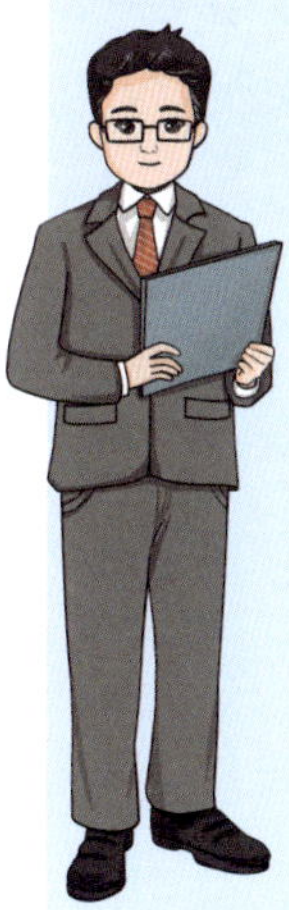

焦虑障碍治疗包括哪几个阶段？

老年期焦虑障碍的治疗遵循全病程管理原则，结合药物与心理干预，兼顾疗效与安全性，根据患者具体状况采取个性化治疗方案。分为急性期、巩固期和维持期三个阶段。

（1）急性期治疗：约 3 个月。通过足剂量药物治疗控制症状，尽可能达到临床缓解或显著改善。

（2）巩固期治疗：至少 6 个月。维持急性期的有效药物剂量，防止症状复燃，促进功能恢复。

（3）维持期治疗：至少 12 个月，部分患者需要长期维持。预防复发，维持社会功能和生活质量。

健康加油站

如何预防老年期焦虑障碍复发?

（1）保持良好心态：学会知足常乐，不计较得失。保持心情愉悦和随遇而安的平和心态。

（2）学会自我调节：遇到不顺心之事时，尝试正念呼吸或渐进式肌肉放松训练，将烦琐事物抛之脑后，从主观上放松心身。

（3）合理膳食和运动：保持健康饮食，营养均衡，避免油炸食品和含咖啡因食物。每天进行适量的有氧运动，如散步、慢跑等，不仅可以提高身体素质，还能改善负性情绪。

（4）保证规律睡眠：规律作息对维护心身健康至关重要。

（5）合理科学用药：遵医嘱用药，避免滥用药物或自行停药，定期复查，不适随诊，以确保药物安全有效，防止复发。

（韩笑乐）

第四章

认知障碍

一

认识老年认知障碍

1. 认知障碍是什么

关键词

认知障碍　记忆与思考　信息处理

想象一下，你正在做一道难题，脑海中却怎么也捉不住思路，或者打开了冰箱，忘记自己是来找什么的。这种状况偶尔发生在我们每个人身上，尤其是当忙碌或“压力山大”时。然而，如果这种“迷糊”越来越频繁，甚至影响到日常生活，那就有可能是认知障碍的信号。那么，认知障碍到底是什么？简单来说，认知障碍是一种影响我们思考、记忆、理解、学习、语言和解决问题能力的状态。就像是电脑里的操作系统出了问题，信息处理不再流畅，导致你无法像以前那样轻松地应对复杂任务。

专家说

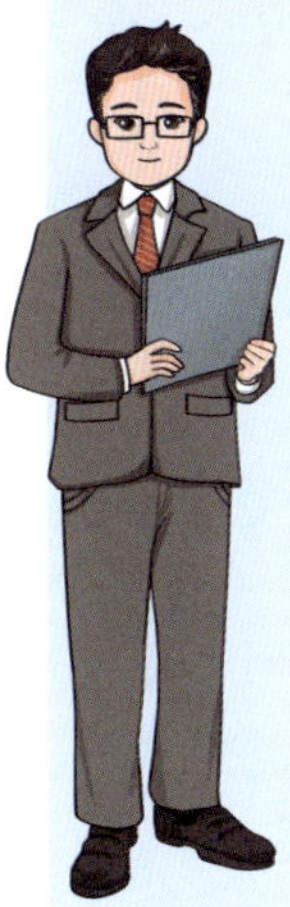

（1）为什么会出现认知障碍?

认知障碍的原因有很多，其中最常见的原因之一是随着年龄的增长，大脑的某些功能会逐渐衰退。就像一辆车开得久了，可能会出现一些“故障”一样，大脑中的神经元也会因为衰老或其他因素受损。此外，高血压、糖尿病、心脏病等，都会影响到大脑的血液供应，导致认知功能的下降。甚至心理健康问题，如抑郁障碍，也可能导致注意力难以集中、记忆力下降，类似于认知障碍的表现。

（2）认知障碍有什么症状表现?

每个人的认知障碍症状表现不同，但一些常见的症状包括:

1）记忆力减退：尤其是短期记忆的丧失。例如，可能会忘记刚刚做过什么，或者很难回忆起以前认识的人或事。

2）判断力下降：可能会出现做决策困难的情况。例如，做出的选择明显不符合常理。

3）注意力不集中：在工作或日常活动中容易分心，无法集中精力完成任务。

4）语言困难：说话时，可能会出现找不到合适的词汇或说话不连贯的情况。

5）情绪波动：由于认知能力下降，患者可能会感到沮丧、焦虑或生气。

6）人格特质的变化：性格可能发生显著变化，如原本温和的人可能变得脾气暴躁，或者内向的人变得更加孤僻。

7）怀疑和多疑：容易对周围的人产生怀疑。例如，认为别人偷了自己的物品，或者总觉得被他人监视或伤害。

8）依赖性增强：变得对他人高度依赖。例如，要求家人不断重复信息，或者反复确认日常小事。

（孙达亮　罗国帅　刘　娇）

2. 老年认知障碍与正常老化有什么不同

关键词：老年认知障碍　正常老化　记忆与功能影响

随着年龄的增长，我们都不免会经历一些“记性变差”的时刻，如忘记放钥匙的地方，偶尔想不起刚才想说的话，甚至在一堆事情中感到心神不宁。这些现象通常被归结为“老了”，这好像是不可避免的老化标志。但是，你有没有想过，该怎样区分老年认知障碍和正常老化呢？其实，认知障碍与正常老化有着明显的差别，认知障碍的早期表现有持续的记忆丧失、语言困难、判断力减退等，通常无法通过正常老化解释。正常老化的认知变化是渐进且轻微的，不会显著影响功能；而老年认知障碍则涉及更明显和持久的认知损害，影响到独立生活能力。

专家说

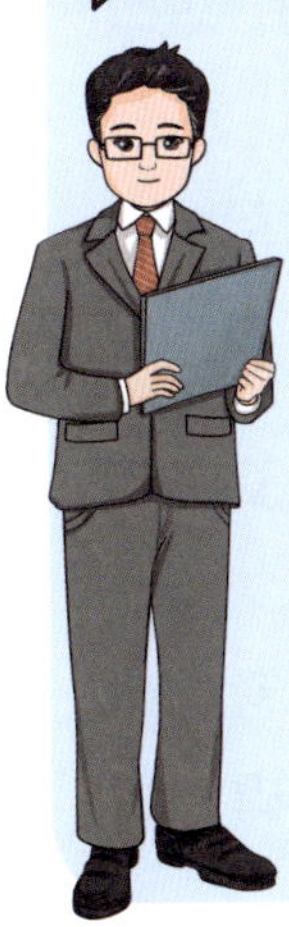

正常老化与认知障碍有何具体不同?

（1）记忆差异：正常老化中，记忆力的变化通常是轻微的，或者多数经提醒可以回忆起来。例如你可能会忘记刚才放下了手机，但很快就能回忆起来。而认知障碍则表现为长期且逐渐加重的记忆问题，甚至连亲人的名字、住址也开始记不清楚。

（2）影响生活的程度：在正常老化中，虽然我们可能会感到记性不如以前，但依然能够照顾自己。而认知障碍则严重影响到日常生活，患者可能会忘记如何做饭、如何穿衣，甚至无法辨认周围的环境或人。

（3）思维与判断能力：正常老化并不会明显影响到判断力和解决问题的能力。而认知障碍患者可能会出现判断错误的情况，例如可能在不合适的时间穿戴衣物，或者做出不合理的决策。

（4）情绪与行为变化：在正常老化中，情绪波动通常与生活事件有关，而认知障碍本身就可能导致患者的情绪和行为变得不稳定，甚至出现抑郁、焦虑、幻觉等症状。

健康加油站

如何预防和应对老年认知障碍？

虽然我们无法完全避免老年认知障碍的发生，但保持健康的生活方式可以有效降低其风险。首先，规律的运动有助于改善大脑血液循环，增强记忆力。其次，均衡的饮食，特别是富含抗氧化物的食物，可以保护大脑免受氧化损伤。同时，保持大脑活跃，参与社交活动、学习新知识或练习智力游戏，也能帮助延缓认知衰退的过程。

如果你或你的家人已经出现认知问题，及时就医是非常重要的。早期发现并治疗认知障碍，能够有效减缓病情的进展，改善生活质量。正常老化是我们每个人都会经历的生理过程，而认知障碍则是一种病理性变化，严重影响到个人的生活质量。如果我们能够早期识别、科学干预，就能够有效延缓认知障碍的进展，让我们的“晚年生活”依然充满活力。

（孙达亮　罗国帅　刘　娇）

关键词

糊涂　正常老化　记忆力下降

3. 老年人突然“糊涂”了，一定是得了痴呆吗

你是不是也曾见过这样的场景：老年人突然变得有些“糊涂”，忘记了刚才说过的话，甚至找不到自己放的东西。或许你心里会开始冒出一个问题：“是不是得痴呆了？”其实，老年人突然“糊涂”，未必就意味着得了痴呆。随着年龄的增长，记忆力变差、反应慢一点是很常见的现象。这是因为，大脑中的神经细胞逐渐减少，信息传递的效率也会下降。年轻时我们可以迅速记住一串电话号码，而现在可能得重复几次才能记牢。这种现象通常属于正常老化，也就是说，虽然年纪大了，记忆力和思维速度稍有减退，但并不影响日常生活和功能。这种“糊涂”大多是偶尔发生的，例如忘记吃过的饭，或者一时想不起某个名字。只要不影响到日常生活，通常不需要过度担心。

专家说

除了痴呆之外，导致老年人“糊涂”可能有哪些原因？

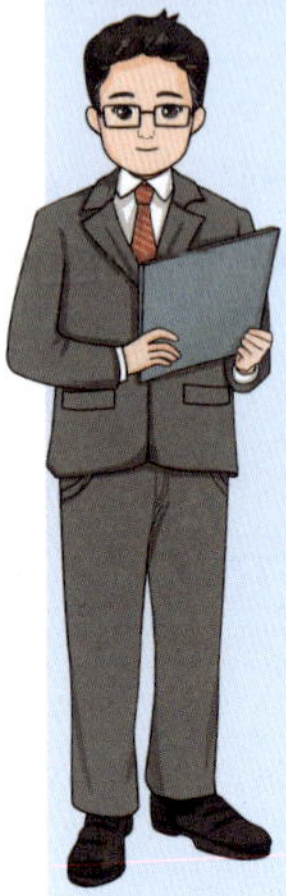

除了痴呆，老年人突然变得糊涂，还可能是其他健康问题引起的。例如：①药物副作用：很多老年人因身体状况服用多种药物，而一些药物的副作用可能导致思维迟缓、记忆力下降。特别是镇静剂、抗抑郁药等，可能影响大脑的正常功能。②睡眠不足：睡眠对于大脑的健康至关重要，长期睡不好觉，老年人可能会表现出记忆力减退、反应迟钝等症状。③营养问题：一些营养不良，特别是缺乏维生素 B_{12}、叶酸等，可能导致认知功能下降，甚至引发类似痴呆的症状。④情绪问题：抑郁障碍、焦虑障碍等心理问题也可能让老年人表现得像是“糊涂”，这些表现和痴呆相似，但并非痴呆。⑤脑血管问题：脑卒中等脑血管病等引发的大脑供血问题，也可能导致认知障碍和记忆问题。

健康术语

痴呆

痴呆通常指的是阿尔茨海默病等中枢神经系统退行性病变引起的认知障碍，主要表现为患者的记忆、思维、语言、判断力等逐渐衰退，最终严重影响生活自理能力。简单来说，痴呆是由于大脑疾病导致持久、不断加重的认知问题，影响到生活中的各个方面，而且往往还伴随着一些明显的行为和情绪变化，甚至会出现不合常理的行为。

（孙达亮　罗国帅　刘　娇）

4. 老年痴呆的**早期迹象**有哪些

关键词

老年痴呆　早期迹象　记忆力下降

随着年龄的增长，我们的身体和大脑都可能逐渐出现一些小小的变化。偶尔忘记放钥匙的地方、记不得刚刚说过的话或明明记得的事情却突然忘掉，这些都可能让人不禁担心：“是不是得了老年痴呆？”其实，老年痴呆，它有一些早期的迹象，如记忆力下降、言语困难、方向感丧失等。如果你或身边的长辈出现这些情况，及时关注可能有助于早期发现，进而采取有效措施。

专家说

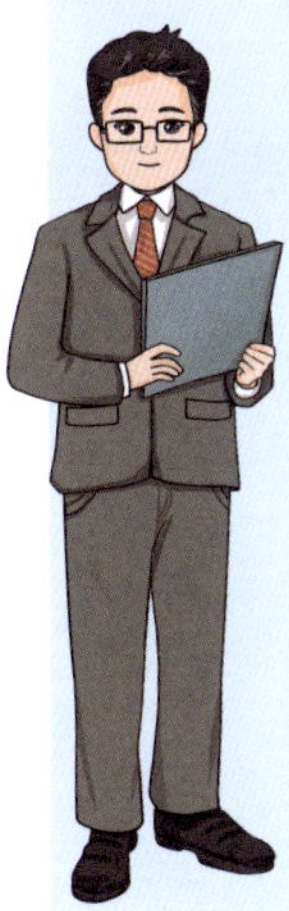

细说老年痴呆的早期表现：

（1）记忆力下降：老年痴呆最明显的症状之一就是记忆力下降，尤其是短期记忆。例如，老年人可能忘记刚刚发生的事情，或反复问同一个问题，刚告诉过他们的内容，他们很快就忘掉了。你告诉他们一个电话号码，他们可能很快就忘记了。需要注意的是，这与正常的衰老过程不同：虽然随着年龄的增长，我们可能偶尔忘记某些小细节，记忆力明显下降且无法恢复，却是一个警示信号。

（2）言语困难：如果老年人常常在说话时找不到合适的词语，或者说话时重复某些话题、句子，这也是老年痴呆的早期症状之一。

（3）方向感丧失：老年人可能在熟悉的街区迷路，忘记自己住在哪里，或者忘记如何回家。即使是自己熟悉的地方，可能也会觉得不再那么熟悉或无法辨认。这种困惑感的出现，往往是痴呆症的早期警示。

（4）判断力和决策力下降：老年人可能做出一些不合常理的决策，像是穿着不适合季节的衣物，或者把钱花在不必要的地方。

（5）情绪和性格变化：曾经温和、理智的老年人，可能会变得易怒、焦虑，甚至抑郁。情绪波动剧烈，常常没有明显原因，甚至可能变得过于固执和疑虑重重。

（6）重复行为：痴呆症的患者有时会做出一些重复行为，例如不断地检查门是否锁好、重复洗手或整理物品等。患者可能在一天内做同样的事情很多次，而且不记得自己曾经做过。

（7）对新事物的学习困难：在老年痴呆的早期，患者在学习新知识和掌握新技能时，往往会表现出很大的困难。例如，简单的任务，像是学会操作新的家电，可能也会变得异常困难。

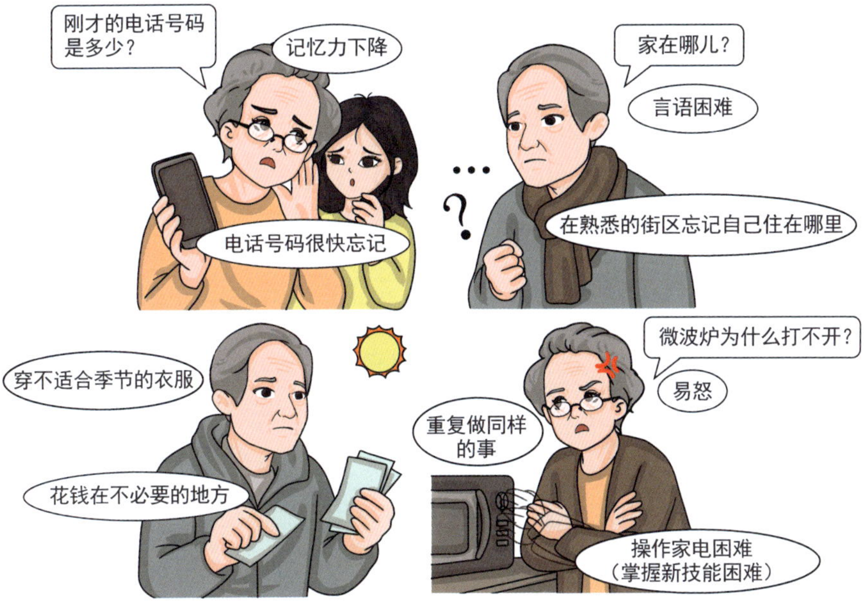
刚才的电话号码
是多少？
记忆力下降
电话号码很快忘记
家在哪儿？
言语困难
在熟悉的街区忘记自己住在哪里
穿不适合季节的衣服
花钱在不必要的地方
微波炉为什么打不开？
易怒
重复做同样
的事
操作家电困难
（掌握新技能困难）

（孙达亮　罗国帅　刘　娇）

5. 怎样判断老年人是 真痴呆还是假痴呆

关键词

真痴呆　假痴呆　症状加重

“痴呆”一词常常让人联想到记忆力减退、行为怪异的老年人，尤其是阿尔茨海默病患者。然而，并非所有出现记忆问题的老年人都是得了痴呆，有时是一些其他因素导致的认知问题。那么，如何判断老年人是得了真痴呆，还是只是暂时的“糊涂”？相比较而言，真痴呆（例如，阿尔茨海默病、血管性痴呆等）是由大脑的疾病引起的，通常表现为记忆力下降、语言表达困难、方向感丧失、情绪变化等，且这些症状不会自行好转，会随着时间的推移逐渐加重，影响到生活的各个方面。假痴呆是指并非由大脑本身的疾病引起的认知障碍，可能是因为一些可逆的原因，如抑郁障碍、药物副作用、睡眠问题或营养不良等，这些情况可能表现出类似痴呆的症状，但如果解决了根本问题，症状会有显著改善。

专家说

如何区分真痴呆与假痴呆？

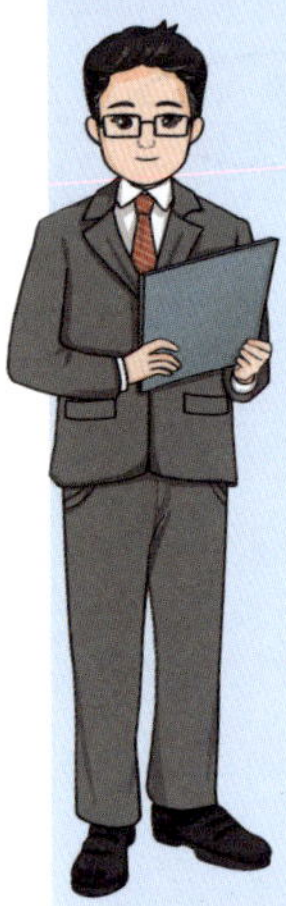

那么，怎样区分真痴呆和假痴呆呢？以下几个方面可以提供帮助：

（1）**症状持续性：**如果老年人的认知问题是逐渐加重的，并且在数月甚至数年内没有改善，可能是真痴呆。而如果症状波动较大，在情绪或生理因素得到改善后，症状有所缓解，可能是假痴呆。

（2）**病因排查：**假痴呆的症状通常是由可逆因素引起的。通过详细的病史询问和检查，可以排除抑郁障碍、药物影响、睡眠障碍等问题。如果这些问题得到解决，症状可能会改善。

（3）**认知检查：**通过一些简单的认知评估工具（如简易精神状态检查量表），可以初步判断老年人的认知功能是否存在问题。如果测试结果不理想，医生会进一步进行详细的神经学检查和影像学检查（如 CT 或头部磁共振检查），以确定是否有大脑结构上的变化。

（4）生活影响：真痴呆往往会影响到老年人的日常生活，逐渐丧失独立生活的能力，而假痴呆则通常对生活的影响较小。

（孙达亮　罗国帅　刘　娇）

关键词

痴呆类型　大脑病变　认知功能影响

6. 痴呆有多少种呢

在我们的日常生活中，提到“痴呆”时，大多数人都会想到老年人记忆力衰退、迷糊的样子。事实上，痴呆不仅仅是简单的“忘东忘西”，它是一种由大脑病变引起的综合症状，通常影响一个人的思维、记忆、语言、判断和行为。其实，痴呆有多种不同的类型，例如阿尔茨海默病性痴呆、血管性痴呆、路易体痴呆等，而它们的成因、表现和治疗方式各不相同。

专家说

痴呆的种类：

（1）阿尔茨海默病性痴呆：如果你听说过“老年痴呆”，那么阿尔茨海默病一定不会陌生。它是最常见的一种痴呆类型，占所有痴呆种类的60%~70%。患者通常会经历记忆力逐渐衰退，最初忘记的是新发生的事情，随着病情加重，长期记忆、语言表达能力也会受损。除了记忆问题，患者还可能会出现定向感丧失、言语障碍、性格变化、情绪波动等症状。

（2）血管性痴呆： 血管性痴呆是由大脑血液供应问题引起的，例如脑卒中。它的症状通常表现为突然出现的认知障碍，而且病情会在不同时间点会有波动。与阿尔茨海默病不同，血管性痴呆的症状往往是间歇性的，患者的认知功能可能会因为反复的脑血管事件而逐步加重。除了记忆力下降，血管性痴呆还可能伴随有运动障碍、情绪不稳等症状。

（3）路易体痴呆： 路易体痴呆是一种与帕金森病相关的痴呆类型。路易体痴呆的症状比较复杂，患者不仅会表现出认知问题，还常常伴随有帕金森病的典型症状，如运动迟缓、震颤、僵硬等。与其他类型的痴呆不同，路易体痴呆的患者往往会经历更明显的视幻觉、妄想等精神症状。

（4）额颞叶痴呆： 额颞叶痴呆多发生于 50~60 岁人群，症状随着时间加重，最终影响日常生活能力。主要特征包括显著的行为变化和语言能力下降。行为变异型的患者常表现为冲动、不符合社会规范的行为，例如突然在公共场合大声喊叫；有些患者还可能出现强迫性行为。语言变异型的患者则以语言表达能力显著退化为主，例如说话变得缓慢且不连贯，甚至连简单的日常对话都变得困难。

（5）帕金森病痴呆： 帕金森病痴呆是指在帕金森病患者中，随着病情发展，逐渐出现的认知障碍。与路易体痴呆不同，帕金森病痴呆的认知问题通常出现在患者运动症状明显之后。患者可能会出现记忆力下降、注意力不集中、反应迟缓等症状，这些认知问题严重影响日常生活。由于运动症状和认知症状相互交织，治疗难度也相对较大。

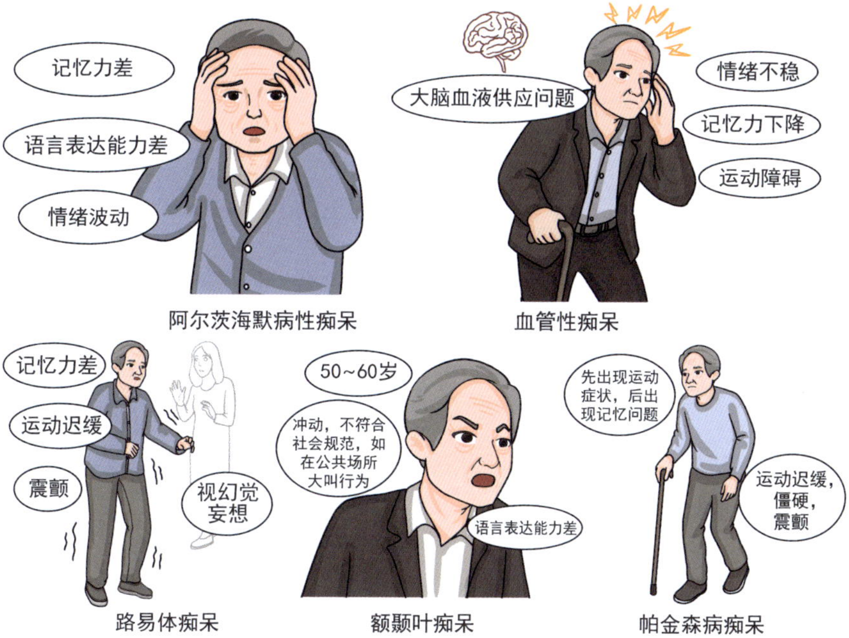

（孙达亮　罗国帅　刘　娇）

关键词

脑血管病　痴呆

7. 脑血管病与痴呆之间是否存在关联

脑血管病与痴呆之间存在显著关联。脑血管病会导致大脑供血不足，进而引发神经细胞死亡，特别是在记忆、语言和思维等重要区域。缺血性损伤导致的严重认知功能损害称为血管性痴呆。脑血管病患者中痴呆的发病率较高，且痴呆症状可能在单次严重脑梗死后迅速恶化，或在多次轻微脑梗死后逐渐累积。

专家说

如何预防血管性痴呆？

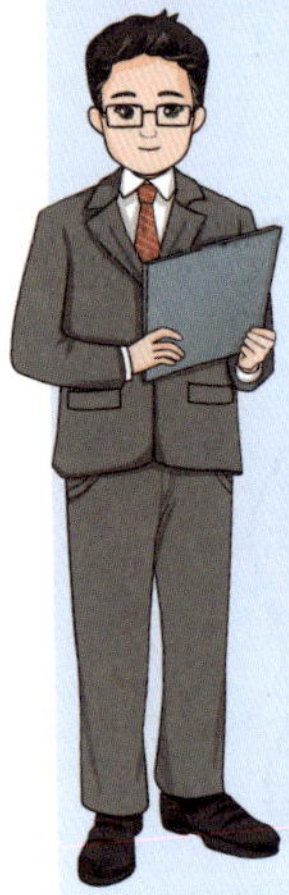

主要集中在控制和管理血管疾病的风险因素，通过健康的生活方式来降低患病风险。以下是详细的预防措施：

（1）**控制基础疾病**：血管性痴呆与高血压、糖尿病、高血脂等基础疾病密切相关，控制上述疾病是预防血管性痴呆的关键。

（2）**健康饮食**：合理的饮食习惯对预防血管性痴呆至关重要。建议采用地中海饮食，多吃蔬菜、水果、全谷物、坚果和鱼类，减少饱和脂肪和红肉的摄入。

（3）**规律运动**：每周至少进行 150 分钟的中等强度有氧运动，如快走、骑自行车等，有助于改善血液循环，降低血压和胆固醇水平，从而减少血管性痴呆的风险。

（4）**戒烟限酒**：吸烟和过量饮酒是血管性痴呆的重要风险因素。戒烟可以显著降低心血管疾病的风险，而适量饮酒则有助于保护心脏健康。

（5）**心理健康**：保持乐观的心态和积极的生活态度，避免抑郁和负性情绪，参与社交活动，保持心理和社会的活跃度可以有效降低患病风险。

（6）**定期体检**：定期进行体检，尤其是对高血压、糖尿病等基础疾病的监测，可以帮助早期发现和干预潜在的健康问题，从而降低血管性痴呆的患病风险。

（7）预防脑血管事件：积极预防脑卒中和其他脑血管事件的发生，如通过抗凝治疗预防心房颤动患者的卒中。

关键词

抑郁 焦虑 痴呆

健康术语

血管性痴呆

这是一种由脑血管疾病引起的认知功能障碍综合征，常发生在中老年人群中，是继阿尔茨海默病之后的第二大痴呆类型。主要病因是脑血管疾病导致的脑部供血不足，临床表现为认知功能的逐渐下降。症状可能因病变部位的不同而有所差异，病情发展呈阶梯状进展或波动性变化。

（钟笑梅　吴章英）

8. 抑郁和焦虑情绪是否会引发痴呆

抑郁障碍被认为是痴呆的重要风险因素，尤其是阿尔茨海默病患者中更为显著。早发抑郁障碍会增加未来痴呆的风险，而晚发抑郁障碍可能是痴呆的前兆。焦虑障碍可能通过长期的心理压力和炎症反应加剧神经系统的损伤，从而增加痴呆的风险，被认为是痴呆的独立风险因素。总体而言，抑郁和焦虑情绪确实可能引发痴呆，焦虑和抑郁的共病不仅增加了痴呆的风险，还可能通过不同的机制相互作用，共同促进认知衰退。

专家说

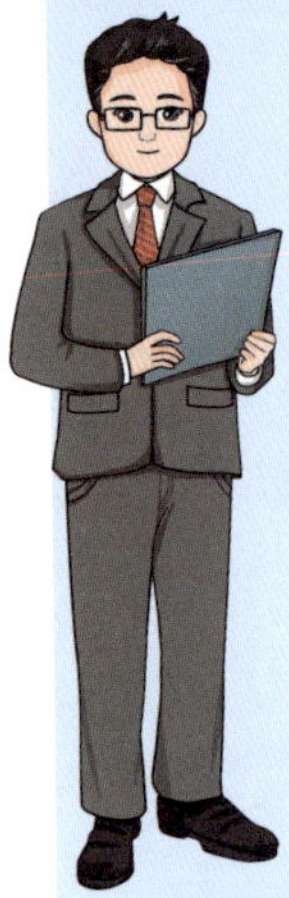

老年期抑郁焦虑与痴呆风险的关联性研究近年来备受关注。研究表明，老年期持续存在的抑郁、焦虑症状可能显著增加罹患痴呆症的风险。这一现象的形成机制可从多维度解释：生理层面，长期情绪压力会引发皮质醇等压力激素的异常升高，导致海马体（大脑记忆中枢）发生结构性损伤；行为层面，情绪障碍引发的社交退缩、认知活动减少会削弱大脑神经可塑性，加速认知功能衰退；共病效应方面，抑郁焦虑与高血压、糖尿病等慢性病的交互作用，可能通过加剧血管病变与脑部供血不足，形成叠加性损害。值得注意的是，这种认知损害并非不可逆。临床数据显示，通过抗抑郁治疗、认知行为干预及慢性病管理，既能有效缓解情绪症状，也有助于延缓认知退化进程。这一发现提示，对老年心理健康的早期关注，或将成为守护认知功能的重要防线。

（钟笑梅　吴章英）

9. **睡眠不佳**对老年人认知功能有何影响

关键词

睡眠 老年人 认知功能

睡眠不佳对老年人的认知功能有显著的负面影响。研究表明，睡眠质量差与认知功能下降密切相关，包括记忆力、注意力和执行功能的损害。长期睡眠不足可能导致神经递质失衡，影响大脑信息处理和记忆形成，从而造成认知功能的衰退。此外，长期睡眠缺失还可能增加老年人痴呆的患病风险，加剧认知衰退的速度。

专家说

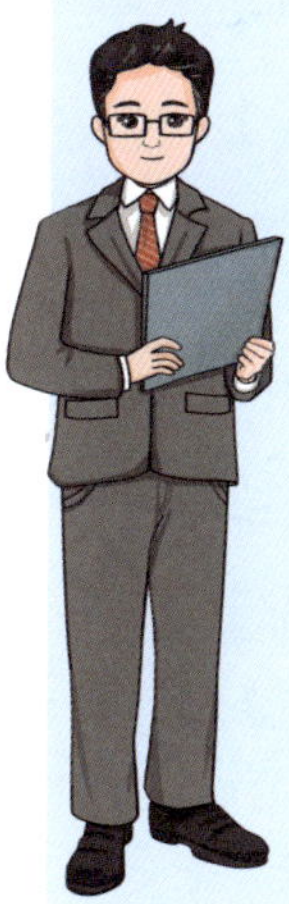

老年人睡眠障碍有哪些特点?

（1）**睡眠时间减少**：随着年龄增长，老年人的总睡眠时间通常会逐渐减少，一般每晚睡眠时间少于 5 小时，且深睡眠阶段减少，浅睡眠增多。

（2）**入睡困难和早醒**：老年人常表现为入睡困难、夜间频繁醒来以及早晨过早醒来，这使得他们的睡眠质量明显下降。

（3）**昼夜节律改变**：伴有睡眠障碍的老年人生物钟和昼夜节律会发生变化，表现为睡眠 - 觉醒周期提前，即白天容易感到困倦，而夜间难以入睡。

（4）**睡眠结构变化**：老年人的快速眼动（rapid eye movement，REM）睡眠减少，非快速眼动

（non-rapid eye movement，NREM）睡眠增多，尤其是NREM 第三阶段的睡眠减少。

（5）易受外界干扰：老年人的睡眠容易受到外界环境的干扰，如噪声、光线等，导致睡眠质量进一步下降。

健康术语

（1）快速眼动（REM）睡眠：快速眼动睡眠是一种高度活跃的睡眠状态，其特征包括快速的眼动、脑电活动类似清醒状态、肌肉松弛以及梦境频繁出现。在 REM 睡眠期间，大脑的某些区域活动水平接近清醒时的状态，而身体的其他部分则处于麻痹状态，以防止梦境中的动作实际发生。

（2）非快速眼动（NREM）睡眠：非快速眼动睡眠是人类睡眠周期中的一个重要阶段，通常分为三个阶段：NREM Ⅰ、NREM Ⅱ和 NREM Ⅲ。其中，NREM Ⅰ是浅睡阶段，眼球运动减少，脑电波开始变慢，肌肉放松但容易被唤醒；NREM Ⅱ是进一步加深的浅睡阶段，体温下降，心率减慢，但仍容易被外界干扰唤醒；NREM Ⅲ（也称为慢波睡眠或深度睡眠）是 NREM 睡眠中最深的阶段，身体几乎完全放松，对外界刺激反应极弱，此阶段对身体恢复、记忆巩固和生长激素分泌至关重要。

（钟笑梅　吴章英）

10. 一生中哪些因素会**增加**罹患老年痴呆的**风险**

关键词

老年痴呆　危险因素

老年痴呆是一种主要发生于老年人的神经退行性疾病，该病目前仍无法治愈，只能通过综合治疗以减轻病情、延缓发展。因此，了解并识别老年痴呆的危险因素对于预防这一疾病至关重要。老年痴呆的危险因素除了年龄、性别、家族史这些不可控因素之外，还包括血管相关危险因素、生活行为方式、社会心理因素等多种可控因素。

专家说

老年痴呆可干预的危险因素有哪些？

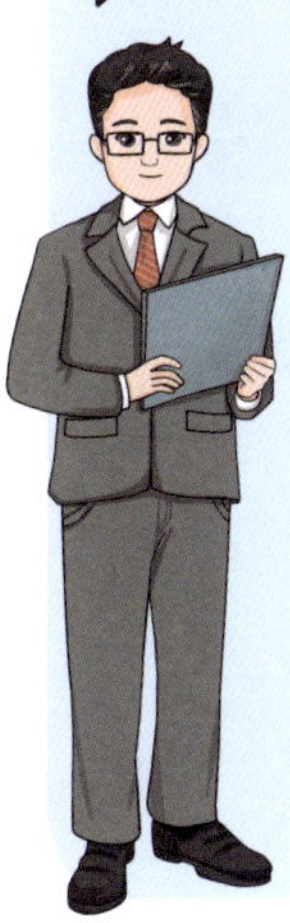

2024 年权威杂志《柳叶刀》对痴呆症提出了 14 个潜在的可干预的危险因素，包括视力受损、低密度脂蛋白胆固醇水平过高、教育水平较低、高血压、听力障碍、吸烟、肥胖、抑郁障碍、缺乏体育锻炼、糖尿病、社会接触少、过度饮酒、创伤性脑损伤和空气污染。研究者表示，如果重点针对上述 14 种可改变的危险因素进行干预，或能预防或减缓近一半的痴呆病例发生。

健康加油站

要预防老年痴呆的发生，不妨采取以下方法：

（1）监测并治疗中年期的低密度脂蛋白胆固醇水平过高。

（2）及时筛查视力并积极治疗。

（3）预防或降低高血压，从 40 岁开始，保持收缩压在 130mmHg 及以下。

（4）积极预防糖尿病，控制血糖水平，预防并发症的发生。

（5）保持健康的体重，及早开始治疗肥胖。

（6）提高对饮酒危害的认识，减少酒精摄入，适量饮酒或戒酒。

（7）积极治疗抑郁障碍。

（8）减少吸烟或戒烟，远离二手烟。

（9）多锻炼和参加体力活动，保持身体健康。

（10）保持充足的好奇心，坚持学习新知识、新技能等，鼓励中老年人从事刺激认知能力的活动。

（11）鼓励使用助听器来治疗听力损失，减少接触有害噪声，降低听力损失。

（12）预防头部损伤，进行需要接触头部或骑自行车等活动，应使用头盔，保护头部，避免在脑损伤后立即开始运动。

（13）多参加社区活动，多与他人沟通，减少社会隔离。

（14）减少暴露于空气污染的机会，选择空气质量好的居住环境。

（钟笑梅　彭　琪）

关键词

老年痴呆　医学检查

11. 诊断老年痴呆需要进行哪些专业的医学检查

想必在很多老年人身上都发生过类似的事情，容易忘事、丢三落四、说话卡壳等。如果上述情况已经影响到日常生活，则需引起重视，应及时就医并进行专业的医学检查，包括神经心理学评估、血液学检查、影像学检查、生物标志物检查等，排查是否存在老年痴呆。

专家说

诊断老年痴呆为什么要做相应的医学检查？

引起痴呆的病因非常复杂，初次就诊时，医生会根据患者的具体情况，选择相应的医学检查来确定是

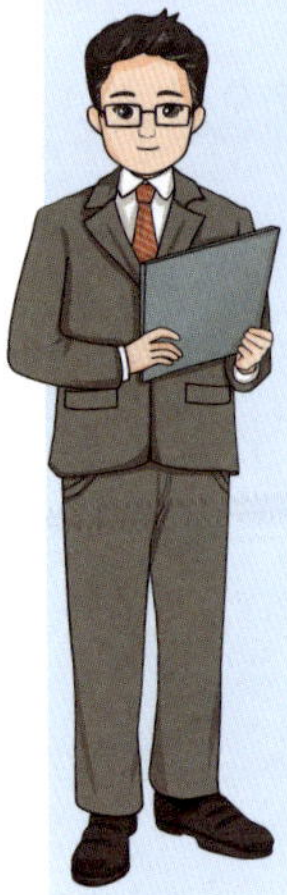

否存在认知功能损害，并判断严重程度和引起痴呆的原因。医学检查主要包括：

（1）神经心理学评估：医生会通过神经心理评估量表对患者进行询问，从而了解患者是否存在认知功能损害及损害程度。常用的量表有简明精神状态量表、蒙特利尔认知筛查量表、画钟测验等。

（2）血液学检查：检查内容除了血常规、肝肾功能、电解质等常规的检查外，还需要检查叶酸、维生素 B_{12}、甲状腺功能等有无异常。因为这些指标出现异常也会造成认知功能损害，而通过规范治疗并纠正异常指标可使认知功能得到改善。

（3）影像学检查：影像学检查主要是头颅 CT 或磁共振。头颅 CT 或磁共振检查可以评估大脑形态改变的情况如有无脑萎缩、脑萎缩的程度，以及发现一些可导致痴呆的脑部疾病如脑血管病、脑肿瘤、脑外伤、脑积水、脑炎等。

（4）生物标志物检查：主要包括脑脊液或外周血中的 β 淀粉样蛋白和 tau 蛋白水平检测，以及淀粉蛋白的 PET 显像。生物标志物检查可以在没有临床症状时发现老年痴呆，为老年痴呆的早期干预提供可能。

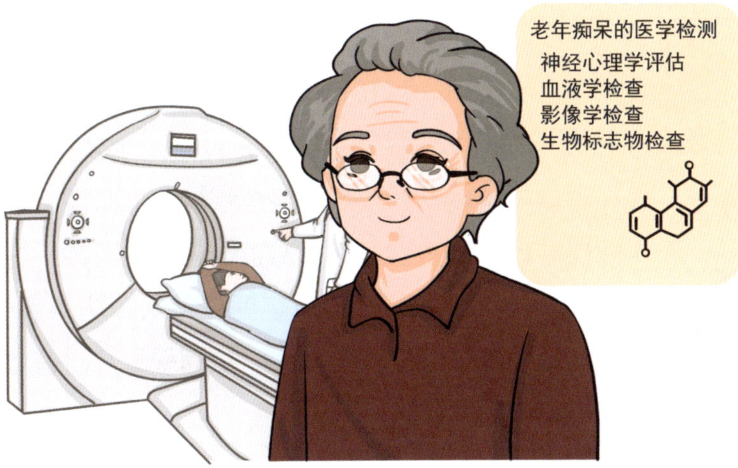

（钟笑梅　彭　琪）

12. 为何老年认知障碍患者需要**定期进行认知功能评估**

关键词
老年认知障碍　认知功能评估

认知功能评估是通过一系列标准化的测试来评估个体的记忆力、注意力、语言能力、执行功能以及空间感知等认知能力。在老年认知障碍患者中，认知功能评估不仅有助于医生判断患者的认知状况，还能及时发现认知障碍的早期迹象，帮助早期诊断，为后续的干预和治疗提供重要依据。

专家说

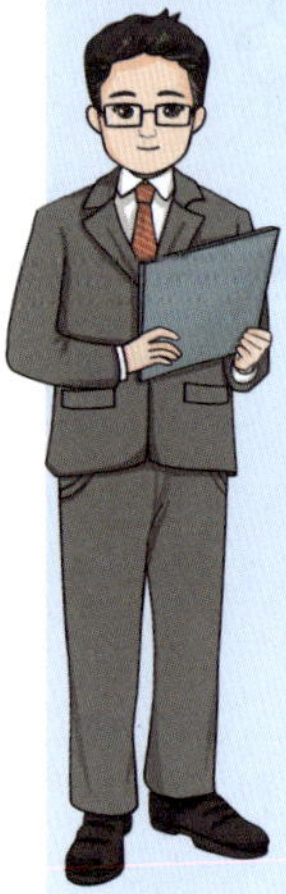

（1）定期进行认知功能评估有助于早期发现与干预老年痴呆：老年认知障碍，尤其是阿尔茨海默病，是一种进行性发展的疾病。在疾病的早期阶段，患者可能仅表现出轻微的记忆力减退或注意力分散，这些症状往往容易被忽视。通过定期进行认知功能评估，可以及早发现这些细微的变化，从而采取及时有效的干预措施，延缓疾病的进展。

（2）定期进行认知功能评估有助于指导个性化治疗：每个人的认知障碍程度和症状都有所不同。定期进行认知功能评估，医生可以根据评估结果，为患者制定个性化的治疗方案，包括药物治疗、认知训练、生活方式调整等。

（3）定期进行认知功能评估有助于监测病情变化与调整治疗方案：认知障碍是一个动态发展的过程。定期进行认知功能评估，可以监测患者的病情变化，评估治疗效果，及时发现新的症状或问题，从而调整治疗方案，确保治疗效果的最大化。

（4）定期进行认知功能评估本身也是一种康复训练手段：参与评估的过程中，老年认知障碍患者需要充分调动自己的认知资源，集中精力完成任务，这种主动的认知参与，实质上是对大脑的一种有效锻炼。

（钟笑梅　彭　琪）

二

应对老年认知障碍

13. 痴呆是可以预防的吗

关键词

痴呆　危险因素　预防

随着人口老龄化的加剧，痴呆已成为一个日益严峻的社会问题。无论是老年朋友，还有关心父母健康状况的年轻人，都有一个共同的疑问：痴呆可以预防吗？有没有办法能够减少患上痴呆的风险？

专家说

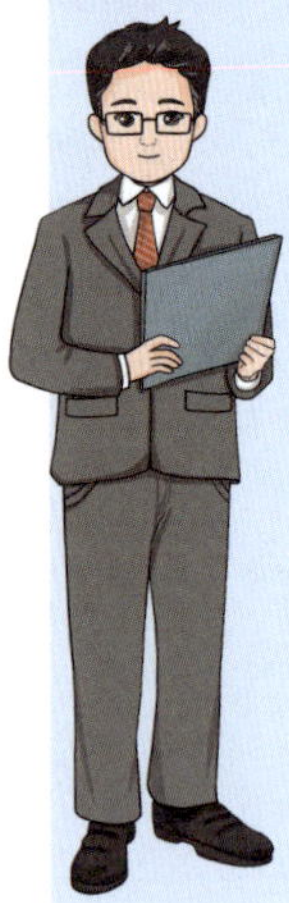

痴呆的早期预防方法：痴呆是一种综合征，通常与脑部疾病相关，主要影响记忆、思考能力以及情绪行为调节等心理过程。早期预防和治疗痴呆对于延缓疾病进展至关重要。了解并管理痴呆发生相关的危险因素可以帮助降低患病风险。

预防痴呆首先需要从健康的生活方式入手，包括定期运动、均衡饮食、戒烟限酒。研究表明，地中海式饮食（含蔬菜、水果、全谷物、鱼类）有助于降低风险。有利于心血管健康的方式也将有利于大脑健康。其次，控制慢性病如高血压、糖尿病、高胆固醇和肥胖也非常重要。再者，活到老，学到老，提高大脑认知储备水平也是预防痴呆的策略。最后，社交活动和大脑激活也不可或缺；参与社会互动、学习新技能或语言、玩智力游戏等可以增强大脑可塑性，减少认知衰退的风险。此外，保持充足的睡眠对维护大脑功能也非常重要。

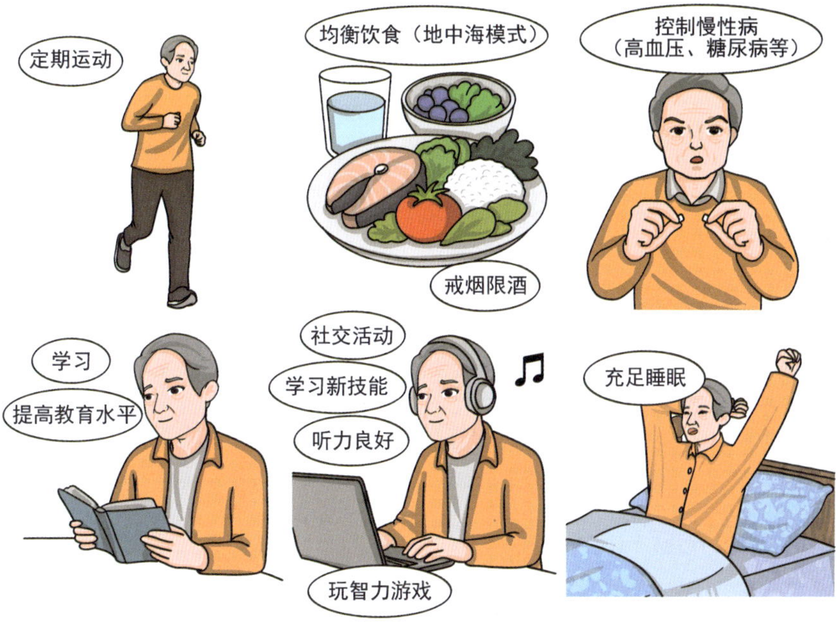
定期运动
均衡饮食（地中海模式）
戒烟限酒
控制慢性病
（高血压、糖尿病等）
学习
提高教育水平
社交活动
学习新技能
听力良好
玩智力游戏
充足睡眠

（王华丽　张星宇）

关键词

痴呆　早期治疗　疾病修饰治疗

14. 痴呆是可以治疗的吗

一旦患者被诊断为痴呆，有的家属很绝望，因为他们听说“这病病因都不明确，没法治”；也有的家属不甘心，因为总能在不起眼的地方看到“一针治愈阿尔茨海默病”“×× 疗法能逆转阿尔茨海默病”……到底哪种说法可信呢？痴呆能不能治疗呢？

专家说

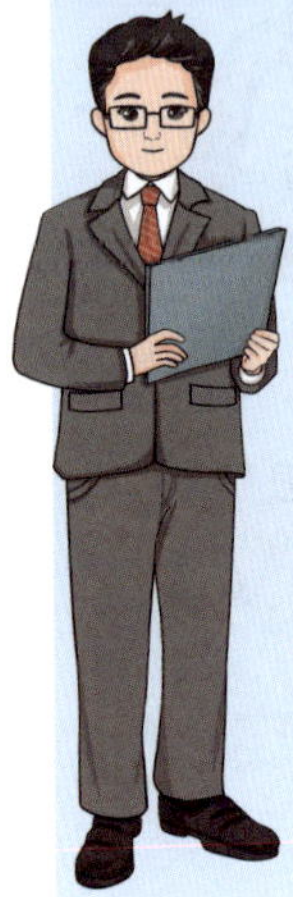

痴呆的“三管齐下”治疗方案：目前还没有一种药物能够根治痴呆。奢望“一针灵”“一剂灵”，灵丹妙药，急功近利，或者对治疗缺乏信心，认为反正治不好，干脆不治了，这些观念都不够科学。国内外通行的痴呆诊疗指南都推荐“三管齐下”的治疗方案，即：

（1）**坚持合理的药物治疗**：选择具有适应证的药物为患者提供治疗，以稳定大脑生物学改变所造成的疾病影响，这类药物可以在一定程度上延缓认知衰退，减轻精神行为症状。当前常用的药物包括胆碱酯酶抑制剂，以多奈哌齐和卡巴拉汀为代表，还有以美金刚为代表的谷氨酸阻断剂。近两年国内也批准了β-淀粉样蛋白（Aβ）单克隆抗体用于治疗早期阿尔茨海默病，以延缓疾病进程。以上药物的选用必须到专业医院，经过老年精神科或记忆门诊医生评估后才可使用。

（2）**进行科学的心理社会干预**：为患者提供系统的心理社会干预，可改善日常生活功能、增加社会活动、减少行为问题。认知训练和生活技能训练是最常用的痴呆非药物干预方法。

（3）**为照护者提供辅导和支持**：为照护者提供减压培训，辅导照护技能，有利于解决问题，加强与患者的交流，改善家庭照护质量。例如，痴呆医患家属联谊会就是一种非常值得推广的照护者支持服务，建议家属们可以就近寻找相关服务，或者参加一些网上课程学习，参与照护者微信群团体辅导等。

（王华丽　张星宇）

关键词

痴呆　预防　认知训练

15. 认知训练对预防痴呆有效吗

面对日益增长的老龄人口，如何预防痴呆成为许多人关注的焦点。在社区健康讲座和网络论坛上，经常能听到一些说法，例如“每天做几道数学题就能防止记忆力衰退”，或是“特定的记忆游戏能够增强大脑活力，远离痴呆”。与此同时，也有不少人持怀疑态度，认为这些方法缺乏科学依据，仅仅是心理安慰而已。那么，对于想要保持大脑健康的中老年人来说，认知训练真的能起到预防痴呆的作用吗？所谓的“脑力锻炼”背后是否有坚实的科学研究支持？这不仅是个人关心的问题，也是医学研究领域探讨的重点之一。

专家说

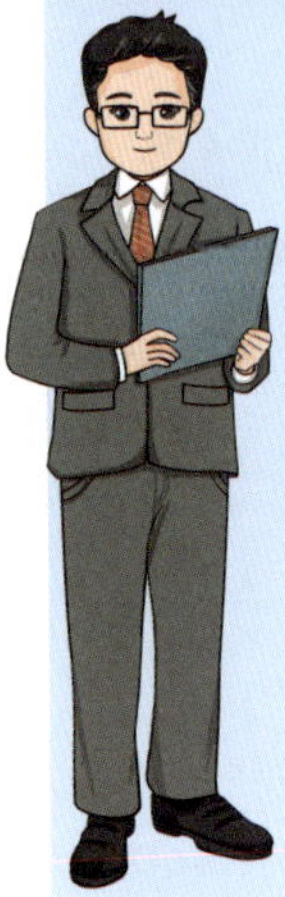

认知训练降低痴呆风险的主要作用：认知训练被认为是对预防和延缓痴呆症有一定效果的干预措施之一。它通过一系列特定的任务和活动来锻炼大脑的不同方面，如记忆力、注意力、处理速度、执行功能等。其主要作用体现在两个方面：一是增加认知储备，提高神经可塑性。认知训练课增加大脑应对认知任务的能力。拥有更高认知储备的人可能在面对脑部变化时表现出较少的认知衰退。即使大脑中已经存在病理变化，较高的认知储备可以帮助维持日常功能。二是延缓认知衰退症状出现：对于那些有痴呆风险因素（例如，家族史）的人来说，持续的认知激活可以推迟症状的出现。即便不可避免会出现痴呆，坚持认知训练也可能使症状出现的时间推后数年。因此，目前认知训练已被公认为痴呆预防综合措施中的重要内容，已与健康的生活方式（例如，均衡饮食、规律运动）、管理慢性病（例如，高血压、糖尿病）、社交互动以及其他形式的精神健康促进活动相结合，共同组成全方位的痴呆预防方案。

健康术语

认知训练

是指通过对注意、记忆、逻辑推理等特定认知域进行系统化的、难度自适应的训练，以提升个体的认知功能，通常需采用科学设计的训练任务和方案，同时需根据个体的认知水平和训练表现，动态调整训练难度。认知训练的主要目的是改善或维持认知功能，延缓认知衰退，降低痴呆风险。

（王华丽　张星宇）

关键词

社交互动　认知功能　痴呆预防

16. 社交互动和认知功能有关系吗

日常生活中，我们经常观察到，那些积极参与社区活动、与家人朋友保持紧密联系的老年人似乎比同龄人更加精神矍铄、思维敏锐；而另一些较少参与社交活动的老年人则可能更快地出现记忆力下降或其他认知问题。那么，这些观察是否有科学依据？性格内向是不是会增加认知衰退风险呢？

专家说

社交互动促进认知功能的可能机制：社交互动是一种重要的认知激活形式。人们参与对话、讨论或游戏时，需要使用记忆、语言、解决问题等能力，这些活动实际上是在锻炼大脑的不同区域。频繁的社交互动可以提供持续的认知挑战，有助于维持和提升认知功能。此外，积极的社交关系能够减少孤

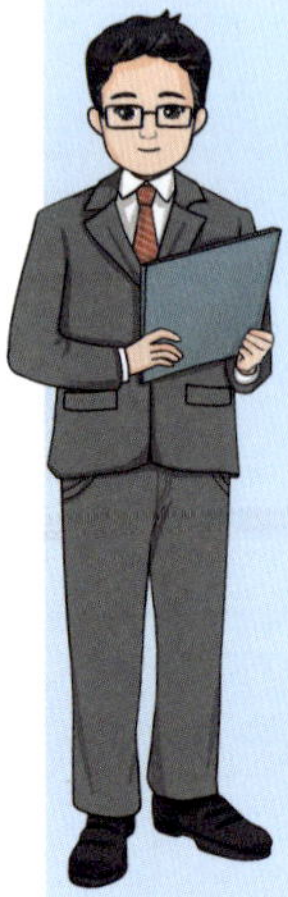

独感和抑郁的风险。研究表明，抑郁障碍和其他负面情绪状态可能加速认知衰退。通过保持活跃的社交生活，老年人可以获得情感支持，从而改善心理健康，这对认知功能有间接的好处。再者，在社交互动中，人们可以通过观察他人的行为来学习新的技能和知识。对于老年人来说，参与社区活动或者兴趣小组不仅可以让他们接触到新事物，还可以鼓励他们保持新奇感，不断学习和探索积极健康的生活方式和行为习惯，这有利于保持大脑的灵活性和活力。因此，社交互动是维护和增强认知功能的重要方法。鼓励老年人保持活跃的社交生活，积极参与各种社交活动，对于预防认知衰退和提高生活质量有着重要的意义。

（王华丽　张星宇）

17. 老年人**保持身体健康**，真的有助于大脑健康吗

有一种说法“对心血管有好处的，对大脑就有好处”。实际上说明身体健康是大脑健康的基石。世界卫生组织认知衰退与痴呆风险防

控指南中就推荐，做好血压、血糖 / 体重等的科学管理，是控制痴呆风险的主要措施。

专家说

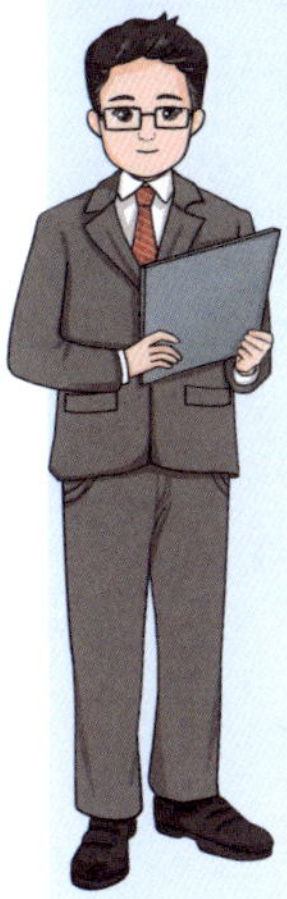

保持身体健康有助于预防老年认知衰退：身体与大脑之间存在着紧密的联系，良好的身体健康可以为大脑提供一个更有利于其功能和健康的环境。例如规律的心血管锻炼（如步行、游泳、骑自行车）可以增强心脏功能，改善血液循环，确保大脑获得充足的氧气和营养物质，因此保持心血管健康对于预防认知衰退非常重要。糖尿病患者患痴呆的风险较高，尤其是如果血糖水平长期不受控制的话。通过健康饮食和适当的运动来维持正常的血糖水平，可以帮助降低这种风险。此外，有研究提示，胰岛素抵抗也与阿尔茨海默病有关，因此，有效控制血糖，管理饮食习惯，以避免或逆转胰岛素抵抗同样有助于预防认知衰退。未控制的高血压增加卒中、脑血流低灌注等风险，这些都可能导致认知能力下降。定期监测血压并坚持治疗维持稳定的血压水平，有助于保护大脑免受伤害，预防认知衰退。因此，老年人应采取积极的生活方式，保持健康饮食和运动习惯，做好慢病管理，延缓认知衰退，预防痴呆发生。

心理健康系列

关键词

老年人 补脑 食物

健康术语

脑健康

脑健康是指脑在认知、感觉、社会情感、行为和运动领域的功能良好状态。脑健康不仅意味着没有疾病，还强调个体能够在各个方面充分发挥自己的能力，实现自我价值和社会功能，从而实现个人潜力。脑健康关注人的一生，从出生到老年，每个阶段的大脑功能和潜力都应该得到重视和保护。维护脑健康也将有利于预防痴呆。

（王华丽　张星宇）

18. 老年人是否需要特别摄入某些“补脑”食物

合理的饮食习惯对老年人认知功能与身体健康具有显著裨益。鉴于老年人身体功能与代谢逐渐衰退，选择营养丰富且易于消化吸收的食物尤为重要。恰当的饮食选择不仅能够提供必需的营养素，支持身体各项功能的正常运转，还能有效预防慢性疾病，维护心脑血管健康，延缓身体功能衰退，从而确保老年人享有更高的生活质量和更长的健康寿命。

专家说

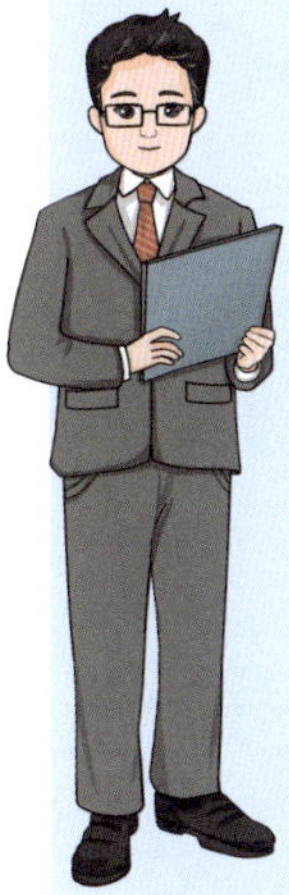

老年人饮食做到定时定量、细嚼慢咽、避免刺激的同时，适当摄入一些“补脑”食物是有益的。这些食物通常富含对大脑健康至关重要的营养素，如抗氧化剂、ω-3 脂肪酸、维生素和矿物质等，有助于保护脑细胞免受自由基损害，维持心脑血管系统的健康。虽然“补脑”食物不能逆转认知衰退，但科学研究表明，长期均衡摄入这些有益营养素可以延缓认知功能下降的速度，提升老年人的生活质量。因此，建议老年人在日常饮食中，适量增加摄入深海鱼、坚果、全谷物、新鲜蔬菜和水果等，维护大脑和整体身体的健康；避免高糖、高盐、高脂饮食及烟酒等，降低慢性病及认知衰退风险；同时结合适当的身体锻炼、社交活动、学习知识、控制慢性病、充足睡眠和减少压力等生活方式，以更有效地达到“补脑”目的。

健康加油站

老年人的饮食结构应当注重平衡、多样化和适度，以满足身体对各类营养素的需求，同时适应其生理功能的变化，要想“补脑”，不妨做到以下几点：

（1）碳水化合物：适量。主食选择全谷物（如糙米、燕麦、全麦面包）和薯类（如红薯、土豆）为主，避免精制糖。

（2）蛋白质：优质。摄入优质动物蛋白如瘦肉、鱼类、蛋奶制品及植物蛋白如豆制品（如豆腐、豆浆）等。

（3）脂肪：健康。摄入富含 ω-3 脂肪酸的食物如深海鱼、坚果和橄榄油，限制饱和脂肪和反式脂肪酸如红肉、加工食品、快餐等。

（4）维生素与矿物质：全面。大量摄入富含维生素食物如各种颜色的新鲜蔬果，必要时补充维生素和钙等。

（5）水分：充足。摄入足够的水分，建议每天饮水量在 2 000 毫升左右，避免含糖饮料。

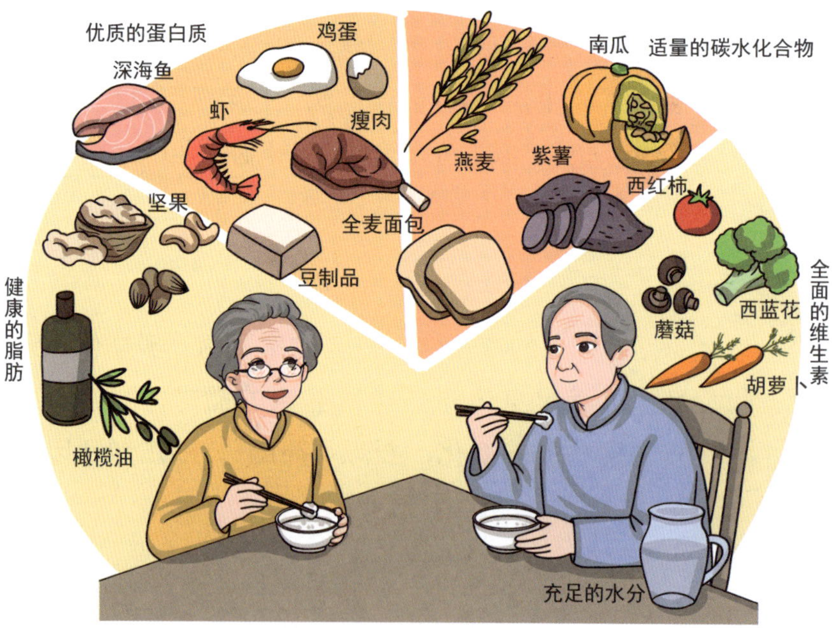

（钟笑梅　吴章英）

19. 多跟老年人**聊天**，真的能帮助他们**保持头脑清醒**吗

关键词

社会交往　语言交流　认知促进

当我们谈论如何帮助老年人维持健康的生活方式时，常常聚焦于饮食、运动和医疗保健。然而，有一种无形却同样重要的因素经常被忽视——那就是社交互动。有些研究表明，保持活跃的社交生活有助于延缓老年人认知能力的下降，并可能降低痴呆的风险。那么，与老年人进行更多的对话交流，真的能够起到这样的作用吗？

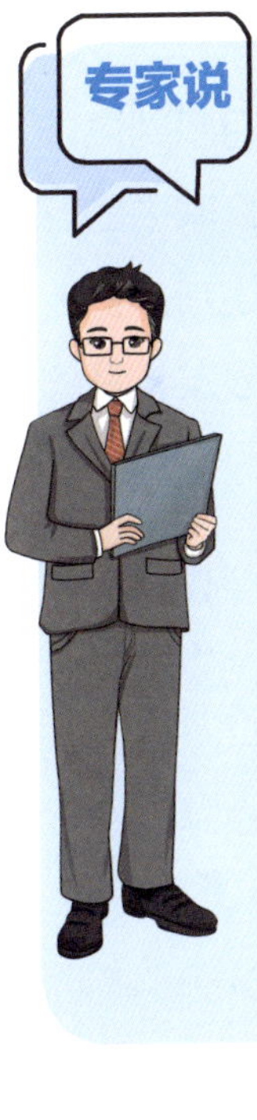

语言交流有助于促进大脑健康：与老年人聊天，既可以促进人际交往，也可以增多语言交流，为维护大脑健康有诸多积极作用。首先，与老年人聊天，往往会回忆往事、讲述故事、讨论时事等，这些话题都是练习记忆和锻炼语言理解和表达能力的好方法。频繁对话交流可以提高大脑处理信息的能力，有助于大脑更有效地应对衰老带来的退化。其次，老年人由于社交圈子缩小，容易出现孤独感和抑郁体验情绪。通过与他人交谈，可以增加情感支持，降低这些负面情绪的发生率，提升心理健康水平，促进认知健康。此外，与不同的人聊天可以带来新的观点和知识，激发

思考，也有助于他们更清晰地表达自己的观点以及解决问题能力。因此，鼓励家人多与老年人交流，多聊聊天，是维护老年人大脑健康的实用方法。

健康加油站

怎样寻找与长辈聊天的话题?

很多年轻人一提到陪伴家里的长辈就感到苦恼，总是担心说不到一块儿。不妨试试以下几种方法：

（1）发现长辈的兴趣爱好，尤其是音乐、绘画等方面的艺术兴趣，陪伴他们听一段音乐、几首老歌，或者一起画一幅画，就可以找到共同话题，增进了解。

（2）了解长辈的生活经历，找到最令他们感到高兴、骄傲、自豪或满意的生活事件，请他们给家中的年轻人讲一讲自己的故事。年轻人可以边听边提问，引发长辈的回应，不仅加深彼此理解，也可激发长辈对当前生活的积极感受，提升幸福感。

（3）陪伴长辈打牌、下棋、打球、种花、做饭等，相互切磋，彼此分享，不仅有助于双方沟通，还能够帮助长辈保持健康积极的心态，激活大脑思维。

（王华丽　张星宇）

20. 治疗痴呆的药物会**成瘾**吗

关键词 治疗 药物 成瘾

在许多人眼里，痴呆是一种无法逆转的病症，而治疗痴呆的药物通常被认为是帮助减缓病情的救命稻草。然而，随着药物的广泛应用，很多人也开始担心：这些药物会不会让患者产生依赖，甚至成瘾呢？今天，我们就来聊一聊治疗痴呆的药物是否会让人上瘾的问题。

专家说

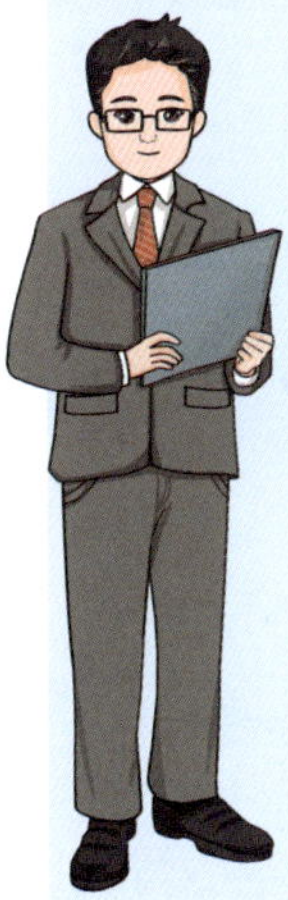

（1）痴呆药物的种类：包括改善认知功能的药物、缓解行为和精神症状的药物以及对症支持治疗的药物。改善认知功能的药物，例如胆碱酯酶抑制剂（如多奈哌齐、加兰他敏、利斯的明等），通过提高大脑中乙酰胆碱的水平，帮助改善记忆和认知功能。谷氨酸阻断剂（例如，美金刚）则通过调节谷氨酸水平，减少神经毒性损伤，减缓症状恶化。此外，针对阿尔茨海默病的靶向治疗药物，如仑卡奈单抗、多奈单抗，可清除大脑中的淀粉样蛋白斑块，延缓病情进展；甘露特钠通过“肠-脑轴”改善认知功能。缓解痴呆的行为精神症状（behavioral and psychological symptom of dementia，BPSD）的药物主要用于控制痴呆相关的行为和精神症状。常用的药物包括抗精神病药用于控制妄想、幻觉等，抗抑郁药用于改善抑郁情绪、心境稳定剂用于调节情绪不稳等。

（2）痴呆药物是否会导致成瘾：首先，我们要明确什么是成瘾。成瘾是一种由药物滥用引起的病理性行为，患者在长期使用某种物质后，会出现强烈的需求感和生理上的依赖，无法自主停止使用。针对治疗痴呆的药物来说，它们并不会导致成瘾。需要特别说明的是，大部分痴呆属于神经退行性病变，需要长期治疗和管理。但抗痴呆药物并不是通过刺激患者的奖励系统来形成依赖。因此，这些药物的长期使用更接近于慢病管理模式，例如高血压或糖尿病的药物治疗。因此，家属和患者可以放心在医生指导下长期规范使用这些药物。

（孙达亮　罗国帅　刘　娇）

21. 治疗痴呆的药物是否存在副作用

目前，痴呆这一疾病在全球范围内尚无根本性的逆转方法。因此，现有治疗痴呆的药物在减轻患者临床症状、延缓病情进展、改善患者生活质量以及减轻家庭和社会照顾负担方面显得至关重要。由于药物作用机制的复杂性和患者个体间的差异性，抗痴呆药物在应用过程难免产生一些副作用，因此临床医生常综合考虑利弊因素，联合应用抗痴呆药物及非药物治疗手段协同促进患者康复。

专家说

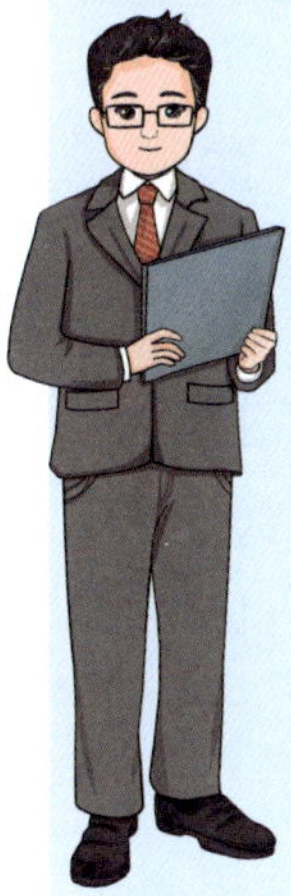

治疗痴呆的药物确实可能存在副作用。这些副作用因药物类型、患者体质及用药情况等因素而异，主要包括如下副作用：

（1）胃肠道反应：包括恶心、呕吐、腹泻、腹痛、便秘等。

（2）神经系统反应：包括头痛、头晕、嗜睡、乏力、失眠、注意力不集中等。

（3）心血管反应：包括血压变化、心悸、心律失常等。

（4）情绪反应：包括焦虑、抑郁、易激惹、情绪波动。

（5）其他反应：包括瘙痒、皮疹、肝肾功能损伤、肌肉痉挛等。

健康加油站

抗痴呆药物的副作用有时在所难免，那么患者和家属应了解相关注意事项，以便更好地管理疾病和预防药物副作用，确保患者用药安全和治疗效果。

（1）严格遵医嘱用药：患者应严格按照医生的指示按时按量服药，不自行增减剂量或更改服药时间，这有助于维持稳定的血药浓度，减少副作用。

（2）了解药物相互作用：应告知医生患者正在服用的所有药物，包括处方药、非处方药和保健品，以便医生评估药物间的相互作用，避免潜在的不良反应。

（3）密切关注身体状况：患者和家属应密切关注患者的身体状况，如出现恶心、呕吐、头痛、失眠、皮疹等不良反应，应及时告知医生进行针对性调整。

（4）合理膳食与休息：患者在用药期间应注意合理膳食，进食清淡易消化的食物帮助药物的吸收。同时保证充足的睡眠和休息，避免过度劳累，有助于减轻药物对身体的负担。

（5）定期监测与评估：患者应定期进行身体检查，包括血常规、肝肾功能、离子等指标，以便及时发现并处理药物可能引起的副作用。

（钟笑梅　吴章英）

22. 不吃药也可以治疗痴呆吗

然而，尽管目前医学界对痴呆的研究取得了显著进展，但尚无特效药物能够彻底治愈这类复杂的疾病。越来越多的研究指出，除了传统的药物治疗外，还有多种非药物干预措施可能对改善痴呆患者的生活质量具有重要作用。

专家说

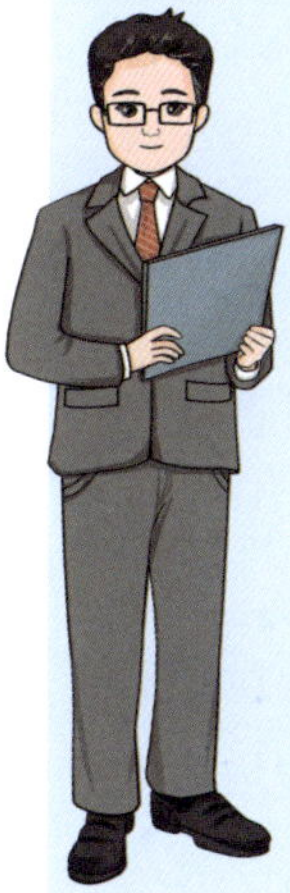

治疗痴呆的常用非药物干预方法有哪些？

非药物干预不仅可以改善患者的精神行为症状，还可以提高他们的生活质量，让患者和家人共同受益，可单独使用，也可与药物治疗相结合。以下是几种常用的非药物治疗方法：

（1）认知干预：通过特定任务和活动来锻炼大脑的不同方面，如记忆力、注意力、处理速度等，例如小组式认知激活训练、做数独、下棋、玩电脑认知游戏、玩趣味健脑手机小程序等。

（2）心理社会支持：心理咨询、行为疗法和支持小组可以为患者和照护者提供情感上的支持，缓解其焦虑抑郁等负性情绪。

（3）环境调整：简化家居布局，移除障碍物，确保安全，使日常生活更易于管理，减少患者的困惑和不安。

（4）体育锻炼：规律的体育锻炼可以帮助患者维持心血管健康，保持平衡能力，律动性活动还能让患者产生愉悦感，减少攻击行为。

（5）音乐疗法：听音乐特别是熟悉的旋律，如年轻时代喜欢的老歌，可以帮助唤起记忆，改善心情，甚至有时能暂时缓解某些认知症状。

（6）艺术疗法：绘画、手工制作等活动不仅能提供娱乐，还可以激发创造力，给予患者表达自我的机会。也有助于保持手眼协调能力，减轻烦躁情绪。

（7）怀旧疗法：通过展示老照片、播放老电影等方式唤醒长期记忆，提供情感上的安慰。

（8）园艺疗法：让患者参与种植花草树木，不仅提供多感官体验，还能带来成就感和社会交往的机会，有助于提升老年人的精神状态，改善情绪障碍。

（9）感官刺激：如芳香疗法、按摩等，可以缓解患者的不安和激越。

总之，非药物干预方法很多，应该根据患者的具体情况进行个性化定制，并且在专业医疗人员的指导下实施，以确保其安全性和有效性。

（王华丽　张星宇）

关键词：痴呆　精神行为症状　治疗原则

23. 痴呆患者出现精神症状能治疗吗

痴呆患者不仅仅表现出认知功能衰退，还常常合并精神行为异常，例如焦虑、抑郁、幻觉、妄想以及攻击性行为等。给患者和家属的生活质量造成极大困扰。面对这种情况，许多家庭成员感到无助，担心这些症状是痴呆不可避免的一部分，无法得到有效管理。

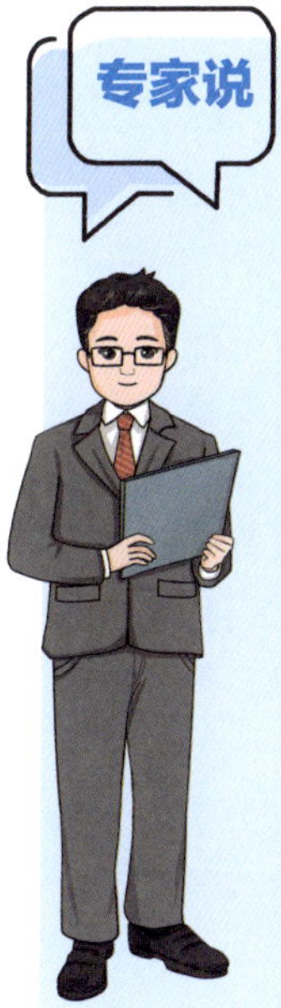

精神行为症状管理的四步法：70%~90% 的痴呆患者会在疾病进程中出现精神行为症状。因此，精神行为症状的管理是家属最为苦恼。尽管没有一种万能的方法可治疗所有精神行为症状，但是采用“描述 - 调查 - 制定方案 - 评估效果”的四步法循环过程，可以很好地帮助家属和专业人员来优化行为干预措施。具体步骤如下：

（1）描述行为：家属需要尽可能详细描述某种令人苦恼的行为，尤其是这一症状的特点和发生情境，包括引发这种行为的先兆或激发因素。

（2）调查原因：尽可能全面了解引起该行为的各种潜在原因，包括患者因素（例如，痴呆疾病本质、急性躯体疾病、药物不良反应、心理紧张等）、照护者因素（例如，照护者的情绪状态、交流方式等）以及环境因素（例如，环境变化、刺激过度等）。

（3）制定方案：通常由多学科团队与照料者共同制定和实施，选择合适的干预方法，如躯体疾病治疗、非药物干预或药物治疗等。

（4）评估效果：评估干预策略的有效性，包括患者的行为症状是否得到缓解、照料者的负担是否减轻以及是否存在副作用。

该四步法在患者管理中循环进行，尤其是在新出现某种令人苦恼的行为时，在实际运用中，特别强调个体化管理，注重非药物干预，并在必要时结合药物治疗，以减轻患者症状、改善生活质量。

关键词

痴呆　安全管理

健康术语

痴呆伴发精神行为症状

痴呆伴发精神行为症状是指痴呆患者在认知功能损害的基础上，出现的一系列精神行为异常症状，例如幻觉、妄想等精神病性症状，抑郁、焦虑等情感症状，以及言语辱骂、冲动伤人、无目的徘徊、夜间起床活动等行为表现。这些症状可能贯穿痴呆的各个阶段，严重影响患者及其照料者的生活质量。

（王华丽　张星宇）

24. 如何**保证**痴呆老年人的**安全**

痴呆不仅侵蚀患者的记忆和认知能力，还极大地增加了他们面临意外伤害的风险。对于许多痴呆患者的家庭来说，如何确保这些脆弱成员的安全是一个既紧迫又复杂的问题。特别是当痴呆症进入中晚期时，老年人可能会出现迷失方向感、无法识别熟悉的环境甚至在无人陪伴的情况下擅自外出的情况，这无疑给家庭带来了沉重的心理负担和实际挑战。

专家说

老年人患有痴呆，家属在生活中要注意哪些安全问题?

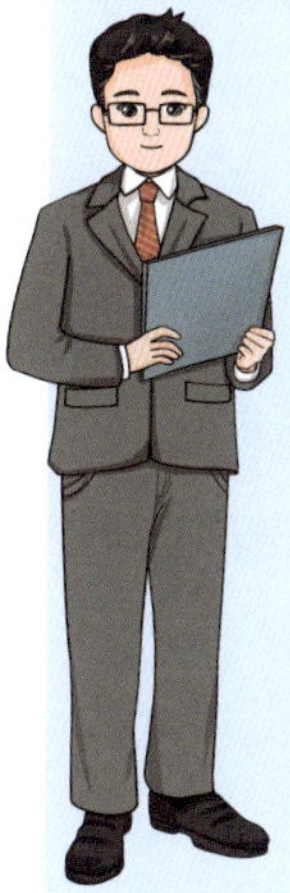

痴呆患者各种认知能力在衰退，记不住事儿，对周围环境也判断不好，哪里有危险也搞不清楚，出了门也找不到地方，所以生活中极有可能出现多种安全问题。最常见的是走失风险。随着疾病的发展，痴呆患者的地点定向力越来越差，出门容易找不到地方，就有可能走失，很多走失都是这种情况而发生的，所以这是一个最常见的安全问题。其次是外出交通意外风险。痴呆患者在外不知道什么是安全的，什么是不安全的，所以很容易出现交通意外风险，例如，过马路时，患者不知道红灯停、绿灯行，甚至也不懂得避让擦身而过的汽车，很容易发生交通意外。还有就是水电煤气等居家安全风险。痴呆患者对家里的水、电、刀、剪子、煤气这些容易造成安全风险的物品或者设备无法恰当应对，例如患者不知道如何使用煤气，或者在煤气熄灭后未能及时关闭阀门，造成煤气中毒风险。第四，跌倒风险，随着病情发展，认知障碍老年人的行走、活动能力会越来越弱，很容易就出现摔跤的风险，所以照顾他们的时候一定要警惕，别摔跟头。最后，也是最容易忽视的是噎食风险。患者吃东西可能速度过快，甚至狼吞虎咽，增加噎食风险。进食汤圆、煮鸡蛋等黏性较强或者圆形、体积较大的食物，也容易造成噎食。

（王华丽　张星宇）

25. 如何进行长期护理规划

关键词：痴呆　长期照护　照护规划

越来越多的家庭需要为患有痴呆的亲人提供长期照护。如果在没有充分准备的情况下就直接承担起照护责任，不仅可能影响患者的生活质量，还可能给照护者自身带来巨大的身心压力。因此，提前进行长期照护规划显得尤为重要。

专家说

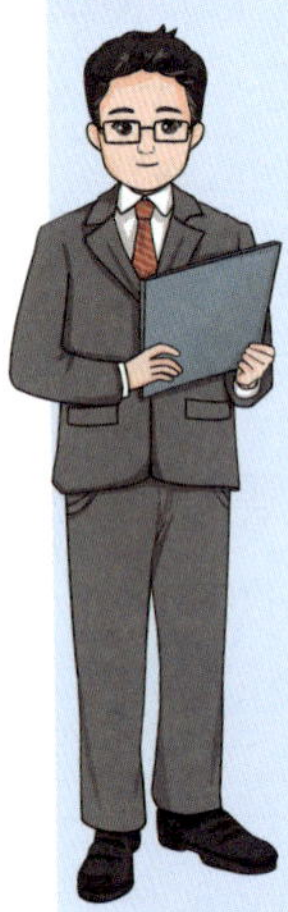

做有准备的照护者，从容应对居家照护：由于照护历程漫长，不少家属照护者面临着体力和时间的大量消耗，经常没有足够时间休息，容易产生倦怠感，从而造成极大的身体和心理负担。家属做好充分准备，掌握科学的照护技巧可以帮助他们从容应对痴呆患者的居家照护。具体措施包括：

（1）了解疾病知识与照护技巧：照护者可以参加一些线上或线下的培训课程，如世界卫生组织iSupport在线课程，掌握痴呆疾病的相关知识和照护技巧，包括认知功能训练、情绪管理、日常生活协助等。

（2）对居家环境加以适老化改造，确保家中环境安全，移除可能导致跌倒的障碍物，安装防护栏，门窗设置报警装置，厨房设备设置自动关闭功能等。此外，通过装饰家居、摆放照片等方式，营造温馨、舒适的生活环境，帮助患者保持熟悉感。

（3）保持规律作息，让非药物干预内容融入日常照护，如帮助患者和家属保持良好的生活习惯和生物钟，陪伴患者进行适当的体育锻炼，如散步、太极拳、练习乐动益智操，随时保持耐心，尊重患者的自尊心，通过趣味健脑益智游戏、听音乐、拼图等方式陪伴患者参加认知激活训练活动等。

（4）利用社区提供的家庭医生签约、上门服务、日间照护支持、紧急呼叫设备等支持，与其他照护者、医护人员建立联系，参与支持小组或家属联谊会，分享经验，减轻照护负担。

（5）合理安排时间，通过适当的锻炼、休息和娱乐活动来放松身心。必要时寻求心理咨询或专业指导，减轻心理压力。

通过以上措施，照护者可以提前做好规划，更积极地应对长期照护的挑战，为患者提供较高质量的照护支持。

（王华丽　张星宇）

第五章

睡个好觉

一

认识老年睡眠障碍

1. 老年人的**睡眠**会发生哪些**改变**

关键词

睡眠片段化 昼夜节律

随着年龄增长，老年人的睡眠模式会发生变化，睡眠时间和质量会下降。老年人身体代谢率降低，调节睡眠的激素分泌减少，导致晚上难以入睡和保持睡眠；浅睡眠增多，深睡眠减少，老年人更容易被唤醒，这也影响了他们的整体睡眠质量；昼夜节律提前，导致他们在晚上较早时分入睡，早晨醒来较早，这种昼夜节律的改变可能影响了他们的睡眠质量和日间的功能；睡眠时唤醒阈值下降，夜间觉醒次数增加，觉醒时间延长，出现片段化睡眠；由于身体功能衰退，老年人可能会出现睡眠呼吸暂停的问题，这会导致夜间频繁觉醒，影响睡眠；老年人在白天易困倦、思睡等。

专家说

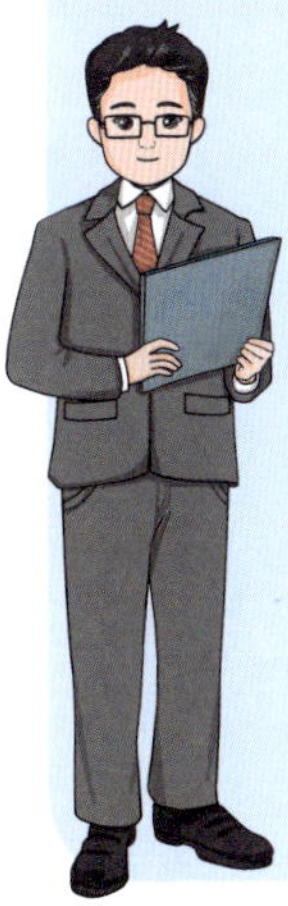

有 80%~90% 的 60~90 岁老年人被睡眠障碍困扰。我国社区老年人中约有 50% 存在各种形式的睡眠障碍，女性患病率高于男性。睡眠障碍类型包括：睡眠呼吸障碍（60%），日间过度思睡（50.1%），失眠（49.9%），快速动眼睡眠行为障碍（22.6%）和不宁腿综合征（6.1%）。老年人睡眠质量下降也会增加精神和躯体等相关疾病的发病风险。老年人睡眠不足会加快认知功能减退，这将会影响日常活动水平。

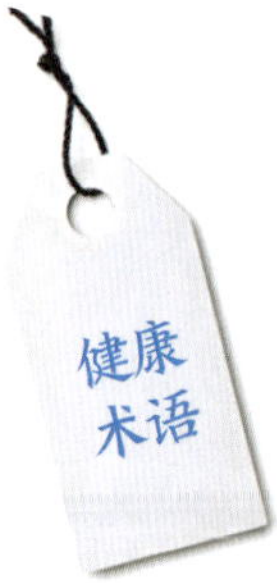

不宁腿综合征

不宁腿综合征又称不安腿综合征，主要表现为强烈的、几乎难以控制地想要活动腿的感觉，大多发生在傍晚、准备入睡时或夜间，安静不动或休息时加重，按摩、揉搓等活动后好转。不宁腿综合征的患者常描述身体的不舒服感觉有蚁爬感、蠕动感、灼烧感、触电感、憋胀感、酸困感、牵拉感、紧箍感、撕裂感甚至疼痛。这种不舒服的感觉以小腿多见，也可累及大腿或身体其他部位。患者需要不停地按摩、活动甚至下床行走，一旦停止会再次出现上述不舒服感。这种腿部不舒服的感觉傍晚或夜间多见，白天相对轻微。不宁腿综合征的发病原因尚不完全清楚，目前认为可能与多巴胺功能紊乱和铁缺乏等因素有关。

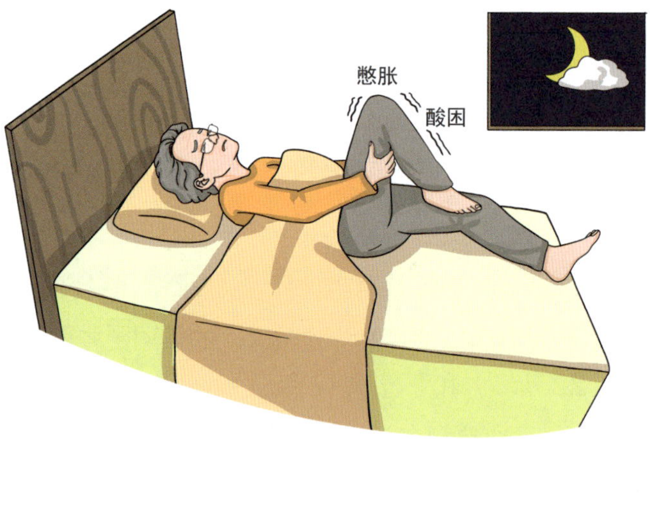

（王育梅　苏　昱）

2. 老年人需要
多长时间睡眠

关键词
睡眠时间　睡眠质量

有的老年人退休前一直忙于工作，每天起早贪黑，工作忙得不可开交，常常感觉时间不够用，睡觉都成了一种奢侈。退休后觉得终于觉得可以放松了，开始严格按照“8小时睡眠论”来安排自己的作息，打算通过“充足的睡眠”恢复体力，但是发现自己很难睡到 8 小时，总担心自己睡得不够久。问题可能就出在这个“8 小时”的规定上。

专家说

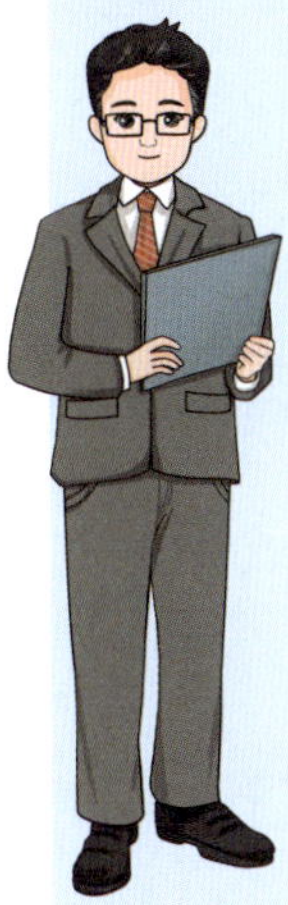

(1) 对于老年人来说，到底每天应该睡多久?

随着年龄增长，睡眠时长变得不像以前那么重要了。研究显示，65 岁以上老年人每天需要 7~8 小时的睡眠，可能已经足够维持健康；对于 70 岁以上的老年人，仍以 7~8 小时为参考，但可能因身体功能下降、疾病等缩短有效睡眠时间。对于老年人，更重要的是找到适合自己的睡眠模式，而不是盲目追求固定时长。因此，老年人的睡眠需求与年轻人相比可能会减少，保证睡眠质量而非单纯追求睡眠时间的长短更为重要。

(2) 睡眠不好与哪些疾病风险相关?

睡眠不仅仅是休息，还负责修复身体和大脑功能。对于老年人而言，充足的睡眠尤为关键，因为衰老带来的各种生理和心理变化会影响身体的自我修复能力。良好的睡眠可改善认知功能，帮助维持记忆力并提高警觉性，从而减少患老年痴呆症的风险。许多研究表明，睡眠不足或质量差可能导致多种健康问题，如高血压、糖尿病、心脏病和抑郁症。失眠与阿尔茨海默病的发生风险增加相关。而一项长期研究显示，50 岁以上睡眠不足 5 小时的人罹患躯体疾病的风险更高。在心理健康方面，长期缺乏睡眠容易引发焦虑和抑郁，从而影响情绪和行为。

关键词 昼夜节律 褪黑素

健康加油站

如何判断自己需要多长时间睡眠呢?

睡眠时长是因人而异的。睡眠质量的好坏，不能以睡眠时间的长短作为评判标准，是睡眠的深度，深睡眠时间的长度来决定的。还有以睡眠后第二天精力、体力是否够用为标准。

（王育梅　苏　昱）

3. 老年人**睡眠浅**、**容易醒**是正常现象吗

有些老年人经常夜间频繁醒来，睡眠浅。这种现象属于自然衰老过程，也要考虑心理、药物、躯体健康、生活方式等因素。可能直接

影响着身体的恢复能力和精力状态，如果程度轻，不影响生活质量和社会功能不用处理。如果对生活和社会功能有明显影响，需要关注。

专家说

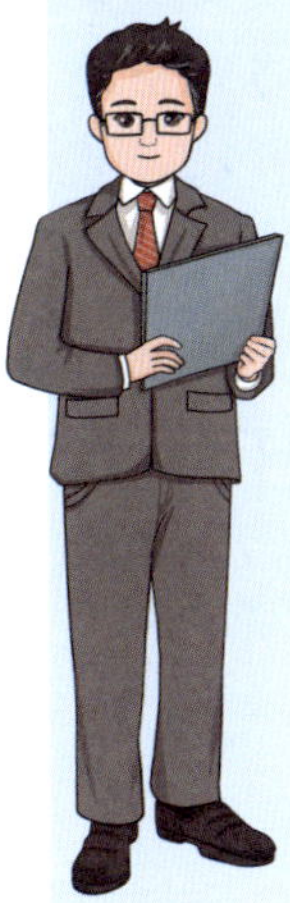

激素是如何影响我们睡眠的?

激素在调节睡眠中起着关键作用。老年人随着年龄的增长，大脑功能开始减退，褪黑素分泌减少，对睡眠的调节能力减弱，进而导致睡眠时间缩短，睡眠质量下降。从中年开始，昼夜节律每十年大约提前半小时，即入睡时间和睡醒时间都随之提前。也就是说，多数老年人需要在晚上 7 点或 8 点睡觉，次日凌晨 3 点或 4 点自然醒来。女性更年期后雌激素骤降，易出现潮热、盗汗和失眠；老年男性睾酮水平也会随年龄增长而下降，可能导致睡眠片段化、白天嗜睡。

健康术语

（1）昼夜节律：俗称“生物钟”，是由物体内源性的昼夜节律中枢调控，并受外界环境影响而出现以约 24 小时为周期的生理、心理、行为和生物化学等层面的生命活动的振荡变化。昼夜节律使物种能够在一天的适当时间呈现适当的生命活动状态，调控睡眠 - 觉醒周期、认知表现、褪黑素、皮质醇、核心体温和血压等，其中以睡眠 - 觉醒周期最为明显。因此，昼夜节律对于生命体的正常生命活动至关重要。

（2）褪黑素：这是一种由松果体（位于大脑中）分泌的激素，它在调节人体昼夜节律（即生物钟）中扮演关键角色。褪黑素的主要功能是促进睡眠和帮助调整体内的生物钟，尤其是在光线变化对生物节律产生影响时。褪黑素的主要功能和作用包括：调节睡眠周期、抗氧化作用、调节季节性行为、免疫调节、改善情绪和抗抑郁。

（王育梅　苏　昱）

关键词
睡眠相关腿痉挛　抽筋

4. 为什么老年人在睡觉时会出现腿抽筋

“抽筋”是肌肉不自主收缩、无法放松所导致的。睡觉时小腿抽筋，表现为小腿或足部肌肉不自主收缩、伴有疼痛，这种情况既可以发生在清醒时期也可以发生在睡眠期，临床上称为睡眠相关腿痉挛。

专家说

“抽筋”的原因有以下几方面：

（1）寒冷刺激：如果睡眠环境寒冷，腿部肌肉受冷会引起“抽筋”，这是因为低温使腿部肌肉兴奋性突然增高。

（2）过度疲劳：老年人白天运动过度，像长时间走路、爬山等，会使腿部肌肉在夜间紧张状态未得到

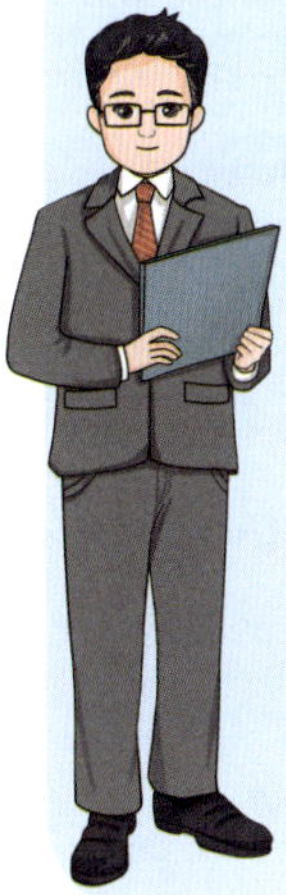

缓解而“抽筋”。

（3）低钙血症：老年人钙吸收能力减弱、钙流失增加，当血液中钙离子浓度过低时，肌肉应激性增加，容易出现“抽筋”。

（4）睡姿不良：长时间仰卧或俯卧，使腿部肌肉长时间处于压迫状态，会导致局部血液循环不畅而“抽筋”。

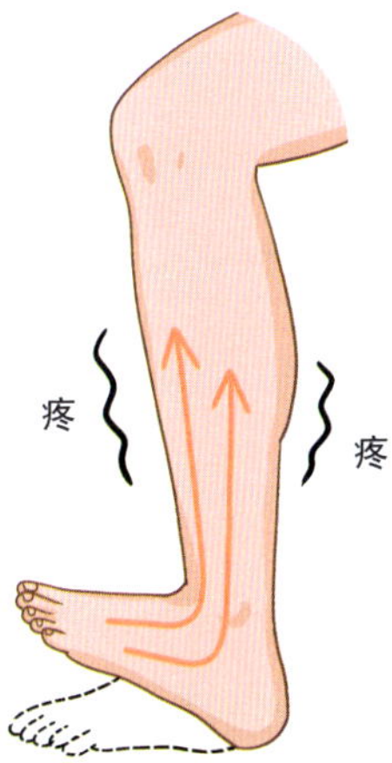

腿痉挛示意图

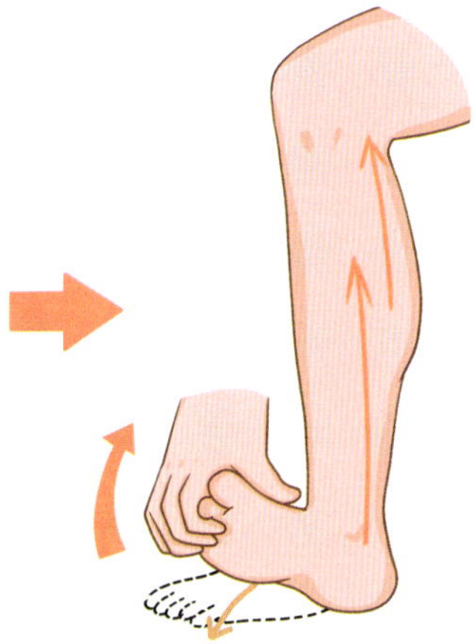

缓解方法

健康加油站

睡觉时出现腿“抽筋”如何快速缓解？

（1）通过按摩缓解，用双手轻轻揉搓、按摩抽筋的部位，从肌肉的近端向远端进行，力度适中，帮助放松紧张的肌肉。

（2）如果是小腿抽筋，可以立即坐起来，伸直抽筋的腿，用手握住前脚掌，尽量把脚趾往身体方向拉，保持这个拉伸动作 10~20 秒，使抽筋的肌肉得到伸展而缓解。

（3）可以用热毛巾或热水袋敷在抽筋的地方。热敷能够促进局部血液循环，带走引起肌肉痉挛的代谢废物，从而减轻抽筋带来的疼痛和不适。

（王育梅　苏　昱）

5. 老年人**打鼾**是睡得香吗

打鼾是老年人睡眠中的常见现象。有些人并不知道自己打鼾，这种情况一般不影响自身睡眠质量。但当睡眠鼾声震天、呼吸时断时续，经常憋醒，睡眠质量受到严重影响，这是睡眠呼吸暂停综合征的表现。

专家说

什么是睡眠呼吸暂停综合征？

睡眠呼吸暂停是鼾症的一种，但与单纯的鼾症不同，是指夜间睡眠时打鼾且伴有反复呼吸暂停的一类疾病。睡眠呼吸暂停主要包括阻塞性睡眠呼吸暂停、中枢性睡眠呼吸暂停和混合性睡眠呼吸暂停等，临床

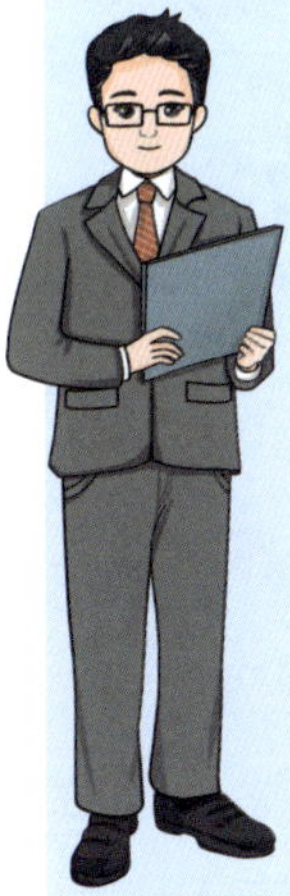

上以阻塞性睡眠呼吸暂停最为多见。睡眠呼吸暂停在老年人群中发病率很高，以最为多见的阻塞性睡眠呼吸暂停为例，在普通成年人群中，其发病率为2%~4%；而在65岁以上的老年人群中，其发病率则高达20%~40%。对于一些特殊人群，如肥胖、脑卒中或多病共存的老年人，睡眠呼吸暂停的患病率高达50%。睡眠呼吸暂停可能引起老年人夜间睡眠过程中反复觉醒、睡眠片段化、间断性缺氧、夜尿增多，从而进一步导致白天易疲惫、记忆力下降等。久而久之，导致或加重冠心病、高血压、糖尿病、脑血管病等多种老年慢性病，甚至发生睡眠中猝死。

健康加油站

老年人出现睡眠呼吸暂停怎么办?

减肥、戒烟戒酒、慎用镇静催眠药、侧卧位睡眠、应用鼻黏膜收缩剂滴鼻保持鼻道通畅，对于轻症患者及单纯打鼾者可能有效。目前，佩戴呼吸机是一种安全、方便且行之有效的治疗睡眠呼吸暂停的方法。在医生的指导下正确佩戴呼吸机，不仅可以改善睡眠呼吸暂停患者的生活质量，还可以降低许多慢性疾病的发生风险。

（王育梅　苏　昱）

6. 明明睡得挺香，为什么老年人却说自己一宿没睡

关键词：感知偏差　主观性失眠

在因失眠而就诊的患者中，总是夹杂着一些“假患者”，他们嘴上说着自己整夜睡不着，但家人却说他们整晚都在呼呼大睡，睡眠监测检查结果也显示他们的睡眠正常：睡眠时间足够，睡眠结构完整，不仅有深睡眠、浅睡眠，还有梦境。但是第二天一早起来，老年人却说自己彻夜未眠。这样的“假失眠”究竟是怎么回事呢？

专家说

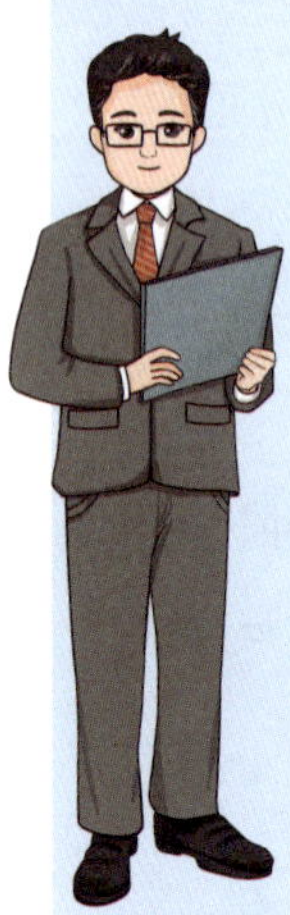

（1）引起主观性失眠的原因有哪些？

引起失眠的原因有很多，有生理疾病的因素（例如头痛），有心理的因素（紧张、焦虑、兴奋、恐惧等）。此外，失眠还受药物或食品饮料等的影响。主观性失眠一般和精神压力大、遗传和心理因素有关系。例如，考试前、失业后都是主观性失眠容易发生的时期。有些人生活压力大，就会心理暗示今晚会睡不好，认为今夜注定未眠，即使实际上并没有失眠，也会觉得没睡好，这就是主观性失眠了。另外，存在焦虑、抑郁等心理问题的人群，由于精神过度紧张也可能出现主观性失眠。

（2）主观性失眠该如何治疗？

在治疗主观性失眠时，需要做认知行为的训练，让患者认识到自己的确睡着了，可以给他们看录像，录下打鼾的声音给他们听，趁他们睡着后在其脸上、手上画画等。改变以往错误的认知，心结解开了，“失眠”自然就好了。有焦虑、抑郁的患者可给予抗焦虑和抗抑郁的药物治疗。养成良好的作息习惯，避免熬夜，睡前不宜思考问题，避免紧张的脑力活动。注意心态放松，避免思虑过度等。

健康加油站

主观性失眠

自己觉得自己失眠了，但实际上睡得很香，这是睡眠感知出现了偏差。例如每个人对水温都有一定耐受力，如果是一盆热水，很多人手都伸不进去，但是糖尿病患者根本不觉得烫，那是因为糖尿病人的感知末梢受损了。同理，睡眠感知没了，也不知道自己进入了睡眠。感知偏差有一个公式，主观睡眠时间除以客观睡眠时间，要尽可能接近 1，这才是正常的。如果主观睡眠几乎为零的，那就意味着感知偏差很大。主观失眠的患者，大都能睡五六个小时，但是自己只觉得睡了两三个小时。

（王育梅　苏　昱）

7. 为什么老年人**晚上不睡、白天迷瞪**

关键词

老年人 昼夜节律

睡眠对人体的重要性不言而喻，尤其是对老年人来说，充足的睡眠有利于维持身体健康。然而，许多老年人却存在“晚上睡不着、白天犯困”的问题。这种睡眠障碍不仅影响日常生活，还可能增加慢性病的患病风险。

专家说

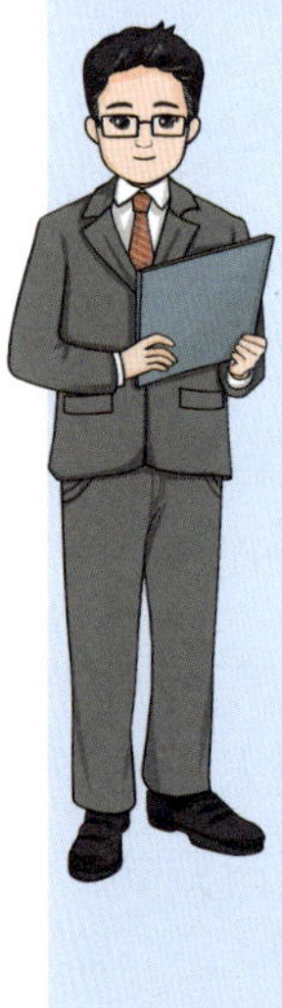

（1）为什么老年人晚上睡不着?

老年人晚上睡不着主要与身体的生理变化有关。随着年龄增长，人体的昼夜节律调控能力下降，褪黑素分泌减少，导致老年人的生物钟变得不稳定，从而表现出入睡困难或早醒。此外，高血压、关节炎、糖尿病等慢性病，也可能干扰睡眠。老年人对压力和情绪波动的敏感度更高，焦虑抑郁等心理问题可能进一步加重失眠。

（2）为什么老年人白天容易迷瞪?

老年人白天迷瞪的原因之一是夜间睡眠质量差，导致白天出现补偿性的过度嗜睡。此外，老年人可能因为运动不足、社会活动减少等原因导致白天活动量下降，也容易引起犯困。值得注意的是，一些疾病例如阻塞性睡眠呼吸暂停综合征、心血管疾病和阿尔茨海默病等，也可能引发白天嗜睡。

(3) 老年人“晚上不睡、白天迷瞪”的危害有哪些?

睡眠不足可能导致免疫功能下降，从而增加老年人罹患感染性疾病的风险。同时，还可能影响代谢功能，导致血糖波动和体重变化，进一步加重心脑血管疾病的风险。长期睡眠紊乱不仅影响老年人的生活质量，还可能加剧认知功能衰退，增加患阿尔茨海默病的风险。此外，白天嗜睡容易导致反应能力下降，增加跌倒和意外伤害的风险，对老年人的身心健康造成双重打击。

（顾　静　杨佳欣　周建松）

8. 老年人经常**说梦话**、**手脚乱动**，是怎么回事

关键词

快速眼动睡眠行为障碍　神经退行性疾病

宁静的夜晚，当大多数人沉浸在甜美的梦中时，有些老年人却会在睡眠中说梦话，大喊大叫，甚至手脚乱动，有时还会出现攻击性的行为。这些现象不仅干扰了老年人的睡眠质量，还可能对他们和同睡的人造成伤害。那么，这些夜间异常行为背后隐藏着怎样的秘密呢?

专家说

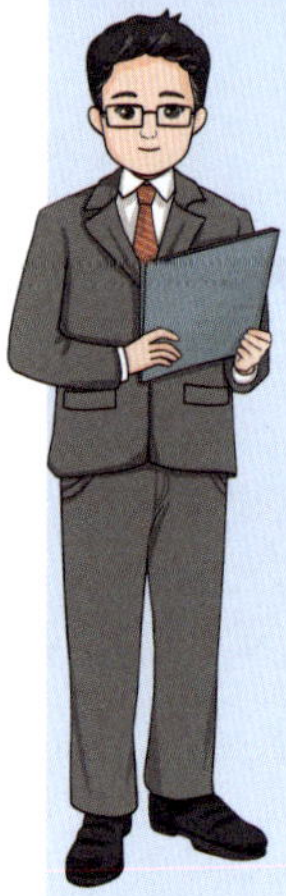

（1）老年人夜间出现梦话和肢体活动的现象，可能与一种名为快速眼动睡眠行为障碍（rapid eye movement sleep behavior disorder，RBD）的睡眠障碍有关。RBD 是一种在快速眼动睡眠阶段出现的特殊睡眠障碍，此阶段正常人的骨骼肌张力会松弛，以保护睡眠中的身体不受伤害，但 RBD 患者会出现肌张力失弛缓，导致他们根据梦境演绎出动作和语言，这些动作往往具有暴力性，如拳打脚踢、大声喊叫等。RBD 在老年人群中的患病率较高，约为 2%，且随着年龄的增长，患病率逐渐上升。

（2）RBD 的危害不容小觑。短期内，它可能导致患者及同睡的人受伤，如出现淤血、挫伤等，对于老年人来说，还可能因跌倒而导致骨折等严重后果。而从长远而言，RBD 行为往往是神经退行性疾病的早期症状和预警信号。研究表明，患有 RBD 的老年人，在未来可能会患上帕金森病、路易体痴呆、多系统萎缩等严重的退行性疾病。

（3）对于 RBD 的治疗，临床上主要采用药物治疗。氯硝西泮和褪黑素是两种常用的药物。对于阻塞性睡眠呼吸暂停的老年患者，需谨慎使用氯硝西泮。此外，卡巴拉汀、卡马西平、多奈哌齐、普拉克索、佐匹克隆等，也可能用于治疗 RBD，需根据患者的具体情况和医生的建议来使用。

健康加油站

日常如何护理 RBD 患者?

（1）安全环境：做好睡眠环境的安全防范措施，避免在床边摆放易碎物品或危险性物品等，床铺应远离窗户，并尽可能将窗户锁闭。

（2）保护措施：采取适当的保护措施，如在床周围、地板上铺上垫子，降低床的高度，使床尽量靠近墙，必要时还可在床周围加装柔软的护栏等。

（3）单独睡眠：若暴力性行为未得到良好控制，最好单独睡觉，以保护同睡者的安全。

（4）及时就医：若患者夜间异常行为频繁或加重，应及时就医，寻求专业医生的帮助。

（温　艳　杨佳欣　周建松）

关键词

慢波睡眠　睡眠周期　睡眠质量

9. 只有 1 小时深睡眠，算好吗

睡眠并非简单的“睡着”，它是一个复杂且动态的过程，其中深睡眠（也称为慢波睡眠）是睡眠结构中至关重要的一个阶段。睡眠是由非快速眼动睡眠期和快速眼动睡眠期交替呈现构成的睡眠周期，每晚通常会有 4~5 个睡眠周期，每个周期持续 90~100 分钟。深睡眠时期，是脑电波频率最低、身体最放松的时候，对修复身体组织、巩固记忆、以及增强免疫至关重要。

专家说

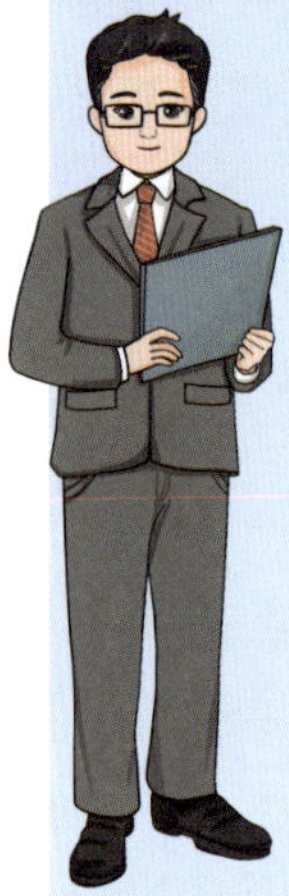

（1）深睡眠的标准时长是多少?

正常情况下，成年人整夜深睡眠时长应占总睡眠时间的 15%~25%。也就是说，如果一个人睡足 8 个小时，那么深睡眠时长应该在 1.2 小时到 2 个小时左右。然而，个体差异很大，不同年龄段、身体状况以及生活习惯的人对深睡眠的需求量也不同。例如，老年人睡眠时间会相对减少，深度睡眠时间也会减少。

（2）只有 1 小时深睡眠意味着什么?

需要根据个体情况来判断，有些人可能对于深睡眠的需求较少，如果个体状态良好，白天精力充沛，则 1 小时深睡眠可能对他们来说足够。但如果感觉到疲劳或其他不适，则需要进一步考虑造成这一问题的可能原因：①睡眠时间较短，深睡眠时长减少；②深睡眠比例失调：睡眠结构可能存在问题，例如浅睡眠过多或快速眼动睡眠时间过长，导致深睡眠时间缩短；③深睡眠中断或片段化：睡眠过程中频繁醒来，导致深睡眠阶段无法完整进行；④年龄和健康状况：年龄增长或患有某些疾病（如神经退行性疾病）可能导致深睡眠时间缩短。压力过大、睡前使用电子设备、睡眠环境不佳或存在睡眠障碍（例如，睡眠呼吸暂停综合征等）都会造成深睡眠时长减少。

（3）深睡眠不足会对身体造成哪些影响？

深睡眠不足可能会导致一系列健康问题，包括：①认知功能下降：深睡眠对于巩固记忆和学习至关重要，深睡眠不足会影响记忆力和注意力，导致学习和工作效率下降。②免疫力下降：深睡眠期间，免疫系统会进行修复和增强，深睡眠不足会影响免疫细胞的活性，从而导致免疫力下降，容易生病。③情绪不稳定：深睡眠对于调节情绪至关重要，深睡眠不足会导致情绪波动，容易出现焦虑、抑郁等情绪问题。④身体疲劳：深睡眠可以帮助身体恢复，深睡眠不足会导致身体疲劳，即使睡了足够的时间，也感觉没有精神。

（张　弛　盛彩华　周建松）

关键词

多导睡眠监测　诊断与治疗

10. 有什么检查可以反映睡眠情况吗

随着年龄增长，老年人的睡眠模式悄然发生着变化，深度睡眠减少、夜间易醒、早醒等现象日益普遍。这些变化不仅影响了老年人的生活质量，还可能隐藏着更深层次的健康问题。为了科学地了解和管理老年睡眠，多导睡眠监测（polysomnography，PSG）这一先进的诊断技术应运而生，成为守护老年睡眠的“智慧眼”。

专家说

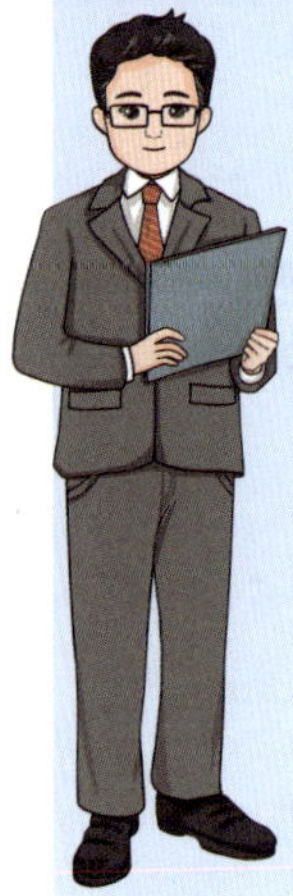

（1）PSG：老年睡眠障碍的“透视镜”：PSG是通过监测整晚睡眠，全面记录和分析多项睡眠生理参数及病理事件的一项检查技术。它如同一位细心的观察者，通过分析脑电图、眼电图、肌电图、心电图、呼吸气流、胸腹运动、血氧饱和度、肢体运动、体位等多维度数据，为医生提供详尽的睡眠“画像”。在老年人群中，PSG的应用尤为普及。它不仅能够准确诊断睡眠相关呼吸障碍（阻塞性睡眠呼吸暂停、中枢性睡眠呼吸暂停综合征、肥胖低通气综合征、肺泡低通气综合征等），还能揭示睡眠增多性疾病、异态睡眠、不宁腿综合征、周期性肢体运动障碍以及失眠等睡眠障碍的真面目。特别是对于主观性失眠的老年人，PSG能够提供客观证据，帮助医生制定更为精准的治疗方案。

（2）PSG监测小贴士：进行PSG监测前，老年人需要做好充分准备。晚上7点前应进入睡眠监测室以便适应环境，避免服用安眠药和兴奋性饮料。白天尽量减少补觉，以保证夜间的睡眠质量。夜间需要起夜的老年人，应减少入睡前的饮水量。监测前需洗澡、洗头、换上干净的衣物，并自带一套宽松的睡衣以便安放电极；同时保持情绪稳定，避免剧烈运动和上呼吸道感染，以确保监测结果的准确性。

健康加油站

解读 PSG 报告，定制个性化治疗方案

PSG 报告如同一份详尽的睡眠“体检报告”，它不仅揭示了睡眠障碍的类型和严重程度，还为医生提供了制定个性化治疗方案的依据。针对老年人常见的睡眠问题，医生可能会建议调整睡眠习惯、使用呼吸辅助设备或药物治疗等措施。同时，PSG 还有助于排除其他可能影响睡眠的疾病，如心脏病、神经系统疾病等，为老年人提供更全面的健康护理。

（杨佳欣　田于胜　周建松）

11. 什么是**睡眠日记**

关键词：睡眠日记　睡眠记录

睡眠日记是国际公认的辅助检查睡眠疾病的方法之一。通过自己或他人记录每天的作息、行为、日间活动等信息，帮助我们了解和评估睡眠质量的工具。与年轻人相比，老年人的睡眠更容易受到慢性疾病、药物使用等多种因素的干扰，而睡眠日记就像是一位敏锐的侦探，能够帮助我们精准地发现这些隐藏在日常睡眠中的线索，从而找到改善睡眠的关键。

专家说

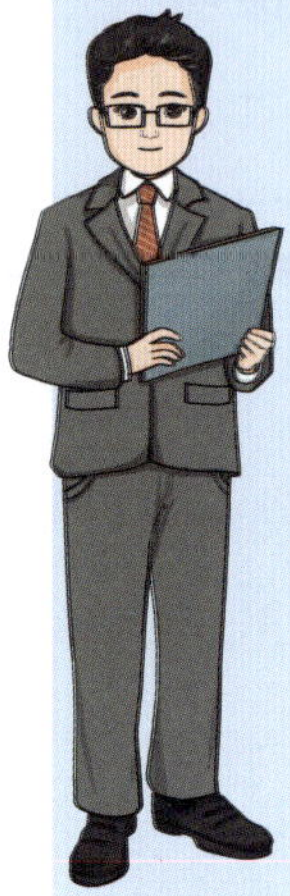

（1）睡眠日记的记录内容：睡眠日记需要在晨起后及临睡前两次进行填写，标准的睡眠日记需要记录至少 2 周的睡眠情况。每种睡眠日记并非完全相同，但通常包括：上床时间、起床时间、入睡时间、夜间觉醒次数以及每次觉醒的时长、总睡眠时长、主观睡眠质量、日间精力、干扰睡眠的因素、兴奋性饮料 / 药物使用情况、运动等多项内容。

（2）睡眠日记的作用

1）评估睡眠状况：通过记录睡眠日记，可以帮助了解老年人的睡眠规律、睡眠时长以及睡眠质量，从而评估其睡眠状况是否正常。

2）诊断睡眠障碍：睡眠日记可以帮助医生发现老年人睡眠中存在的问题，如入睡困难、夜间醒来频繁、早醒等，从而诊断是否存在睡眠障碍。

3）调整睡眠管理计划：根据睡眠日记的记录，医生可以了解老年人的睡眠习惯和需求，从而制订个性化的睡眠管理计划，如调整睡眠时间、改善睡眠环境、避免睡前刺激性活动等。

健康加油站

(1) 如何记录睡眠日记?

1) 固定时间记录：老年人应尽量在每天相同的时间记录睡眠日记，以便更好地了解自己的睡眠规律。

2) 详细记录：在记录睡眠日记时，老年人应尽量详细地记录每一个细节，如入睡时间可以记录为具体的分钟数，夜间醒来次数可以记录为每次醒来的时间和原因。

3) 持续记录：为了获得准确的睡眠记录，老年人应持续记录睡眠日记 2~3 周，以便更好地了解自己的睡眠状况。

(2) 记录睡眠日记的注意事项有哪些?

1) 客观记录：老年人在记录睡眠日记时应尽量客观，不要主观臆断或夸大事实。

2) 及时记录：老年人应尽量在每天记录睡眠日记后及时整理和分析，以便及时发现问题并采取相应的措施。

3) 寻求帮助：如果老年人在记录睡眠日记过程中遇到困难或问题，可以及时寻求医生或专业人士的帮助。

（盛彩华　田于胜　周建松）

12. 手环监测睡眠准吗

关键词：睡眠手环　睡眠监测

睡眠手环是一种便携式睡眠监测辅助设备，在老年人健康管理中日益受宠。它不仅能记录日常健康数据，还能便捷地监测睡眠情况，通过内置传感器提供睡眠时长、深 / 浅睡比例等睡眠相关信息。睡眠手环可以在一定程度上反映睡眠的大致情况，其便捷性、经济性和长期监测能力也使手环成为老年人日常健康管理的实用工具，但准确性有待专业设备验证。

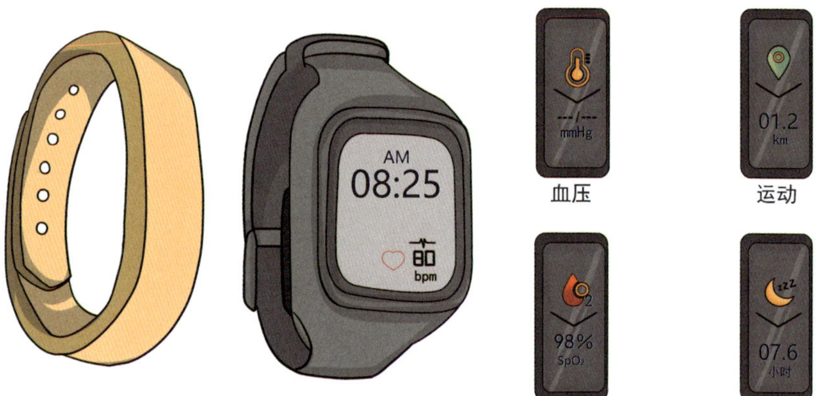

普通手环　　医用手环

专家说

（1）睡眠手环监测原理与局限性：睡眠手环主要通过内置的加速度计、心率传感器等设备，监测佩戴者的运动和心率变化，从而推测睡眠状态。这种方式虽能大致区分浅睡、深睡和快速眼动期，但相较于专

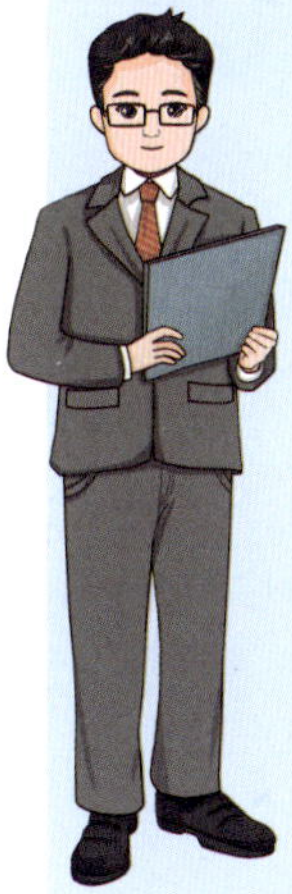

业医用睡眠检测仪器（例如，多导睡眠监测），其准确性存在局限。多导睡眠监测能通过多种传感器同时记录脑电图、眼动、肌电、呼吸流量和心电等多个生理信号，提供更全面、精准的睡眠评估。

（2）睡眠手环的实用性：尽管准确性有限，手环仍因其便捷性、经济性、长期监测能力而受到老年人的青睐。对于无法或不愿意进行复杂检查的老年人来说，手环提供了一种低门槛的健康监测方式。同时，手环的数据记录有助于用户观察老年人的睡眠趋势，可及时帮助老年人调整整体生活习惯。

健康加油站

（1）正确使用手环监测睡眠：为提高手环监测的准确性，建议老年人正确佩戴手环，避免在睡眠过程中频繁移动或压迫手环。同时，应了解手环数据的解读方法，避免因误解数据而产生不必要的焦虑。

（2）结合专业建议改善睡眠：手环数据可以作为评估睡眠质量的参考，但不应作为唯一依据。老年人若长期存在睡眠问题，应及时就医，结合专业医生的建议进行综合治疗。

（3）保持理性态度：对于手环监测的睡眠数据，老年人应保持理性态度，不过度依赖。睡眠问题需要综合考虑老年人生活习惯、心理状态等多方面因素。

（陈玉瑶　盛彩华　周建松）

13. 老年睡眠障碍怎么**诊断**

关键词

睡眠障碍 诊断

睡眠障碍是指在睡眠过程中表现出来的各种功能障碍，个体在睡眠的质或量上出现持续性异常，导致口间功能受损，并可能伴随显著不适的临床表现。这类障碍可能由生理变化、疾病、药物或心理因素引发，需要排除其他明确病因。

专家说

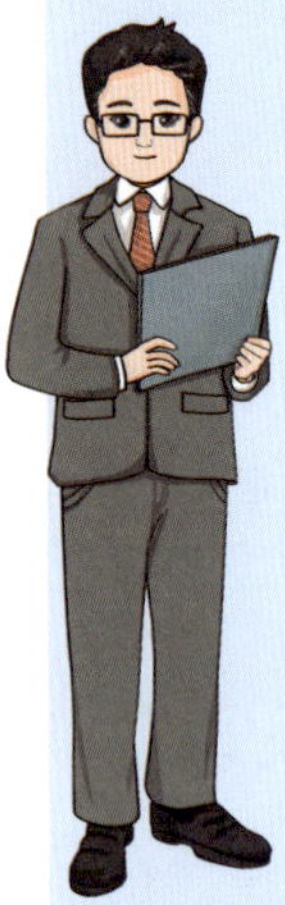

（1）哪些因素会影响老年人的睡眠？

首先年龄相关的因素，随着年龄的变化，人体的生理功能逐渐衰退，内分泌系统发生变化，如褪黑素的分泌减少，影响睡眠节律；其次健康状况因素，老年人也会因为心衰、慢性阻塞性肺疾病、高血压等慢性疾病以及关节疼痛或者其他疼痛影响睡眠；老年人的睡眠环境需要安静、舒适、温暖和安全，如果环境嘈杂、温度过高或过低、灯光刺眼等都会影响睡眠，有时因为过度饮酒、吃太多或太少的食物都可能影响睡眠；在日常生活中的一些生活习惯，如长时间久坐、不规律的作息时间等也会影响睡眠。

（2）如何诊断老年睡眠障碍？

1）病史询问：医生会询问老年人睡眠问题的详细情况，包括入睡困难、维持睡眠困难、睡眠质量差、早醒等症状。

2）身体检查：医生会对老年人进行身体检查，观察是否存在睡眠相关的生理问题，如呼吸困难、睡眠呼吸暂停等。

3）实验室检查：医生会建议老年人进行实验室检查，如血液检查、尿液检查、呼吸功能检查等，排除其他躯体疾病引起的睡眠问题。

4）睡眠监测：通过对老年人进行整夜多导睡眠监测，了解睡眠结构和可能存在的异常。

5）心理评估：精神或者心理障碍导致的睡眠问题，医生可能会建议进行心理评估，排除或确认心理疾病的存在。

（王艺明）

关键词

抑郁 焦虑 痴呆

14. 抑郁、焦虑和痴呆对老年人的睡眠都有哪些影响

抑郁、焦虑和痴呆是老年人常见的健康问题，他们对老年人睡眠的影响复杂且相互交织，可能导致老年人睡眠质量显著下降，甚至加重原有疾病。

专家说

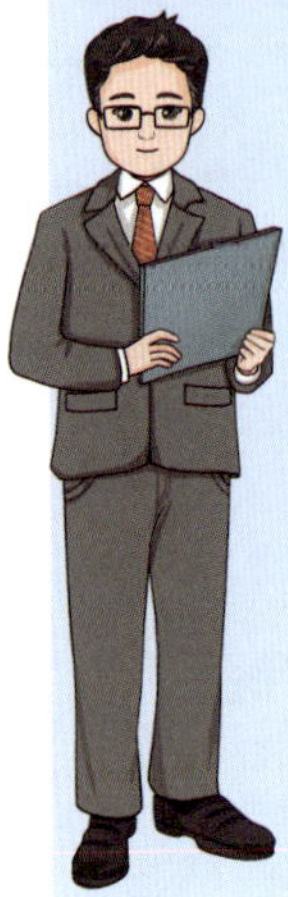

（1）抑郁与老年人睡眠的关系：老年期抑郁障碍患者睡眠问题通常表现为早醒，且醒后无法再次入睡；睡眠片段化，夜间频繁醒来，深睡眠减少；昼夜节律紊乱，白天嗜睡，夜间失眠，生物钟失调。老年期抑郁障碍患者白天常感到精神差、疲倦，即使夜间睡眠时间足够，仍感到“没睡好”。

（2）焦虑与老年人睡眠的关系：老年期焦虑障碍患者睡眠问题通常表现为入睡困难，躺在床上反复担忧，身心无法完全放松；夜间容易惊醒，且常伴随心悸、出汗等症状；多梦 / 噩梦，梦境内容多与焦虑情绪相关。老年期焦虑障碍患者还常感到肌肉紧张等症状。

（3）痴呆与老年人睡眠的关系：老年痴呆患者睡眠问题通常表现为夜间频繁起床并开始活动，醒后难以入睡，睡眠维持时间短；睡眠片段化，夜间多次觉醒，白天频繁打盹，昼夜颠倒；异常睡眠行为，例如梦中喊叫、踢打等。

（王艺明）

二

应对老年睡眠障碍

15. 老年人需要**午睡**吗

关键词：午睡　免疫力

日常生活中我们发现，有午睡习惯的老年人血压更稳定，这可能说明午睡有助于收缩压的降低；午睡可以对人体的代谢和血液循环产生影响，进而影响免疫力；午睡可以让眼睛得到休息，适当的午睡能帮助保护眼睛和视力，减少眼病的发生。

专家说

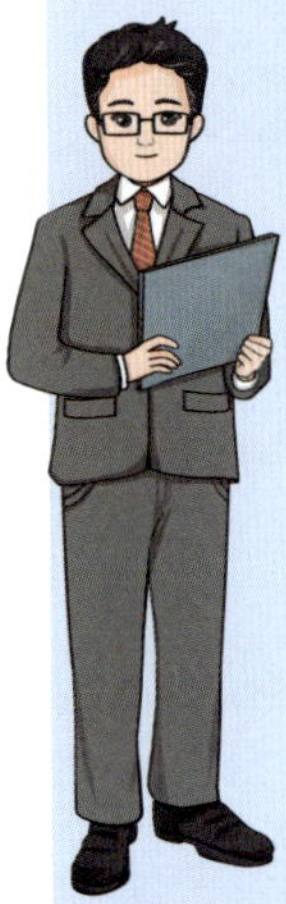

（1）老年人的午睡时间多长为宜?

老年人午睡时间应该控制在 20~40 分钟之间为宜。对于患有慢性疾病的老年人，可以适当延长午睡时间，但一般不宜超过 90 分钟；对于日常活动量较大的老年人，可以午睡 60~90 分钟；对于日常活动量较少的老年人，午睡 30~60 分钟即可；在夏季，昼长夜短，午睡 60~90 分钟较好；在冬季，昼短夜长，午睡 30~60 分钟较合适。总的来说，老年人午睡时间应根据自身情况灵活调整，以醒来后感觉精神饱满、无困倦感为宜。

（2）午睡时需要注意什么?

不要在饭后立即午睡，饭后立即午睡会妨碍消化过程，严重的还可能诱发胃食管反流问题，尤其是老年人消化功能逐渐减弱，饭后立即平躺可能更容易造成胃食管反流的情况。午睡后应避免立即起床，从睡眠到完全苏醒，老年人需要一个缓冲的过程。避免对着通风口午睡，在通风口睡觉容易引起老年人感冒、头疼、关节及肌肉疼痛等疾病的发生。老年人午睡的姿势要正确，趴着的睡姿是最不推荐的，因为它可能导致呼吸困难、心跳加快等问题。建议采取侧卧或仰卧的姿势，以保证呼吸顺畅和血液循环。老年人对环境更为敏感，午睡时也需要选择环境的安宁与舒适。

关键词

失眠　补觉

健康加油站

老年人午睡后起床应注意什么？

老年人午睡醒来，应先平躺 30 秒，然后坐起 30 秒，最后床边腿垂下 30 秒，让身体逐渐适应清醒状态，以预防突然姿势变化引起头晕和跌倒。醒后注意补充水分，小口喝温水，促进血液循环。午睡后可以进行一些轻度活动，例如散步等，以帮助身体恢复活力。

（王艺明）

16. 老年人**昼夜颠倒**，是怎么回事

偶尔一晚上没有睡好不用太过担心，通过白天补觉的方式，可以改善人体因睡眠不足出现的无力、倦怠等情况，有助于恢复体力和精神状态。但是，如果长期夜间睡眠差，白天补觉无法完全弥补因睡眠不足造成的伤害，这可能会出现昼夜颠倒，影响身体健康。

专家说

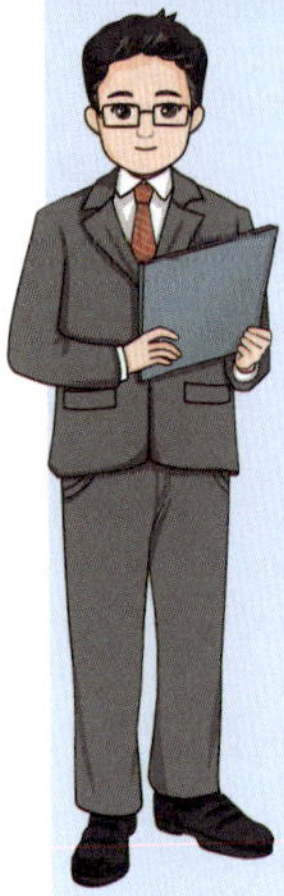

（1）老年昼夜颠倒的危害：昼夜颠倒容易导致免疫力下降，晚上睡眠不佳总是容易感到疲倦，免疫力会出现不同程度的下降，容易导致感冒及各种感染；生物钟紊乱，人体的生物钟是调节睡眠和觉醒的内在机制，当白天黑夜颠倒时，生物钟会受到干扰，出现睡眠障碍；夜间是人体的正常生理休息时间，如果夜间不能得到较好的睡眠质量，会造成眼睛周围血液循环不良，容易出现黑眼圈和眼袋。

（2）老年人睡眠颠倒的原因：老年人睡眠颠倒可能是因为随着年龄的增长，大脑会发生退行性改变，从而导致睡眠颠倒，这是正常生理现象，一般不需要特别的治疗；阿尔茨海默病的患者也会出现睡眠障碍，睡眠颠倒的情况发生；脑血管疾病的发生，可能导致脑组织缺血缺氧，从而导致患者出现睡眠颠倒；睡眠呼吸暂停综合征患者，可能会出现睡眠颠倒、白天嗜睡等症状。

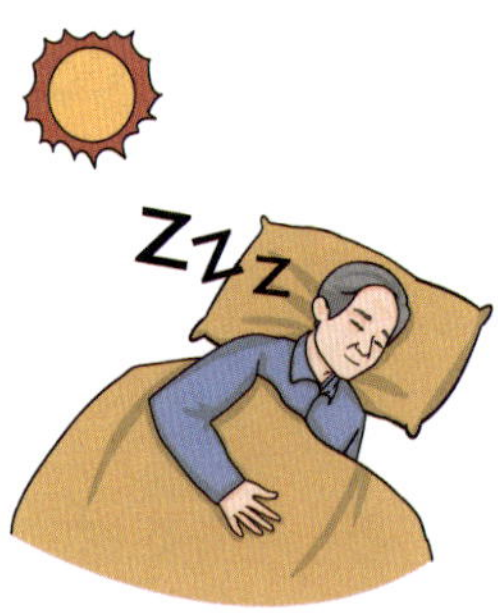

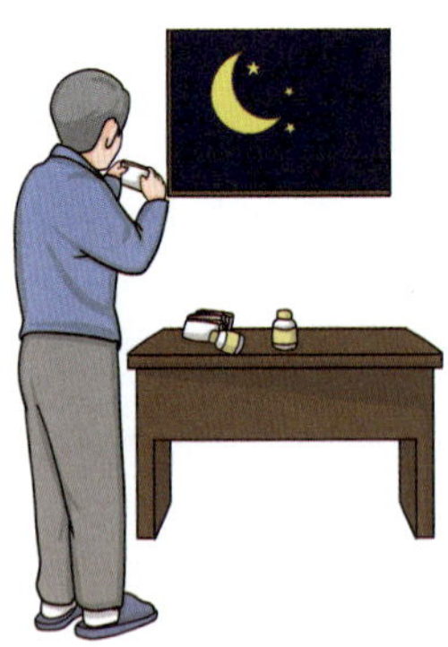

健康加油站

老年人出现昼夜颠倒后怎么办?

如果老年人出现了睡眠昼夜颠倒的情况，且是因为大脑退行性改变所导致的正常生理现象，可以通过适当的运动，合理的膳食结构，减少白天的睡眠时间等方式进行调节；如果是因为例如呼吸暂停综合征等疾病所导致的，使老年人在睡眠状态下反复出现呼吸中断、低通气现象，老年人容易惊醒，进而影响夜间睡眠质量。老年人应针对疾病病因选择适当的措施，必要时于医院就诊，接受药物或者手术等治疗方式。

（王艺明）

关键词

频繁起夜　生理因素　疾病因素

17. 老年人**夜间频繁上厕所**妨碍睡眠，怎么办

老年人夜间频繁起夜有可能是以下几种原因导致的：

（1）生理因素：老年人盆底肌肉松弛，就会出现多次起夜的情况。这是正常老化，建议老年人睡前减少喝水，从而减少排尿。

（2）疾病因素：尿路感染、尿道结石，心功能不全、前列腺增生等也会引起夜间休息时夜尿增多。

（3）药物副作用：一些利尿剂的使用，可能会增加老年人起夜次数。

专家说

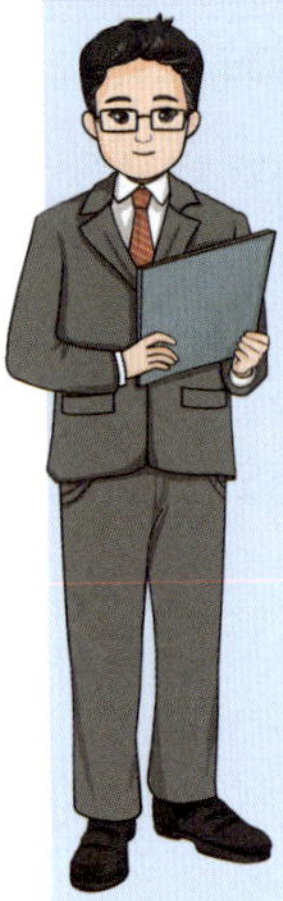

（1）老年人夜间频繁起夜怎么办?

老年人夜间频繁起夜因根据不同的原因做出不同的处理，如果是因正常的生理性退化所致的，建议老年人减少睡前饮水量；如果是因为泌尿道感染所导致的可以考虑予抗感染治疗；对于男性的前列腺增生所导致的频繁起夜、夜尿增加，可以使用药物（例如，非那雄胺）进行调节，必要时可行手术治疗；如是其他疾病所导致频繁起夜，应到医院就诊积极治疗原发疾病，从而减少夜尿增加的情况。

（2）起夜多少次才算是起夜次数增多?

正常人白天排尿次数 4~5 次，夜间排尿次数 0~2 次，如果出现夜尿频率超过 2 次，每次排尿量少，并且连续出现多日，就提示存在尿频症状。

健康加油站

老年人夜间频繁上厕所，日常生活中有什么需要注意的：

（1）调整生活习惯：睡前减少喝水量，避免摄入咖啡因、茶碱，以减少夜间尿量产生。

（2）注意饮食健康：减少辛辣、刺激性食物的摄入。适当控制盐分的摄取，避免高盐饮食。

（3）适度的运动锻炼：适度运动可以增强体质，改善身体的整体功能，对泌尿系统的正常运作也有积极影响。

（4）憋尿训练：通过逐渐延长排尿间隔的方式进行憋尿训练，有利于增加膀胱容量，并减少尿急感。

（5）保持良好的心理状态：尽量保持心情舒畅，通过合适的方式缓解心理压力。

（6）注意个人卫生：保持尿道口及会阴部的清洁，防止泌尿系统感染，因为感染也是导致尿频的常见原因之一。

（王艺明）

18. 哪些睡眠问题需要药物干预

关键词

老年人 睡眠问题 药物干预

在日常生活中，常能听到老年人感叹睡眠不如年轻的时候。随着年龄增长，老年人的睡眠模式会发生变化。睡眠时长减少，通常每天6~8小时，甚至更少；睡眠质量下降，入睡困难、易醒、早醒等情况；睡眠结构改变，深睡眠比例减少，浅睡眠比例增加；睡眠节律改变，褪黑激素分泌减少，通常表现出睡眠时间提前，比年轻人早睡和早醒。这些都是自然衰老的生理现象，但当睡眠问题严重影响生活质量时，就需引起重视。

专家说

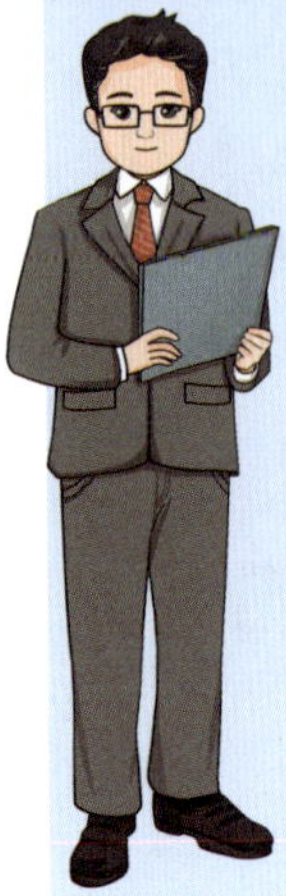

（1）老年人哪些睡眠问题需要药物干预？

1）长期失眠的老年人，入睡超过 30 分钟仍无法入睡、夜间觉醒超过 2 次、早醒，且持续 3 个月以上，经改善睡眠环境、调整生活习惯等非药物治疗无效，可以考虑药物治疗。

2）患有睡眠呼吸暂停低通气综合征的老年人，虽然主要治疗方法并非药物，但合并失眠等特殊情况时，可能需要在医生指导下适当用药。

3）患有与神经系统疾病相关的睡眠问题，如帕金森病、痴呆相关的睡眠紊乱，严重影响睡眠质量和生活安全，一般需要药物干预，改善睡眠。

4）患有精神障碍的老年人，如抑郁症、焦虑症等疾病，经常伴有睡眠问题，可以考虑短期、按需使用药物干预睡眠。

5）患有慢性躯体疾病，如心脏病、高血压、糖尿病、慢性疼痛的老年人，睡眠问题与病情相互影响，形成恶性循环，药物干预睡眠有助于打破恶性循环，稳定病情。

（2）药物干预的注意事项： 老年人对药物耐受性和代谢能力不如年轻人。用药必须严格遵守医嘱，选择合适药物，控制剂量和服用时间。例如，起始剂量为最低有效剂量，疗程尽可能短，按需用药，选择代谢较快和白天镇静作用较少的药物，能单用则不联用，避免药物依赖、头晕、乏力等不良反应。

老年人睡眠问题不容忽视，当睡眠问题严重时，药物干预是有效办法，但务必科学合理使用，到专业医疗机构接受系统药物治疗，避免自行用药带来的风险，帮助老年人重获高质量睡眠，享受健康生活。

健康云课堂

拯救银发族的夜晚——老年人睡眠难题破解

（孙洪强　娄思佳）

关键词

安眠药　长期　不良反应

19. 老年人可以**长期服用安眠药**解决睡眠问题吗

老李今年已经70多岁了，从10年前就开始出现失眠，吃了10年的艾司唑仑，最近他感觉药不管用了，越吃越多还是睡不着，而且白天总感觉迷迷糊糊，丢三落四，走路也感觉腿软，疲惫不堪。

其实，像老李这样长期用安眠药的老年人不在少数。那么，老年人长期服用安眠药会带来哪些危害？怎么才能正确使用安眠药呢？

专家说

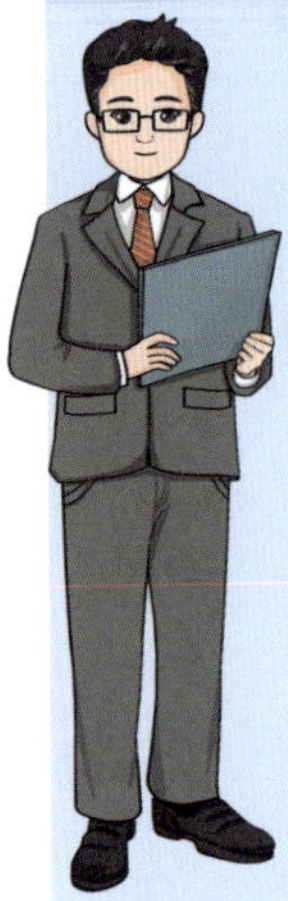

老百姓常说的安眠药主要包括劳拉西泮、氯硝西泮、艾司唑仑、阿普唑仑以及唑吡坦、佐匹克隆、右佐匹克隆等。老年人对药物的反应、吸收、代谢、分布、排泄等均较中青年人发生了显著的变化，长期服用安眠药，可能会造成以下危害：

（1）认知功能下降：长期使用安眠药可能会损害老年人的认知功能，通常表现为记忆力减退、注意力不集中等，也有一些研究指出，长期使用安眠药甚至可能增加痴呆的患病风险。

（2）药物耐受和依赖：长期使用镇静催眠药可能会产生躯体依赖和心理依赖。例如原本一片安眠药就能睡着，后来却越吃越多，不吃就更加睡不着，心里也总惦记着吃药，进而陷入药越吃越多也越难停药的恶性循环。

（3）肌肉松弛、跌倒风险增加：安眠药也具有一部分肌肉松弛的作用，长期使用可能会导致腿部骨骼肌力量的减弱，老年人白天活动时会感到腿部松软无力，容易发生跌倒、骨折。

虽然有这些副作用，但也不必把安眠药想成洪水猛兽，相比使用药物带来的不良反应，长期失眠引起的不良健康后果也相当严重。因此，一定要在医生指导下使用安眠药，遵循短疗程、间歇用药的原则，定期评估、尽早停药。此外，结合多种疗法，例如失眠心理治疗、物理治疗等，养成良好的睡眠习惯，有助于减少甚至停止安眠药的使用。

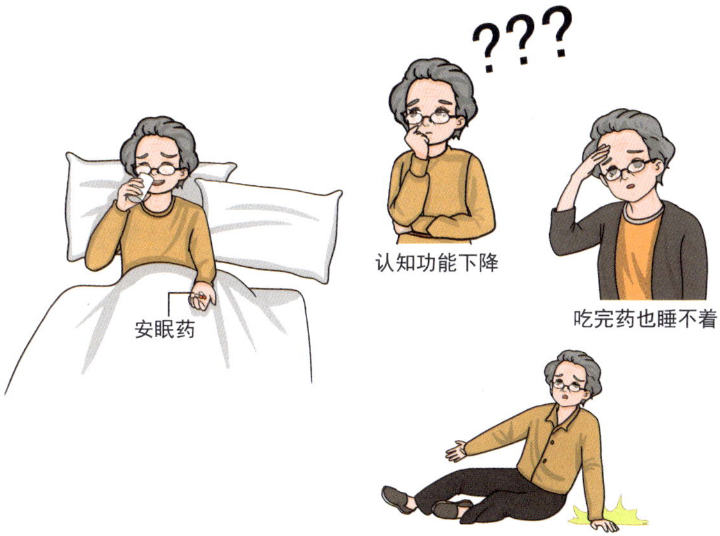

健康术语

耐受和依赖

耐受是个体因重复暴露于某种刺激（例如，药物）而产生的适应性反应减弱现象，需增加剂量以维持原有效应；依赖则是长期暴露引发的生理或心理适应性改变，表现为停止刺激后出现戒断症状或持续渴求。

（孙洪强　卢盼盼）

20. 老年人做什么样的**运动**有助于**改善睡眠**

关键词

老年睡眠 运动疗法

适当运动有助于改善睡眠，对于睡眠质量下降或者失眠的老年人有明显疗效。研究表明，有氧运动能大幅改善老年人的睡眠质量。与其他非药物治疗方式相比，坚持规律有氧运动还能延长睡眠时间。散步和太极拳被推荐用于改善老年人的睡眠。散步有助于身心放松，帮助快速入睡，注意不宜离睡觉时间太近，最好在睡前 3 小时，也不建议吃完饭马上散步。规律散步可以促进全身血液循环，消耗多余能量，缓解身心压力，从而改善睡眠。大量的研究证据表明太极拳是改善失眠的良好运动疗法。打太极拳时全身骨骼肌的周期性收缩和舒张，可以加强血液循环。同时配合冥想等技术，有助于减轻身心压力，降低全身炎症水平，进而改善睡眠。尽管有研究表明，每周 3 次的抗阻运动（即力量训练，例如举重、哑铃、俯卧撑等）比有氧运动更能改善睡眠，但对于老年人，尤其是有躯体疾病（例如，心脑血管疾病等）的患者，应选择中低强度的活动，避免急性疾病的发作。

专家说

（1）老年人运动调整睡眠的注意事项有哪些?

首先，最好白天或傍晚做运动，睡前不宜做大量运动，避免大脑过度兴奋反而影响睡眠。其次，养成坚持运动和规律作息的习惯，对于维持长期良好睡眠大有裨益。最后，运动强度不宜太高，一般推荐中等

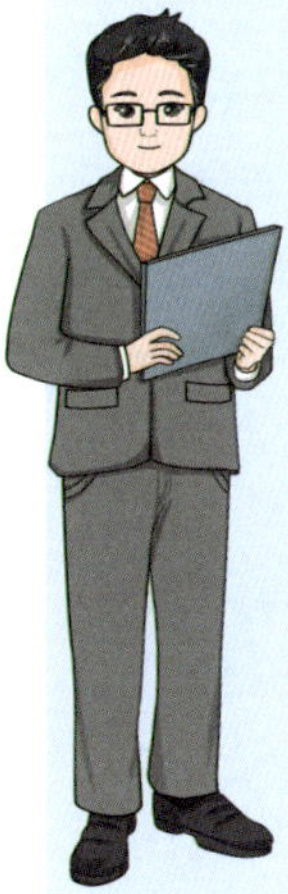

强度的运动，运动过程中心率不宜过高，太极拳是个不错的选择。对于有躯体疾病的老年人，应避免高强度运动。

（2）运动改善睡眠的原理是什么？

运动改善睡眠的机制尚未完全明确。现有研究表明，运动主要通过生理、心理及行为三方面促进睡眠。适当运动后，可增加大脑中助眠相关神经递质的分泌，降低睡前核心体温（即人体内部主要器官的温度），调节生物钟和节律，从而促进睡眠。此外，运动还能提高个体的愉悦体验，缓解焦虑和压力，促进心理健康从而提高睡眠质量。最后，长期规律体育锻炼还可帮助建立健康作息，纠正不良生活习惯，形成积极生活态度，增强应对生活事件的能力，进而维持优质睡眠。

（孙洪强　陈　云）

关键词

晒太阳　昼夜节律　褪黑素

21. **晒太阳**可以改善老年人的睡眠吗

如今，老年人普遍存在睡眠问题，表现为入睡困难、眠浅、易醒，导致生活质量降低等一系列问题。殊不知，简简单单的“晒太阳”这一行为即可有效改善睡眠质量。研究发现，光照作为一种最强的授时因子，指导着昼夜节律的建立和维持。老年人在白天晒太阳就如同给“生物钟”校准，使得各项生命活动，包括睡眠 - 觉醒周期，能够有序进行。另外，白天明亮的日光能够抑制褪黑素分泌，使人在白天保持精力充沛，更有利于夜间进入睡眠。

专家说

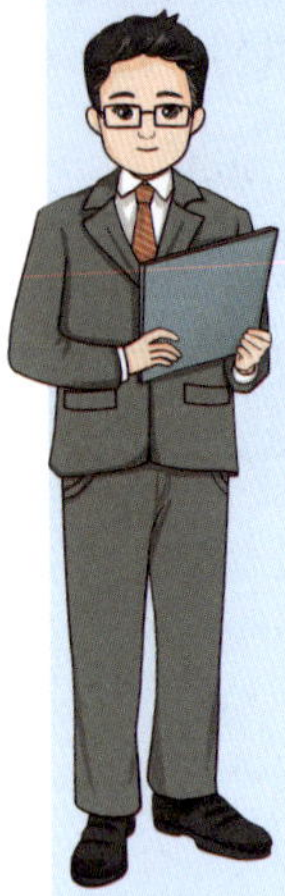

（1）为什么光照对睡眠很重要?

目前认为，人类睡眠 - 觉醒周期是昼夜节律和睡眠压力两个因素共同作用的结果。昼夜节律就像身体里有个小闹钟，到了晚上就提醒该睡了，白天就提醒该醒了；而睡眠压力就像是一根橡皮筋，白天清醒时这根皮筋不断被拉长，相当于积累“困意”，夜晚入睡后这根皮筋又会逐渐回复。二者相互作用让我们白天保持清醒、夜晚进入睡眠。白天适宜的日光照射有助于这一过程的有序进行，而不规律的光照则会使这一过程发生紊乱。

（2）如何选择合适的晒太阳时间和时长?

一般认为，早上（6~10 点）阳光中蓝光含量高，让人处于清醒活动状态；黄昏（16~18 点）夕阳中红光含量高，有利于进入放松休息状态。也要结合实际情况，选择紫外线相对较弱、不易晒伤的时间段。注意不要隔着玻璃，因为玻璃会阻挡大部分的紫外线，从而减弱日光的作用。晒太阳的时长可以参考晒太阳的影子法则：①当影子是身高的 2 倍甚至更长时，紫外线指数比较安全；②当影子是身高的 1~2 倍范围时，晒太阳时长在 20 分钟左右比较安全；③当影子短于身高，紫外线可能在 30 分钟内对皮肤造成伤害；④影子长度不到身高的一半，紫外线在 15 分钟内就能伤害到皮肤。

健康术语

授时因子

这是使生物体的内部时钟与地球的 24 小时光 / 暗周期和 12 个月周期同步的外源性环境因子。常见的授时因子包括光照，环境温度，工作、学习和社交等社会活动，其中，光照被认为是最重要的授时因子。

（孙洪强　周　洋　邵　岩）

22. 如何通过**放松**改善老年人的睡眠

关键词：老年睡眠　放松技巧　睡眠质量

随着年龄增长，老年人常常会遇到睡眠问题，例如入睡困难、睡眠浅、容易醒等情况。这些问题不仅影响老年人白天的精神状态，还可能加重慢性疾病。研究发现，通过一些简单的放松方法，例如深呼吸、正念、运动等，可以帮助老年人缓解焦虑、放松身心，进而改善睡眠质量。

专家说

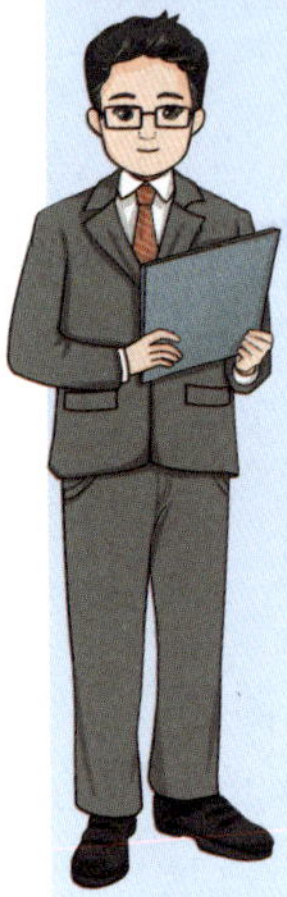

（1）老年人为什么更需要放松训练？

老年人的深睡眠减少，夜间易受环境干扰醒来，加上慢性疾病的影响，导致他们的入睡时间延长，睡眠效率降低。放松训练能降低身体紧张度，减少“压力激素”皮质醇的分泌，从而改善睡眠质量。

（2）哪些放松训练适合老年人？

1）沉浸式深呼吸：选择安静的环境，闭上双眼，身体放松，可以想象着自己沐浴在阳光中、在海边、在田野中，用鼻子缓慢吸气 4 秒，随后屏息 7 秒，最后用嘴巴慢慢呼气 8 秒，时长可以根据自身调整，全神贯注投入其中，重复数次，能够较快缓解紧张。

2）正念减压：正念减压不需要复杂的准备，每天只需花 10 分钟，专注于呼吸或身体感觉，减少焦虑和杂念。老年人可以通过录音机、小程序、手机 APP 等进行练习，操作便捷。

3）低强度运动：如太极拳、散步等，可以帮助老年人更快入睡。

（3）这些方法真的有用吗？

当然有用！多项研究已经证实，每周 3 次，每次 60 分钟、持续 12 周的太极拳练习，可以使老年人每晚睡眠时间增加约 48 分钟，入睡时间缩短约 18 分钟，并改善老年人的心理状态。在临床上，许多存在睡眠问题的老年人亦通过深呼吸等放松训练提升了睡眠质量。

健康术语

（1）**正念减压**：由乔·卡巴金博士创立的标准化课程，包含冥想、瑜伽和身体扫描，广泛用于改善慢性疼痛和睡眠问题。

（2）**睡眠效率**：实际睡眠时间与卧床总时间的比值。健康老年人建议睡眠效率在 85% 以上。

（孙洪强　张云龙　邵　岩）

关键词

睡眠环境　老年人　睡眠质量

23. 如何通过**调整睡眠环境**来改善老年人的睡眠

适宜的睡眠环境促进良好的睡眠，而不佳的睡眠环境不仅影响睡眠质量，还会影响身心健康。随着年龄的增长，老年人的睡眠更容易受到外界环境的影响。通过优化睡眠环境，可以改善老年人的睡眠，提高他们的生活质量。影响睡眠的环境因素通常包括：温度、湿度、光线、声音、通风度，以及卧室床品，例如床垫、睡衣、枕头的舒适程度等。

专家说

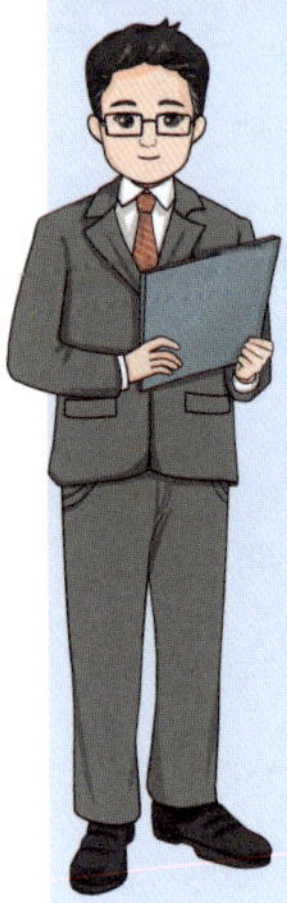

（1）什么样的温度、湿度更有助于睡眠?

一般来说，20~23℃环境温度更有助于睡眠。不过，每个人对温度的敏感度不同，老年人可能更倾向于稍高一点的温度，在22~24℃时感觉更舒适，从而顺利进入并维持良好的睡眠状态。通常相对湿度在40%~60%更有利于睡眠。过高湿度带来的潮湿感和过低湿度导致的干燥不适感，都可能影响睡眠。

（2）声音对睡眠有什么影响?

一方面，环境噪声会激活大脑的警觉反应，干扰睡眠。当环境噪声达到40分贝以上时，可能对部分人的入睡产生影响；超过60分贝，大多数人会明显感觉入睡困难。另一方面，白噪声（例如：雨声、风声）在人耳可听范围内，可以掩盖卧室环境中的干扰性噪声，是一种促进睡眠和改善睡眠质量的非药物方法。

健康加油站

如何打造一个安静、舒适的睡眠环境?

（1）选择安静的卧室，必要时可佩戴耳塞或播放白噪声以降低干扰。

（2）采用浅色系装饰卧室，营造放松氛围。

（3）睡前减少接触电子设备，避免强光。

（4）选择贴合人体曲线的床垫和枕头，确保支撑力适中，避免过软或过硬。

（5）保持卧室空气流通，定期通风。

（6）使用加湿器或除湿器调节室内湿度，维持温度、湿度平衡。

（孙洪强　王　丽　邵　岩）

关键词

老年人　睡眠习惯

24. 老年人需要养成什么样的睡眠习惯

随着年龄的增长，睡眠问题在老年人群中逐渐增多，其中以失眠最为常见。对睡眠问题的预防和及时干预，对于老年人的躯体健康和心理健康是非常重要的。老年人应该养成哪些好的睡眠习惯呢？

专家说

（1）**保持规律的作息：**固定的上床时间和起床时间可以帮助维持体内生物钟的稳定，而稳定的生物钟将有助于提高睡眠质量。

（2）**适度增加身体活动：**由于慢性疾病、居住环境限制、健康意识不足等原因，很多老年人的体力活

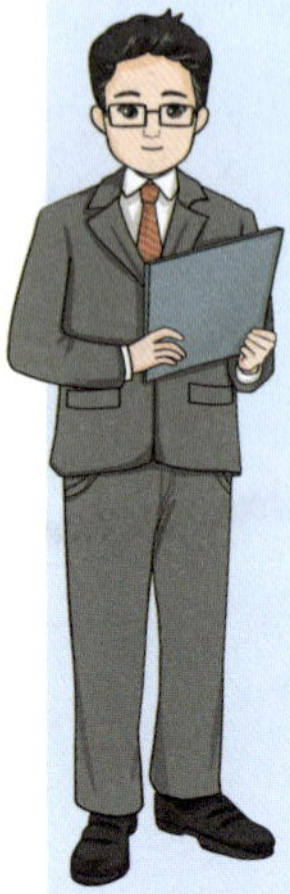

动非常少。而体力活动与睡眠驱动力息息相关。因此，白天应根据自己身体情况适度增加身体活动，可以增加睡眠驱动力，改善夜间睡眠的深度及连续性。

（3）白天增加太阳光照：我们知道光照对于昼夜节律的调节是非常重要的，而老年人光照不足是一个常见的问题，并且老年人从眼睛接收到的光信号可能会变弱。因此，老年人需要格外注意要获得足够的白天光照，可以让身体更好地区分昼和夜，改善夜间睡眠质量，同时光照对于调节情绪也有重要作用。

（4）避免白天长时间午睡：白天较长时间的午睡会消耗掉睡眠驱动力，使得晚上的睡眠变差，因此，应避免白天长时间的午睡（建议控制在半小时以内）。可以通过一些活动来抵抗白天的困倦，如散步（同时可以增加体力活动和光照）、打牌、做手工、见见朋友等。另外，午睡的时间点建议每天固定，这是因为午睡时间不规律会影响夜晚睡眠的规律性。

（5）睡前保持放松的身体和心情：放松的身心有利于良好睡眠。可以在白天或者睡前做一些放松训练，如肌肉放松、腹式呼吸练习、身体扫描等。此外，睡前避免进行一些刺激性的活动，如应避免睡前与人发生争执等。

（6）保持健康的饮食习惯：一日三餐的时间也应规律，这也有助于维持我们整体的生物节律。为了不影响入睡，建议晚餐吃得清淡一些，不要吃得过饱或过晚。

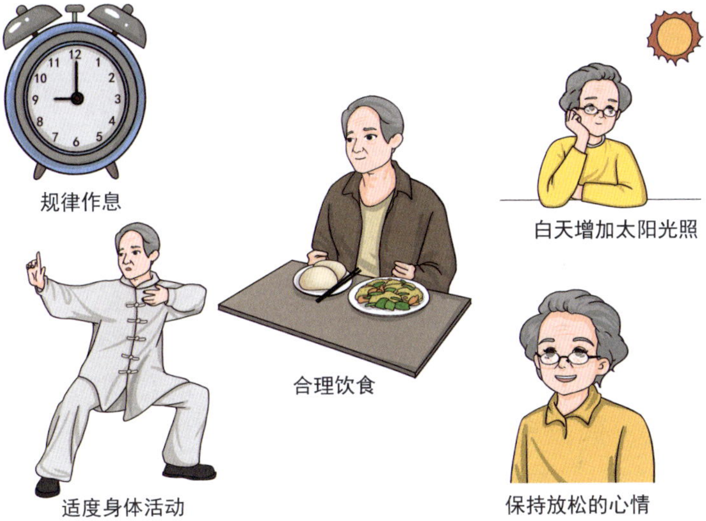
规律作息
白天增加太阳光照
合理饮食
适度身体活动
保持放松的心情

健康术语

睡眠驱动力

睡眠驱动力指体内推动我们进入睡眠状态的一种生理需求。它是一种随着时间积累、促使我们感到困倦并最终入睡的内在动力。睡眠驱动力是内稳态系统和昼夜节律系统的协同作用结果。通过白天增加体力活动、避免白天长时间小睡以及规律作息，可以增加睡眠驱动力，从而改善睡眠质量。

（孙洪强　陈　洁）

第六章

见怪不怪的故事

一

认识老年期精神病性症状

1. 迷失自我——镜子中的“他”

关键词

定向障碍 失认

老赵经过镜子的时候，突然放下手中的扫帚，盯着镜子里的自己，转身问老伴：“这是谁呀？”老伴安慰她说：“这是你自己啊，怎么连自己都不认识了？”老赵一脸迷茫，不断地摇头。之后老伴儿发现老赵开始在房间里四处寻找“那个人”，想知道“他”是谁，为什么会出现在自己家里。家人尝试用各种方法帮助他，例如拿出照片让他辨识各个人，但老赵的困惑似乎并没有减轻。他路过镜子时会十分警惕，有时整天待在房间里。这种现象在老年人中并不罕见，他们可能对自己的身份、所处的环境、时间等产生混乱，仿佛迷失在了自己的世界里。他们不仅会不认识镜子中的自己，还会分不清时间、地点，甚至身边的亲人。就像是一场突如其来的迷雾，让他们与现实世界之间的联系变得模糊不清。

专家说

家人应该怎么办？

对于家属来说，首先对患者需保持耐心和理解。可以通过展示患者的照片、讲述共同的回忆等方式，帮助患者找回一些自我认知的线索。保持环境稳定：尽量不要改变患者的居住环境，保持房间布局和物品摆放的一致性，减少因环境变化而产生的困惑。多用视觉提示：在患者的房间内放置一些能够提示日期、时间、地点等信息的提示牌，例如，在床头放置一个大钟，墙上挂上日历，门口贴上房间号码等。增加社交互动：鼓励患者多与家人、朋友交流，参与一些简单的社交活动，如家庭聚会、社区活动等。社交互动可以刺激大脑的认知功能，有助于缓解定向障碍的症状。如果情况严重，应及时寻求专业医生的帮助，需通过药物治疗和认知训练等方法改善症状。

健康术语

定向障碍

定向障碍是指个体在空间定位、时间判断、人物识别等方面出现认知困难，具体表现为对周围环境感到迷茫、不知所措，无法正确判断自己的位置、时间或周围人物的身份。定向障碍可以大致分为以下几种类型：

（1）**时间定向障碍**：无法确定具体时间。例如，分不清上午和下午，白天或黑夜等。

（2）**地点定向障碍**：无法确定自己所在的具体地点。例如，把医院认为是自己的家，把工厂认为是学校。

（3）**人物定向障碍**：无法确定周围其他人的身份以及与自己的关系。例如，把教师认为是医生，把儿子说成是孙子等。

（4）**自身定向障碍**：无法确定自己的姓名、年龄、职业等身份信息。例如，一个 76 岁的老年人认为自己 45 岁，一位农民认为自己是一位优秀的医生等。

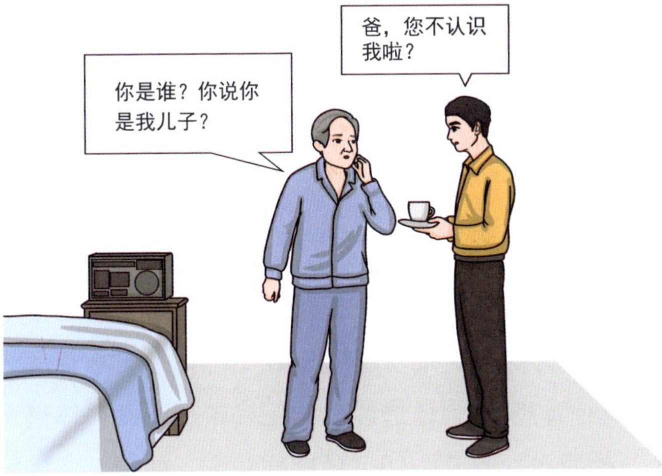

（张庆娥　范寅泰　朱柯蒙）

关键词
幻听

2. 耳边低语——如影随形，看不见听得到的“他”

老张原本是一位温和、有条理的人，但近一个月来，家人注意到，他频繁地在夜间醒来，坐在床边，双手紧握，眼神中透露出恐惧。老张称自己能听到一个严厉的男声在耳边不断地说话，时而低语，时而尖叫，像是有人在耳边窃窃私语，内容多为指责和命令，例如“你又做错了”“快去干活”等。这些声音让他感到非常烦躁，甚至有时会与这些声音对话，试图解释自己的行为。夜晚家人被老张的喊声惊醒，“那个声音又来了，它说我又做错了重要的事情。”老张颤颤巍巍地说。家人为此感到困惑不解，明明没有声音，虽然家人也一遍又一遍耐心地劝说，但老张却固执地认为：“我真的听到了，它就在那里，就在我的耳边。”

专家说

老年人出现幻听，家人应该怎么办？

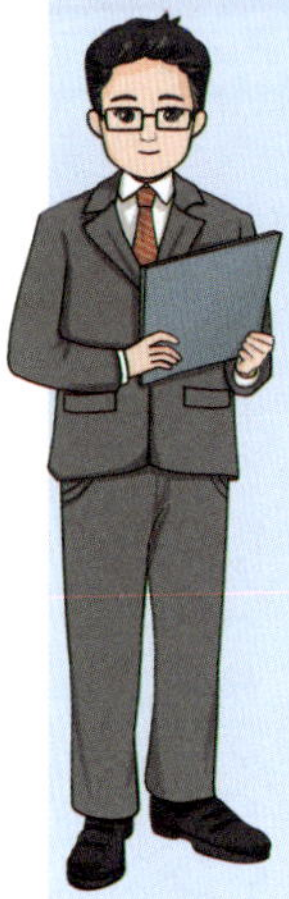

首先应及时前往正规医疗机构进行全面检查，包括听力测试、血液检查以及脑部影像学检查等，以便明确幻听的具体原因。医生会根据患者具体情况采取相应治疗方式，如抗精神病药物、镇静剂或抗焦虑药物等，必要时还可考虑中药治疗。其次在日常生活中，应为老年人创造一个安静、舒适且光线适宜的居住环境，减少外界噪声的干扰，要注重老年人的生活作息规律，保证充足的睡眠时间。心理支持同样不可或缺，应加强与老年人沟通交流，耐心倾听他们的想法和感受，给予充分的情感支持和理解，必要时可寻求专业心理医生的帮助，从而改善老年人的情绪状态。

健康术语

幻听

幻听是指在没有外界声音刺激的情况下，患者能清晰地听到某种声音。幻听的声音可以是言语性的，例如评论、赞扬、辱骂、斥责或命令等，也可以是非言语性的，例如机器轰鸣声、流水声、鸟叫声等。其中，言语性幻听最为常见，患者可以直接与幻听对话，也可以是作为第三者听到他人的对话。幻听的内容通常与患者自身相关且多为负面信息，如对患者的言行评头论足、议论患者的人品、命令患者做一些危险的事情等。因此，患者常为之苦恼和不安，并且可能出现自言自语、对空谩骂、拒饮拒食、自杀自伤或伤人毁物等行为。

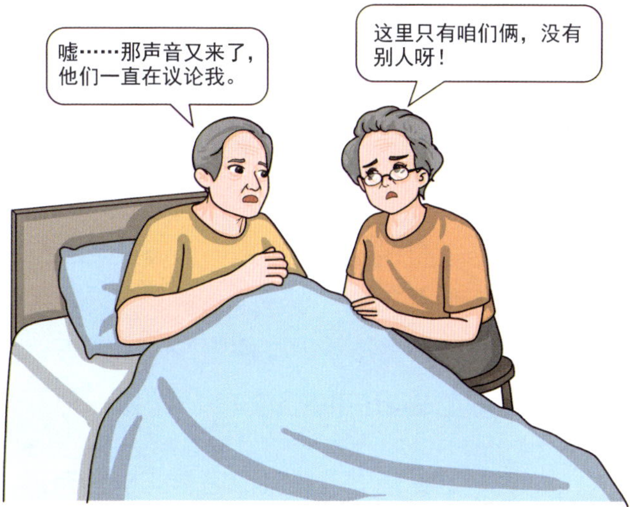

嘘……那声音又来了，他们一直在议论我。
这里只有咱们俩，没有别人呀！

（张庆娥　范寅泰　朱柯蒙）

3. 暮年的迷恋——激情燃烧的岁月

最近李奶奶开始频繁地提及小区里的一个年轻快递员，坚信这个快递员对她有特殊的好感。她经常站在窗前，等待快递员的到来，并且每次看到他都会兴奋不已。李奶奶反复看着快递员的照片，并告诉家人，快递员约她周末在公园见面，她已经准备好了要送他的礼物。快递员在送快递时总是对她微笑，还偷偷给她留下小纸条，表达对她的爱慕之情。家人试图解释快递员只是在工作时礼貌地微笑，并没有特别的意思，但李奶奶坚决不信，认为家人在嫉妒她找到了“真爱”。

专家说

老年人出现钟情妄想，家人应该怎么办？

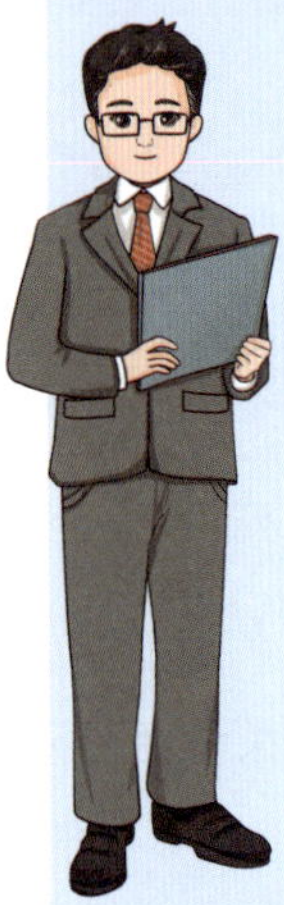

当老年人出现类似症状时，家属应保持耐心和理解，避免与患者发生激烈冲突。首先应注意与患者的沟通方式，要尽量友善地与患者沟通，不要试图通过解释和摆事实来纠正患者的妄想。

（1）转移注意力：鼓励患者参与一些有意义的活动，如兴趣小组、志愿者活动等，转移他们对钟情对象的注意力。

（2）环境调整：尽量减少患者与钟情对象的接触机会，避免患者因频繁接触而加重症状。同时建议尽快带患者前往正规医疗机构进行全面检查，明确病因，并在专业医生的指导下进行相关药物治疗和心理治疗。保持健康的生活方式，如合理饮食、适量运动和充足睡眠，也有助于改善患者的整体健康状况。

健康术语

钟情妄想

钟情妄想属于思维内容障碍的一种临床症状。表现为患者坚信某个人（通常是异性）对自己有特殊的感情，这种感情通常是单方面的，且与现实情况不符，即使面对客观证据也无法改变其信念。患者可能会频繁地提及这个人，甚至会采取一些行为来表达自己的“爱意”，如送礼物、写情书等。

（1）过度解读：患者会将对方的任何行为，如眼神、微笑、简单的问候等，解读为对方对自己的爱意。

（2）偏执：即使对方明确表示拒绝，患者也会认为这是对方在故意考验自己，从而更加坚定地相信对方爱自己。

（3）纠缠行为：患者可能会通过电话、书信、跟踪、监视等方式干扰对方的生活，甚至可能威胁到对方的人身安全。

（4）自我中心：患者往往以自己为中心，认为所有人的行为都是围绕自己展开的，难以接受他人的观点和建议。

（张庆娥　范寅泰　朱柯蒙）

4. 疑云重重——被“偷”走的小东西

关键词

被窃妄想

老陈最近会时不时地发现自己的钱包、手机、钥匙等物品“失踪”了，于是开始频繁地检查，有时会将这些东小心翼翼地藏起来。每次找不到东西，老陈都会大声质问家人，怀疑东西都是被邻居偷走的。家人和邻居都感到非常无奈，因为这些物品都好端端地摆在那儿，只是被老陈自己没找对地方而已。老陈却固执己见，坚信自己的东西被偷了，甚至开始在家中安装摄像头，以防“小偷”再次光顾。

专家说

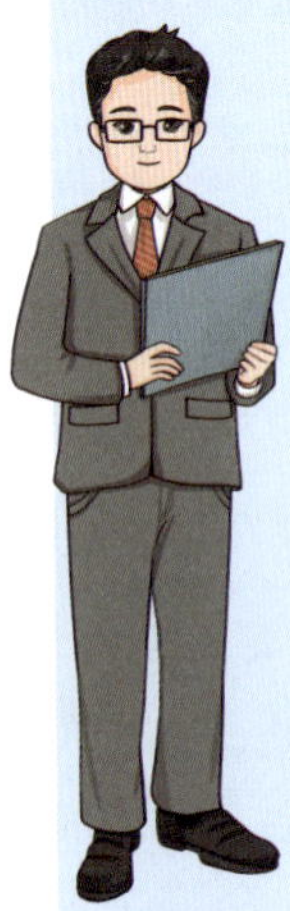

老年人出现被窃妄想，家人应该怎么办?

当老年人出现类似症状时，家属应进行：

（1）**心理疏导**：与患者耐心沟通，倾听他们对物品丢失的担忧，帮助他们分析这些担忧的不切实际，并引导老年人自己找到相应的物品。

（2）**物品管理**：帮助患者建立物品管理的习惯，如固定存放钱包、手机、钥匙等重要物品的位置，减少物品丢失的情况。可以使用标签、提醒器等辅助工具，帮助患者更好地管理物品。

（3）**环境调整**：尽量减少患者与他人的接触机会，避免患者因频繁接触而加重妄想症状。可以安排患者在不同的时间段活动，或者改变患者的活动路线，减少与他人的交集。

健康术语

被窃妄想

被窃妄想是指患者毫无根据地认为自己的东西被人偷窃了。这类妄想多见于老年期精神障碍，可能与老年人的心理、生理特征及记忆下降有关。常见的表现有：

（1）**坚信被偷窃：**患者坚信自己的财物被他人偷走，即使没有证据支持这一观点。

（2）**过度谨慎：**患者可能会对财物的保管变得异常谨慎，频繁检查和清点物品。

（3）**跟踪或监视行为：**患者可能会怀疑他人有偷窃行为，从而采取跟踪或监视的措施。

（4）**不合理地保护财物：**患者可能会采取极端措施来保护财物，如将物品藏在特殊的地方。

（5）**情绪反应强烈：**患者可能会因为被窃而感到焦虑、愤怒或不安，甚至可能因此与他人发生冲突。

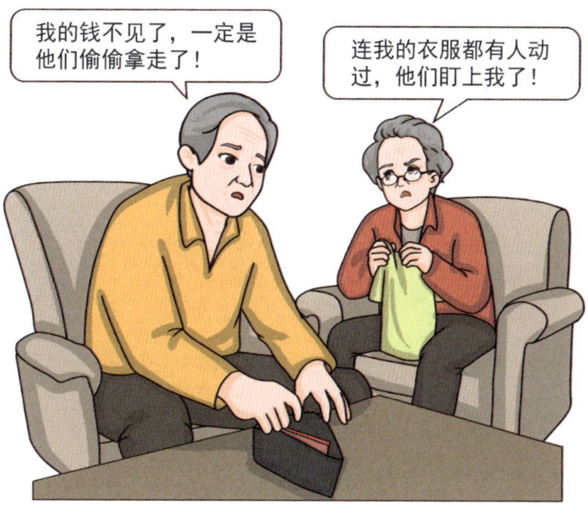
我的钱不见了，一定是他们偷偷拿走了！
连我的衣服都有人动过，他们盯上我了！

（张庆娥　范寅泰　朱柯蒙）

5. 阴谋论者——总有人要害“朕”

关键词
被害妄想

老赵最近总是疑神疑鬼的，家人旁敲侧击地询问后才知道，原来老赵认为有邻居在背后说他的坏话，影响他的声誉。没过多久，老赵变本加厉地坚信自己被一个神秘组织跟踪和监视，电话被窃听，邮件被拆封检查。甚至怀疑自己的食物和饮水被下了毒，导致身体不适。因此，他变得极度警惕和多疑，经常检查门窗是否被撬开，频繁更换住所，拒绝与家人和朋友接触，担心他们会泄露自己的行踪。在公共场合，他常常表现得非常紧张和不安，四处张望，寻找可能的“敌人”。渐渐地他感到孤独和无助，对生活失去了信心。

专家说

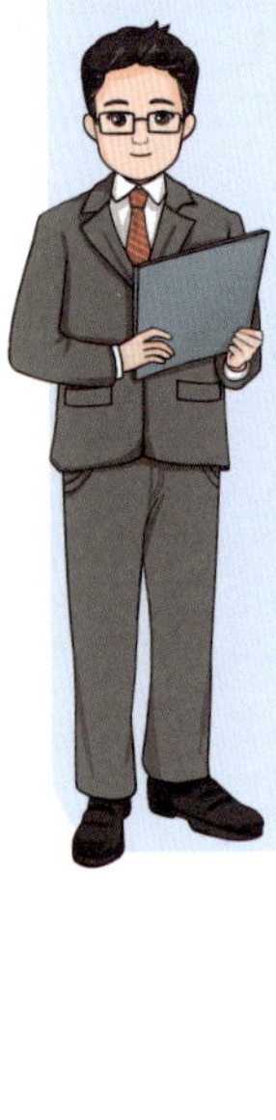

老年人出现被害妄想，家人应该怎么办?

作为家属，我们首先要保持耐心和理解，避免与老年人发生争执。要多关心和陪伴老年人，给予他们情感上的支持，帮助他们缓解焦虑抑郁情绪和孤独感。同时，建议尽快带老年人前往正规医疗机构进行全面检查，明确病因，并在专业医生的指导下进行药物治疗和心理治疗。在日常生活中，保持规律的作息、合理的饮食和适量的运动，也有助于改善老年人的整体健康状况。

健康术语

被害妄想

被害妄想表现为患者坚信自己被他人或某种势力迫害、攻击、诽谤、监视、跟踪、下毒或谋害等，即使面对客观证据也无法改变其信念。通常多见于精神分裂症患者中，具有不可被纠正、为个人独有、仅与个人相关等特点。

（张庆娥　范寅泰　朱柯蒙）

关键词

围积症　强迫行为

6. 收藏家的秘密——变“废”为“宝”

老陈的家人注意到她的家中堆满了各种各样的物品，从旧报纸、塑料瓶到破旧的家具，应有尽有。她坚信这些物品将来会有用，坚决不肯丢掉。家中的走廊、客厅和卧室都被这些物品占据，几乎没有下脚的地方。张奶奶的家人多次劝说她清理这些物品，但她却固执己见，甚至与家人发生争吵，称“这些东西都是我的宝贝，你们不能动！”。

专家说

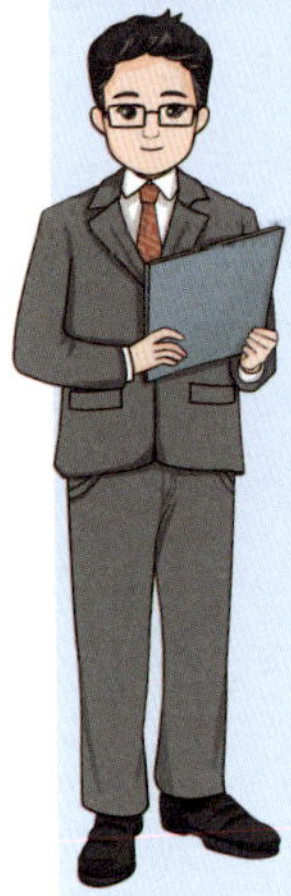

老年人出现囤积症，家人应该怎么办?

作为家属可以采取以下几种措施来帮助他们:

（1）理解和支持：首先要理解老人的痛苦，避免与他们发生争执。给予情感支持，帮助患者因被要求丢弃囤积物品产生的焦虑情绪。

（2）鼓励就医：建议老人及时就医，接受专业的心理治疗和药物治疗。认知行为疗法是囤积症的主要治疗手段，可以帮助患者识别和改变不合理的认知模式，减少对物品的过度依恋。

（3）协助清理：在取得老人同意的前提下，帮助他们逐步清理和整理物品。可以先从最不重要的物品开始，逐渐处理其他杂物。在这个过程中，尽量避免强制清理，以免引起老人的强烈抵触。

（4）提供陪伴：多陪伴老人，参与他们的日常生活，给予他们更多的安全感。可以通过陪伴和关心，帮助他们建立处理杂物与积极情绪的正向情感连接。

（5）培养兴趣爱好：鼓励老人培养有益身心的文体爱好，减少独处时间，帮助转移注意力，减少对物品的依赖。

（6）逐步建立习惯：帮助养成处置不用物品的习惯，如将不需要的物品捐赠给需要的人，或者送到二手市场转手。

健康术语

囤积症

囤积症表现为患者持续地难以丢弃或放弃物品，即使这些物品的实际价值很低或根本没有价值。患者会因为丢弃物品而感到极度痛苦，导致生活空间被大量物品占据，影响正常生活功能。囤积症的症状通常出现在青少年至成人早期，并可能随着年龄增长而逐渐恶化，是强迫症的常见表现。

（1）**持续性丢弃困难**：患者难以丢弃物品，即使这些物品没有实际价值。

（2）**强烈的保存需求**：患者觉得有必要保存这些物品，并且因被要求丢弃物品出现烦躁情绪。

（3）**生活空间混乱**：物品堆积导致生活区域变得拥挤和杂乱，影响空间的正常使用，如因囤积物品而无法在床上睡觉。

（4）**社交和职业功能受损**：囤积行为可能导致社交、职业或其他生活重要功能受损，如因囤积物品过多而避免让家人、朋友或修理工进入房间。

（5）**情感依赖**：囤积物品可能会让患者感到安全和舒适，产生情感依赖而难以丢弃。

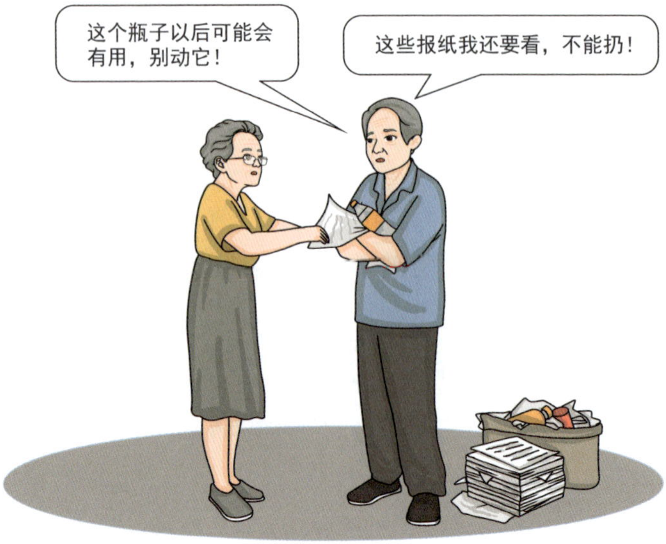
这个瓶子以后可能会有用，别动它！
这些报纸我还要看，不能扔！

（张庆娥　范寅泰　朱柯蒙）

7. 无尽的求医路——检查不出的怪病

老李最近总是感觉身体不舒服，经常头痛、胸闷、胃痛，但每次去医院检查，医生都说没有发现任何异常。老李却不相信，坚信自己患了严重的疾病，只是医生没有检查出来。他频繁地更换医院，反复进行各种检查，但结果均正常。但老李却仍固执己见，坚信自己患了一种十分疑难的疾病，认为医生的水平不够，进行的检查不够精准和先进，找不到自己的疾病所在，拒绝接受医生的解释，要求进行更全面的检查。

专家说

老年人出现疑病妄想，家人应该怎么办？

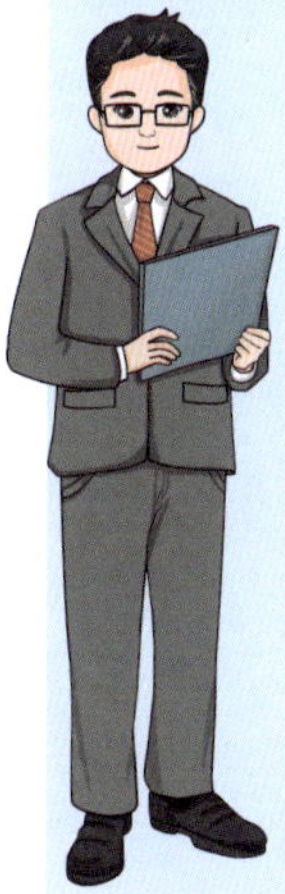

面对有疑病妄想的患者，可以采取以下措施来提供支持和帮助。

（1）保持耐心和理解：认识到患者的担忧是真实的，尽管这些担忧可能没有医学依据。经常与患者沟通，表达关心和支持。

（2）鼓励专业医疗评估：陪同就医，鼓励患者进行全面的体检，根据专业医生的治疗方案，督促患者坚持治疗计划。

（3）帮助患者减少健康焦虑：鼓励患者参与他们感兴趣的活动，以减少对健康的过度关注，帮助患者建立规律生活。

（4）管理家庭环境：减少医疗信息的过度暴露，避免在家中频繁讨论健康问题或观看医疗相关的电视节目，这可能会增加患者的健康焦虑。

健康术语

疑病妄想

疑病妄想指个体坚信自己患有某种严重的疾病，尽管医学检查没有发现相应的病理证据。这种妄想通常与过度关注身体症状、健康焦虑以及对疾病的误解有关。可能导致患者频繁就医、进行不必要的检查，甚至影响日常生活和人际关系，常见于精神分裂症、老年期抑郁症和器质性精神障碍等。

（1）坚信患有严重疾病： 患者坚信自己患有某种严重的躯体疾病，如癌症、艾滋病等，即使没有证据支持这一观点。

（2）过度关注身体症状： 患者对自身的身体症状过度关注，如轻微的疼痛、疲劳、失眠等，这些症状被患者放大并坚信是某种严重疾病的征兆。

（3）反复就医和检查： 频繁就医，要求进行各种检查，即使检查结果正常，也无法消除他们的疑虑。

（4）情绪反应强烈： 患者常常在对健康问题担忧的基础上伴有焦虑、恐惧和抑郁情绪。

（5）难以被说服： 即使医生多次解释和保证，患者仍然坚信自己患病，无法接受医生的诊断结果。

（张庆娥　范寅泰　朱柯蒙）

8. 身体的空洞——感觉身体被掏空

老王最近总是感觉自己的身体被掏空了，仿佛身体里的器官和组织都消失了。他坚信自己已经没有心脏、肺部和肝脏，只是空空的躯壳。家人为此非常担忧，带他去医院检查，但医生都说没有发现任何异常。老王却不相信，坚信自己的身体已经不存在了，甚至拒绝进食和活动。

专家说

老年人出现虚无妄想，家人应该怎么办？

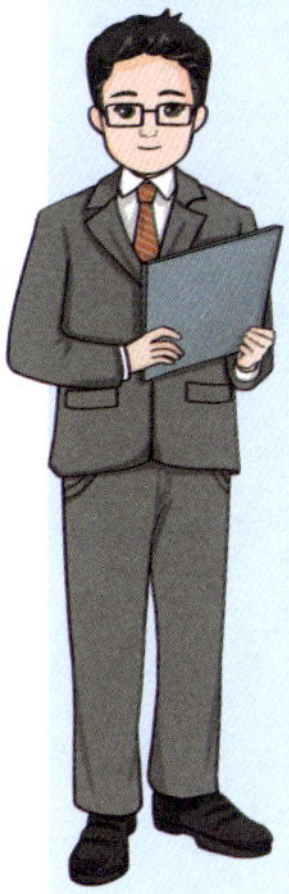

作为家属应该：

（1）**寻求专业医疗帮助**：家属应尽早带患者前往精神科或心理科就诊，由医生对患者的状况进行准确评估，并制定合适的治疗方案，鼓励患者积极配合治疗，按时服药，参加心理治疗，并定期复诊。

（2）**创造良好的家庭环境**：家属对待患者的异常表现需保持耐心与同理心，避免直接反驳或嘲笑他们的想法，而是尝试站在他们的角度去理解，此外还需为患者营造安全舒适的生活环境。

（3）**与患者有效沟通**：与患者保持开放和诚实的沟通，让他们知道自己的想法和感受是被重视和理解的。

健康术语

虚无妄想

虚无妄想指患者坚信自己或世界已经不存在或即将消失。常表现为：

（1）**感觉世界是虚幻的**：觉得自己所处的环境像是一个虚构的电影场景，所有事物都没有实质感。

（2）**怀疑自我存在**：常常怀疑自己是否真的存在，怀疑自己的身体、思想甚至记忆都是虚无的。

（3）情感冷漠：由于认为一切都不存在，患者会对生活中的事情失去兴趣，甚至对亲人、朋友漠不关心。

（4）回避现实：可能会极力回避现实，逃避工作、社交或其他日常活动，觉得这些事物都毫无意义。常见于老年人，通常与重度抑郁障碍、精神分裂症等疾病相关。

（张庆娥　范寅泰　朱柯蒙）

关键词

贫穷妄想

9. 贫困的错觉——身无分文、穷困潦倒的我

老张最近总是感觉自己非常贫穷，坚信自己身无分文，即将陷入贫困。为此他拒绝购买任何物品，甚至拒绝进食，认为自己没有钱来承担相关费用。虽然家人带其去银行查看账户余额，但老张仍然不相信，坚信自己的钱已经不翼而飞。

专家说

老年人出现贫穷妄想，家人应该怎么办？

（1）心理疏导：首先家属与患者进行耐心的沟通，了解他们对经济状况的担忧，指出其想法是没有根据和荒谬的。

（2）财务透明：帮助患者了解自己的财务状况，如查看银行账户余额、理财计划等，减少他们对经济

状况的过度担忧。可以提供一些财务管理资料，帮助患者更好地管理自己的财务。

（3）环境调整： 尽量减少患者与经济信息的接触机会，避免患者因频繁接触而加重妄想症状。可以安排患者参与一些其他活动，如兴趣小组、志愿者活动等，从而帮助转移患者对经济状况的关注。

关键词

嫉妒妄想

健康术语

贫穷妄想

贫穷妄想指患者坚信自己已经一贫如洗，没有一点财产，甚至不能养活家人和自己。即使其亲属或别人告诉他很富有，财产都在家里，仍不能改变其观念。常与被窃妄想同存，多见于精神分裂症、抑郁症、脑器质性精神障碍等。患者会过分低估自己的经济条件，从而出现拒食、拒绝住院等行为，即使面对明显的财富证据，患者仍然坚信自己贫困，无法被说服。

（张庆娥　范寅泰　朱柯蒙）

10. 嫉妒的阴影——看不见的第三者

老李最近总是怀疑自己的老伴有外遇，他坚信老伴和同个舞蹈队的老朱有不正当关系，为此老李经常在老伴出门时跟踪她，甚至偷偷查看老伴的手机，老伴一旦打电话就怀疑电话那头是老朱，不让老伴出门跳舞，反复上门找老朱核实两人关系，甚至大打出手。不管老伴和老朱如何解释，老李也无法相信。

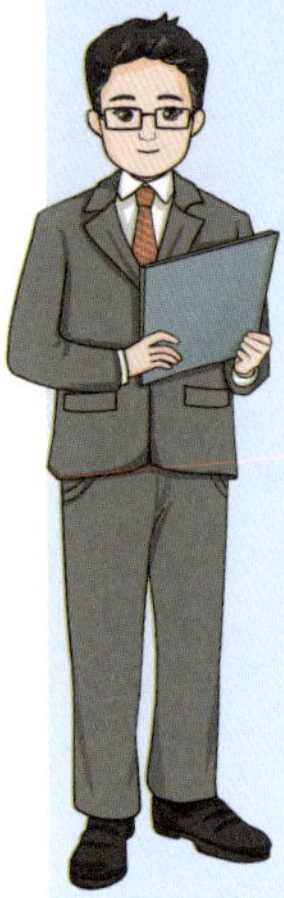

专家说

老年人出现嫉妒妄想，家人应该怎么办？

（1）**心理疏导**：家属应耐心与患者沟通，解释患者的想法是不真实且病态的，尽量帮助患者建立对自己异常想法的正确认识。

（2）**建立信任**：鼓励患者与配偶建立信任关系，多参与一些家庭活动，增强患者的安全感。可以安排患者与配偶一起活动，减少患者的不信任感。

（3）**环境调整**：尽量减少配偶与患者怀疑异性的交集，避免患者反复出现猜忌。同时应尽早就医，在专科医生的指导下尽早完善相关检查和治疗，避免病情加重或出现严重后果。

健康术语

嫉妒妄想

嫉妒妄想，又称不贞妄想或奥赛罗症候群，患者坚信自己的配偶或爱人不忠，尽管没有确凿的证据支持这一观点。患者可能会采取各种手段来验证自己的怀疑，例如跟踪、监视、检查伴侣的手机和衣物等。患者经常对伴侣的行为、言语进行过度解读，认为其存在不忠行为，为此可能会表现出极端的情绪反应，如愤怒、焦虑、沮丧等，还可能出现怀疑、监控、控制等行为，干扰正常生活和社交活动。虽然怀疑通常没有实际证据支持，即使面对合理的解释或证据，患者依然坚持自己的怀疑。

（张庆娥　范寅泰　朱柯蒙）

关键词

日落综合征　意识障碍

11. 不安的黄昏——黄昏时分的心智迷雾

张某某，男，83岁，多年来有喝咖啡的习惯，近年来，特别是在夏秋季交换时的日落时分，人像着了魔似的突然变糊涂，有时连自己的名字都忘了，也不能说出家庭住址和亲属的名字。

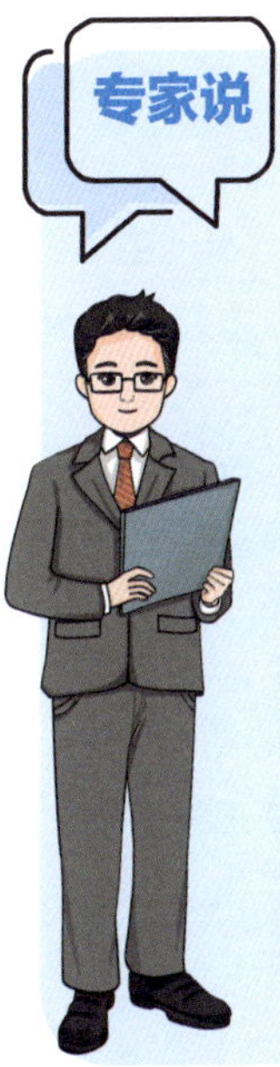

（1）为什么会出现“日落综合征”？

“日落综合征”的出现主要受环境的影响，尤其是季节交替时节，老年痴呆症患者可能出现生理钟紊乱，难以适应黄昏的推迟或提前。当傍晚光线不好时，患者对周围环境识别的能力变差，看到的人或物与白天不一样时，这些刺激可能诱发症状。此外，患者服用的某些药物或疾病本身也会给老年人患者带来影响，日间睡得过多或者饮浓茶、咖啡等也会造成患者兴奋，进而诱发症状。

“日落综合征”的发病机制是由于急性大脑供血不足所致。虽然大多能在数小时或数日内恢复正常，但这种急性脑供血不足潜伏着很大的危险性，往往是脑血管意外、心脏病发作的前兆。遇到这种情况，家属和医生绝对不可掉以轻心。

（2）如何帮助患有“日落综合征”的人？

①记录下哪些事情能诱发它。②保持日常固定的时间起床、吃饭、睡觉。③每天提前安排好外出、参观、洗澡等的时间。④避免给患者服用尼古丁、酒精之类的兴奋剂；如果患者想吃糖果和咖啡因，要确保在早晨吃。⑤排除可能会引起患者混乱的因素。⑥傍晚提前开灯，减少黄昏时分亮度不足对患者情绪的刺激。⑦让患者尝试做一些平静的事情：听轻松的音乐，看书，或者散步。

健康术语

日落综合征

日落综合征又称“黄昏综合征”或“日落现象”，是指在日落时分或日光减少时（大约下午3点到晚上11点），老年患者出现的一系列情绪和行为的改变，例如：情绪紊乱、焦虑、亢奋、言语反复和方向感消失等，这些改变可持续数小时或整个晚上，但在白天大多正常，有显著的周期性发病。部分患者还会发生意识障碍，人变得糊涂起来，不知道自己是谁，叫什么名字，在什么地方，正在干什么。意识障碍通常是一过性的，一般在数小时、最多数日内就会恢复正常。既往认为本病多归属于阿尔茨海默病的症状，但在临床实践中发现，处于其他疾病状态的老年患者也会发生“日落综合征”。

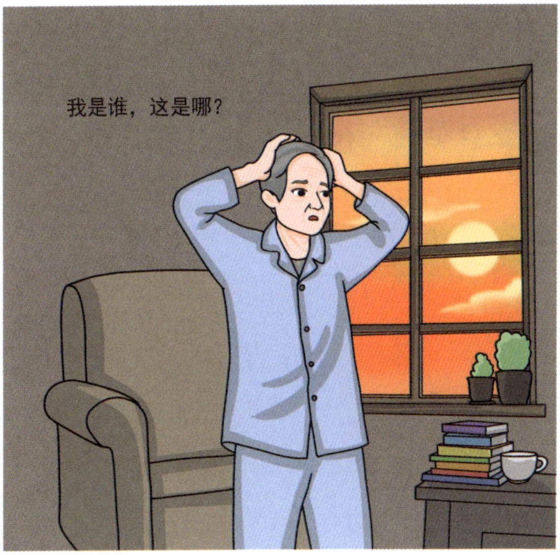

（汤艳清　孔令韬　姜雪君）

关键词

妄想　坚定不移

12. 莫须有的人和事——编故事大王

患者，男，61岁。总病程27年。患者接触良好，自述不可能有过的经历："1949年我出生在意大利的一个贵族家庭，在那里读了小学、中学，有很多亲戚朋友。1960年告别了家乡的父老乡亲，乘火车来到中国，下火车后我又改乘汽车，来到了大理我的养父母家。"问为何来中国，称"我身系重任，是米兰党的领导派我来中国帮助共产党做大事业"。患者表情痛苦地称"省公安厅认为我是特务，把我搞成大案要案，随时监视我”。“我没有病，2003 年米兰党的领导要来接我，我要回意大利了”。患者暴露出非血统、被害等妄想，情感反应与思维内容及行为相一致，无自知力。

专家说

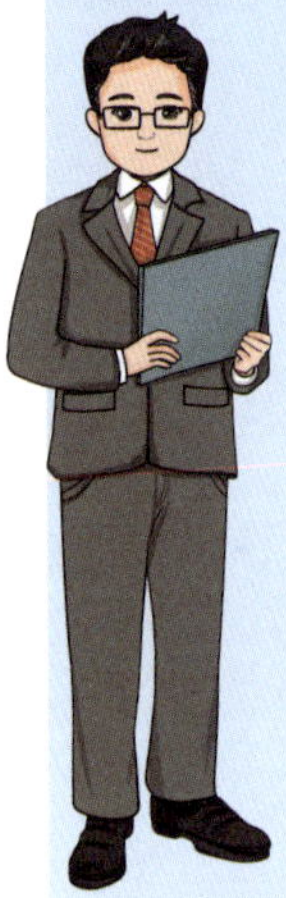

（1）老年期妄想症的表现有哪些？

老年期妄想症的妄想内容多种多样，常见的有被害妄想、夸大妄想、嫉妒妄想、错爱妄想等，患者可能会坚信自己被他人跟踪、陷害、诬陷等，或者认为自己拥有非凡的能力、财富等；患者对自己的妄想深信不疑，即使面对相反的证据，也难以动摇其信念；由于妄想的存在，患者可能会出现焦虑、抑郁、恐惧等情绪，影响其日常生活和社交功能；部分老年期妄想症患者可能还会出现幻觉、错觉等症状，或者伴有记忆力减退、注意力不集中等认知功能障碍。

（2）老年期妄想如何预防和应对？

通过心理治疗（例如，认知行为疗法、支持性心理治疗等）、药物治疗、家庭支持和社会支持（例如，建立老年人心理援助热线、开展老年人心理健康讲座等）等多方面的综合干预措施，可以有效减轻或消除老年期妄想症的症状，提高患者的生活质量；通过关注老年人的生活变化，发生退休、亲人离世等导致老年人心理失衡生活事件时，应及时进行心理疏导和干预，为老年人提供更多的社交机会和活动平台，如社区活动、志愿者服务等；老年人应提高自身的心理素质和应对能力，以及定期进行健康检查。从而预防或减轻老年期妄想症的发生。

健康术语

老年期妄想症

这是指在老年期出现的一种以妄想为主要表现的心理障碍，妄想是一种虚假的信念，通常与现实脱节，但患者却坚信不疑，老年期妄想症患者常常会出现一些离奇、不切实际的念头，如被害妄想、夸大妄想、嫉妒妄想等，这些妄想会严重影响患者的日常生活和社交功能。

（汤艳清　孔令韬　姜雪君）

关键词

情感高涨　自我夸大　情绪波动

13. 权力的幻想——我是地球球长

患者，男，61岁，心境障碍躁狂发作。患者为某学校退休教师，在岗工作一般，在同事间和学生之间的威信很低。病后说政务司长及副总理晚上要给他打电话，他与多名国家领导人有联系，说副总理在电话上给他做出很多指示，说他的母亲与政务司长的父亲早就有密切联系，说自己也差一点成为科学家；严重时，对外宣称自己是地球球长，统管着整个地球。

专家说

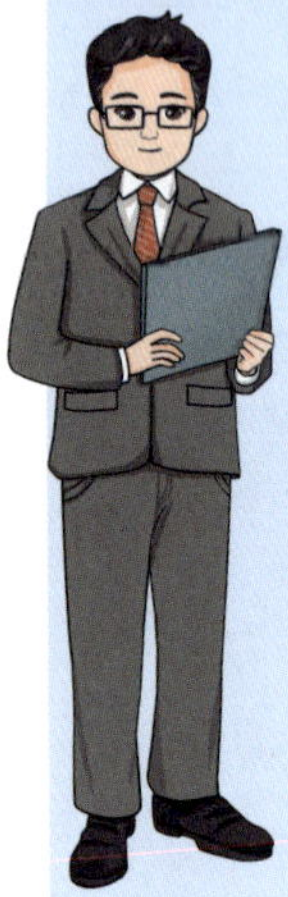

（1）如何应对老年期夸大妄想？

早期识别，当患者出现异于往常的睡眠问题、情绪不稳定、行为异常或食欲减退等症状时，要予以关注；顺势接纳引导，在患者发病期，要加强观测，切不可与其异常认知进行强行争辩，要顺势接纳其妄想的身份进行引导，帮助其约束自己的行为，维持正常的生活秩序，并稳定好情绪；做好三方联动。及时与家属沟通，做好提示和疾病宣教；另一方面与医生保持动态地观测诊治，以调整药物的治疗方案为重点，必要时进行转诊或联合会诊；在此基础上加强看护，确保安全，待病情稳定后，继续下一步康复治疗。

（2）夸大妄想的治疗方法有哪些？

心理治疗（例如，认知行为疗法、心理动力学疗法等）、药物治疗、建立支持系统、生活方式管理（良好的生活方式习惯，包括健康饮食、规律运动和良好的睡眠习惯）、接受现实、持续监测和治疗。

健康术语

夸大妄想

夸大妄想患者常常表现为对自身能力、地位、身份、权力或成就等过度的夸大和想象，并伴有情绪异常高涨，心境特别愉快。常见于躁狂症、分裂情感性精神病、脑器质性精神障碍。表现不易理解的、自得其乐的情绪高涨状态称为欣快，多见于脑器质性精神障碍或酒醉状态。

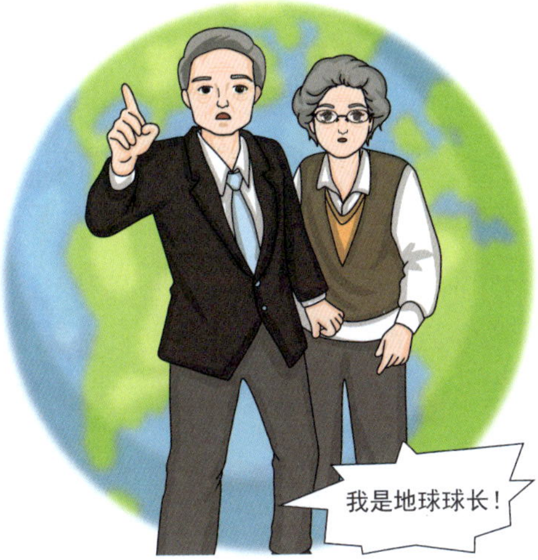

（汤艳清　孔令韬　姜雪君）

关键词

沉默寡言　反应迟钝　行为缓慢

14. 沉默的深渊——沉默寡言，反应迟钝

患者，女，61岁，退休干部，既往体健。退休后渐感生活不顺心，压抑，高兴不起来，兴趣下降，常觉得疲乏无力，活动减少，并出现失眠，不爱说话，眼神呆滞，总是看向一个方向，别人和她说话，要很长时间才能给予回应，回答内容并不贴切。家里人发现其笑容减少，表情给人感觉特别淡漠，外界发生的事情好似与她毫无关系，自觉脑子反应慢，记忆力下降明显，主要是近期的事情记忆模糊，食欲差，进食像是完成任务，体重下降明显。

专家说

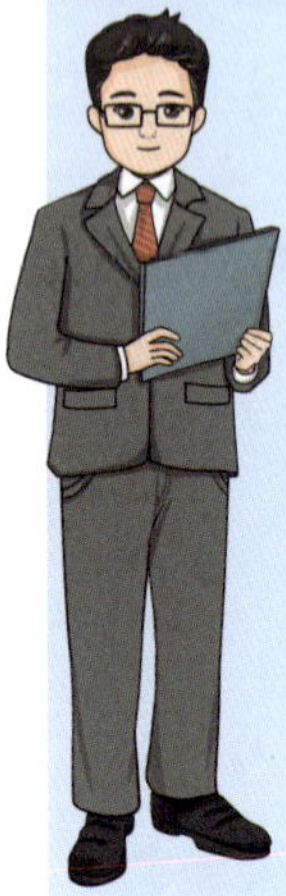

（1）精神运动性迟滞的躯体表现有哪些？

走路或改变姿势（如从椅子上站起来）时动作迟滞；执行需要手眼协调的任务的能力受损，例如接球、剃须和化妆；对某些情况反应缓慢，例如伸手去拿坠落的物体；表现出在精细运动任务方面的能力下降，如写作、使用剪刀和系鞋带；站立时弯腰驼背，姿势不佳；说话声音单调、低沉；盯着天空或看向虚无的方向，眼神交流减少。

（2）如何治疗精神运动性迟滞？

回顾药物使用情况，首先排除身体和精神上的迟钝是否由药物的副作用引起，通常治疗双相情感障碍的某些抗焦虑或抗精神病药物可能是罪魁祸首。抑郁发作相关的精神运动性迟滞，排除药物副作用及其他躯体 / 物质所致的原因后，通常首选抗抑郁药物治疗；对于严重的抑郁症，特别是如果伴有紧张症，缺乏现实感，或自杀风险很高，可以考虑无抽搐电休克疗法。找到了正确的药物组合，可以配合心理治疗和一些非药物疗法作为稳定情绪的长效策略。

健康术语

精神运动性迟滞

通常以随意运动缺乏、反应迟钝为特点，常有面部表情减少、言语少等，甚至大部分时间处于缄默状态。思考问题困难，行动迟缓，呈无欲无求状态，对外界环境变化无动于衷。

（汤艳清　孔令韬　姜雪君）

15. 冲动的漩涡——翻箱倒柜，大打出手

关键词

兴奋躁动 行为活跃 躯体功能亢进

患者，男，68 岁，退休工人，既往身体健康，无重大躯体疾病史，被家人紧急送来精神科。近段时间，家人发现其行为出现异常。表现为频繁地翻箱倒柜，将物品随意翻出，扔得满屋子都是。家人询问时，他只是含糊地说在找东西，但具体找什么也说不清楚。随着时间推移，患者情绪变得极不稳定。一天，家中来了客人，他突然变得异常暴躁，认为客人是来偷他东西的，与客人发生激烈争吵，进而大打出手。家人上前阻拦，却也被他抓伤。在后续的观察中，发现患者思维混乱，常常言语急促，前言不搭后语。

专家说

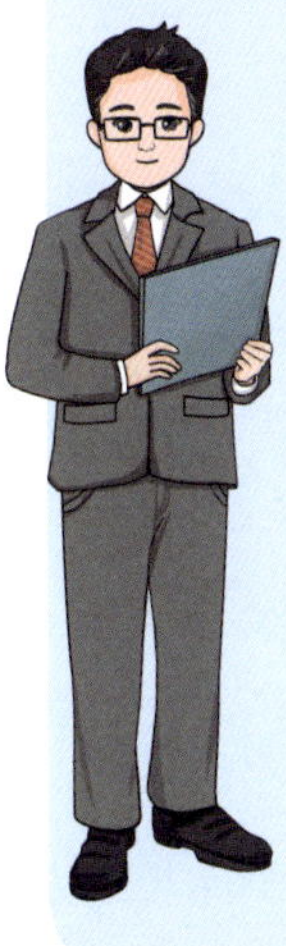

（1）精神运动性兴奋的危害有哪些？

由于患者兴奋躁动，缺乏自我保护，常致外伤，或者扰乱四邻、无法护理而送精神科急诊。较长时间处于兴奋状态的患者，体力消耗过度，加上饮食和睡眠减少，可出现水、电解质平衡紊乱，多器官功能衰竭，甚至伴发感染。因此病情严重时需要紧急处理。此外患者经常伴随易激惹状态，容易愤怒甚至出现攻击行为；在谵妄状态下，患者可能出现恐怖情境的幻觉、妄想等，也可能诱发恐惧而仓皇逃离行为；这些状态都可能出现自我伤害、伤害他人或者毁坏物件行为。

（2）如何治疗精神运动性兴奋?

控制兴奋：可选用苯二氮䓬类药、抗精神病药、MECT；针对水电解质平衡紊乱、感染或器官功能衰竭，积极对症治疗；若伴有感染，应根据药敏试验给予足量、足疗程强有力的抗感染治疗，必要时请综合医院会诊；保持相对稳定、安静的心理环境和温馨、平静、安全的人际环境。

健康术语

精神运动性兴奋

这是一种精神活动部分或者全面亢奋，与精神运动性抑制相对应的状态，主要包括协调性精神运动性兴奋和不协调性精神运动性兴奋两种。表现为患者的身心活动的明显亢进，感知觉过敏、记忆增强、思维奔逸或者思维云集、幻觉妄想、情绪高涨或者不稳定、意志增强、动作行为增多等。常见于下列精神障碍：精神分裂症、躁狂发作、分离-转换性障碍、器质性精神障碍等。

（汤艳清　孔令韬　姜雪君）

16. 替身的秘密——面孔背后的陌生人

患者，女，64岁。某天回家时感到自己的子女被外表长相酷似的别人替换了，连房子和所有物品也都被替换了，随后发现来访的亲友也都被替换了。她去走亲访友，所到之处一切都已经被替换了，于是惊恐地报警。在门诊，她多次询问医生：“现在的医学是否已经发达到不留痕迹地复制一个人的水平？”

专家说

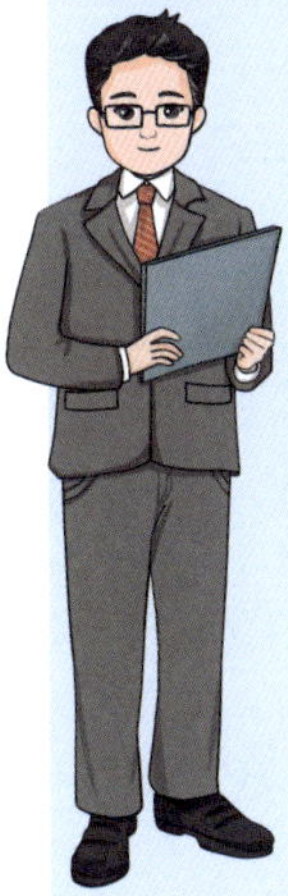

（1）“冒充者综合征”患者有什么样的性格特征？

“冒充者综合征”患者通常存在严重多疑、矛盾情感、弥漫的不真实感，出现错认继而形成妄想。具有“冒充者综合征”这种倾向的人往往是一些很成功的人，但他们对自己的成功心存怀疑，认为他们不是靠能力取得成功，感觉是在欺骗他人，就像是一个冒名顶替者，并且害怕被他人发现自己的欺骗行为。许多功成名就的人在内心深处并不相信自己的成功，似乎一切只不过是偶然，自己获得晋升、谈妥客户、得到荣誉等都是碰上好运气、好机遇而已，总觉得自己配不上所处的地位，害怕总有一天从高处跌落，被打回原形。这也是“冒充者综合征”的表现。

（2）面对“冒充者综合征”患者，应对措施有哪些？

①在自己做不好事情的时候，不要过分地责怪自己，接受自己不是全能的人，也不要害怕地认为自己是失败的。②忽视竞争：用一种敲门“直视前方，忽视竞争”的形式来克服“冒充者综合征”。③多点信心，少点怀疑：正视自己的现状，无论是否有“运气”的成分在里面，当下这些所得都是你自己的，无论你觉得自己多么不自信或者能力多不足，这些所得已经是你的东西，不需要担心被夺走或者会消失。

健康术语

冒充者综合征

冒充者综合征患者认为生活中的某个人（一般是关系密切的亲人，例如父母、配偶或子女）已经被另外一个人所冒充或取代了，这两个人同时存在，他们的长相和其他特征都与原来亲人一模一样的一种精神病理状态。被冒充的原型也可以是其他熟人、见到的任何人，甚至是机器人、外星人、物品、房子、环境等。至于冒充者究竟是谁，患者很少追究。该症状通常由于患者受到某种外界打击而产生。症状出现后，患者通常会表现出高度的不安全感和暴力倾向。该症状在临床上比较常见，而且基本上见于精神分裂症患者。

（汤艳清　孔令韬　姜雪君）

二

应对老年期精神病性症状

17. 精神病性症状都需要用抗精神病药吗

关键词

精神病性症状　抗精神病药

精神病性症状不一定都需要使用抗精神病药。精神病性症状的治疗是一个综合性的过程，包括多种方法。是否需要使用抗精神病药物取决于多种因素，应综合考虑病因、病情严重程度、患者的身体状况、药物副作用以及患者和家属的意愿等。同时，非药物治疗方法也是治疗精神病性症状的重要手段。

专家说

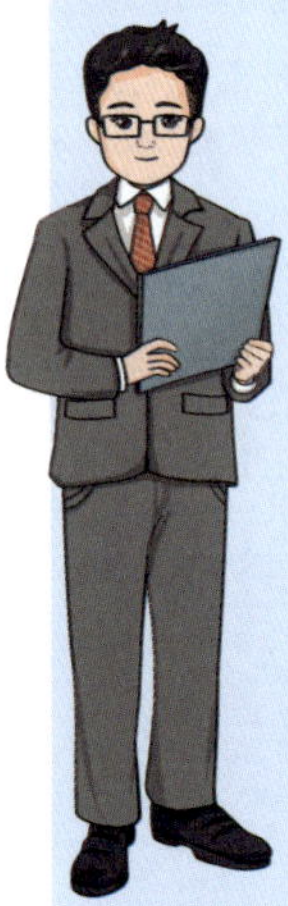

（1）轻度精神病性症状可以先尝试使用非药物治疗：对于轻度的精神病性症状，可先不使用抗精神病药物。例如轻度的情绪问题或认知偏差引起的一些症状，可以通过心理治疗的方式来缓解患者心中郁结以达到治疗目的。例如支持性心理治疗、认知行为疗法（例如，暴露疗法、放松训练、自我监控及重构负性思维模式等）等心理治疗手段就可能有效，这些心理治疗有助于调整患者的情绪和思维模式，对焦虑、抑郁等特定心理问题有帮助，还能纠正因年龄增长导致的认知偏差引起的行为问题。另外良好的家庭支持与照料对老年患者也非常重要，家人提供情感上的理解和支持以及日常生活的协助，可以缓解患者的压力，促进康复，对于存在自理困难的老年患者尤为重要。

（2）**抗精神病药的作用与适应证：**抗精神病药物主要用于治疗精神分裂症和预防精神分裂症的复发，控制躁狂发作，还可以用于其他具有精神病性症状的非器质性或器质性精神障碍。这类药物通过调节大脑中的神经递质平衡来缓解精神症状，例如幻觉、妄想等，应在医生指导下使用。

健康术语

抗精神病药物

抗精神病药物又称为神经阻滞剂，此类药物作用于中枢神经系统，主要通过调节多巴胺等神经递质传递功能，治疗精神分裂症和其他精神病性障碍与各种原因引起的精神病性症状，分为第一代（典型）与第二代（非典型）抗精神病药。

（乔冬冬　张　艳）

18. 偶尔出现的精神病性症状也需要关注吗

关键词

精神病性症状　关注

老年人偶尔出现精神病性症状也需要关注，这可能是潜在疾病的早期信号，若不及时处理，可能发展成严重的健康问题。

专家说

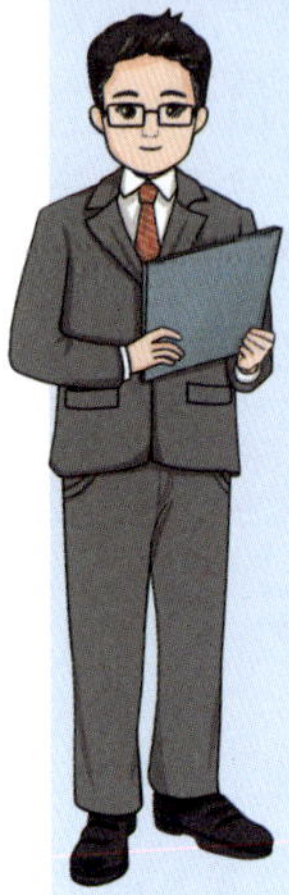

（1）关注的必要性，主要有以下几个方面：一是早期发现和干预可防止症状恶化；二是早期识别潜在问题，偶尔出现的精神病性症状可能是某些神经精神疾病（如神经退行性疾病、老年期精神分裂症等）的早期表现，也可能是药物副作用、感染等其他原因引起的，需要特别关注；三是提高生活质量，通过药物治疗和心理支持可改善情绪、增强社交和日常活动能力；四是避免误解和延误治疗，家属和照顾者不要将异常表现简单归为性格问题，而应带老年人去专科医院就诊。

（2）偶尔出现精神病性症状的应对方法：如果精神病性症状一过性出现，且不影响老年人的日常生活能力及社会功能，可以暂时不就医，通过调整生活方式，给予老年人一定的心理支持，日常关注即可。如果精神病性症状已出现多次，或影响了老年人的日常生活能力或社会功能，需要仔细筛查老年人所服药物，详细记录相关症状，尽快带老年人到专科医院全面评估，遵医嘱检查，精准判断病情，制定合理治疗方案。

健康术语

日常生活能力

分为基础性日常生活活动能力和工具性日常生活活动能力。基础性日常生活活动能力是指病人在家中或医院里每日所需的基本运动和自理活动。包括生活自理活动和进行功能性移动两类活动。自理活动包括进餐、洗漱、如厕、穿衣等；功能性移动包括翻身、起床、行走、上下楼梯等。工具性日常生活活动能力是指人们在社区中独立生活所需的高级技能，常需借助各种工具。包括购物、家务、使用交通工具、娱乐活动、旅游等。

（乔冬冬　张　艳）

关键词

老年人　精神病性症状　治疗

19. 老年人**精神病性症状**如何**治疗**

老年人精神病性症状的治疗是一个多维度、综合性的过程，涉及了对于原发病的治疗、药物治疗、心理治疗、物理治疗以及社会支持与家庭护理等多个方面。综合运用这些手段，有助于缓解老年人的精神病性症状，更好地提升他们的生活质量和心理健康水平，助力老年人安享晚年。

专家说

（1）不能忽视原发病的治疗：许多老年人的精神病性症状是由脑部疾病或其他慢性疾病引起的，如脑血管病变、脑萎缩、高血压、糖尿病等。因此，治疗原发病是控制精神病性症状的重要环节。例如，对于患有脑血管疾病的老年人，应积极控制血压、血糖等，以减少脑血管事件的发生，从而有助于减轻精神病性症状。

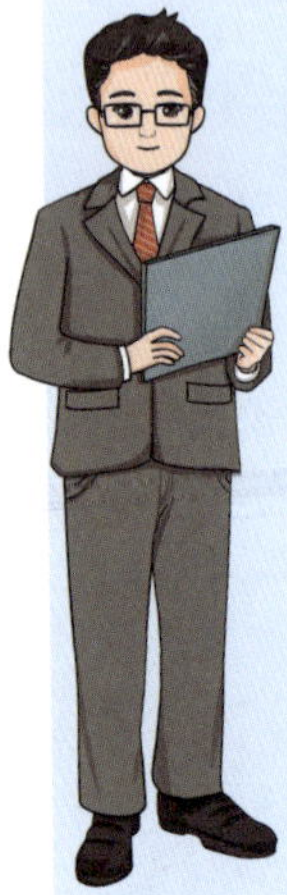

（2）**药物治疗是重要手段：**药物治疗是控制老年人精神病性症状的重要手段。根据老年人具体的情况，选用合适的药物（抗精神病药物，例如奥氮平、利培酮、喹硫平等）可以有效控制幻觉和妄想等精神病性症状。然而，对于老年人，用药需要特别谨慎，应从小剂量开始，尽可能避免药物相互作用和副作用造成的不良影响。

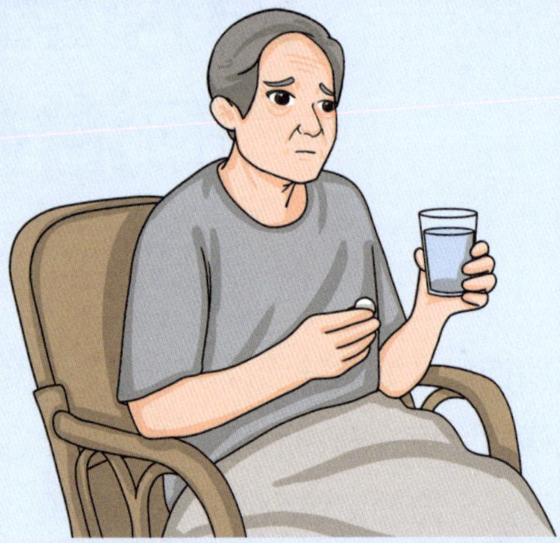

（3）**心理治疗不可或缺：**心理治疗在老年人精神症状的治疗中也发挥着重要作用。认知行为疗法可以帮助老年人改变错误的思维模式，培养积极乐观的认知和行为习惯。此外，家庭治疗、音乐治疗等也有助于使患者心情保持舒畅和愉悦，利用改善老年患者的精神症状。

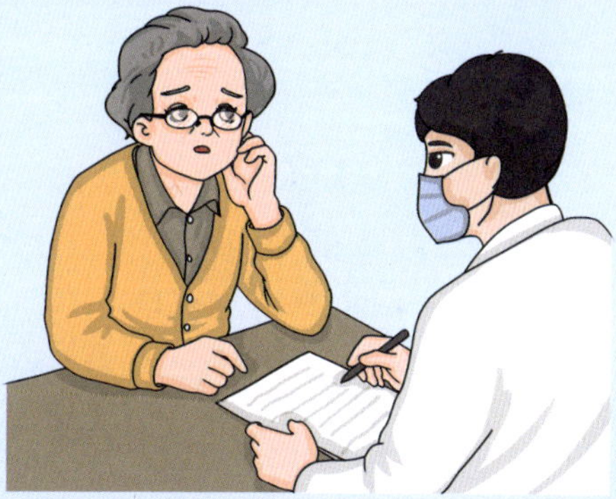

（4）物理治疗的选择：物理治疗如改良电休克治疗（MECT）在某些情况下也被用于治疗老年人的精神症状，尤其是对于药物治疗效果不佳或有严重自杀风险的患者。然而，MECT 治疗存在一定风险，需要谨慎选择，并判断是否有禁忌证。

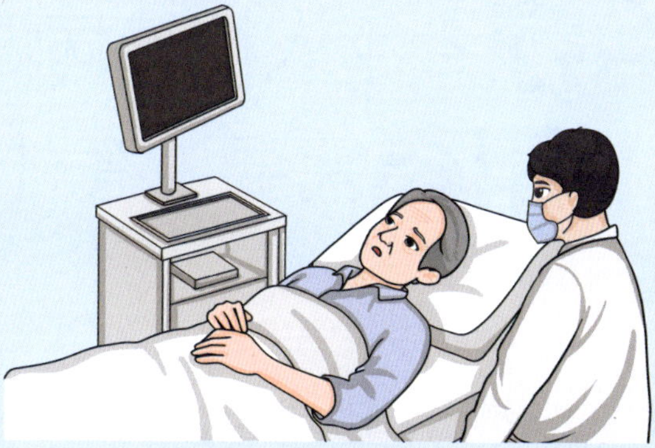

（5）社会支持与家庭护理：社会支持指个体在社会生活中从他人那里获得的物质、精神等方面的帮助和支持。家庭成员应积极参与患者的康复过程，为患者提供一个温馨、和谐的家庭环境。对于老年人来说，良好的社会支持与家庭护理能够缓解老年人的心理压力，增强心理韧性，降低精神病性症状的发生风险。

健康术语

认知行为疗法

美国精神病学家阿伦·贝克（Aaron T.Beck）在20世纪60年代创立的结构化、短程、实证导向的心理治疗方法，该方法以认知心理学与行为主义理论为基础，提出心理问题的核心在于个体对自我、他人及环境的不合理认知模式，通过修正这些认知偏差及关联行为，可有效改善情绪障碍与适应性问题。

（乔冬冬　张　艳）

20. 治疗老年人精神病性症状用药需要注意什么

治疗老年人精神病性症状时，合理用药至关重要。合理用药能够精准地控制症状，提升治疗效果，同时最大限度地减少药物不良反应，保障老年人的身体健康和生命安全。考虑到老年人生理功能的变化和多种慢性疾病共存的复杂情况，合理用药还能避免药物间的相互作用，降低治疗风险，确保治疗的安全性和有效性，从而改善老年人的生活质量，促进其心理健康。

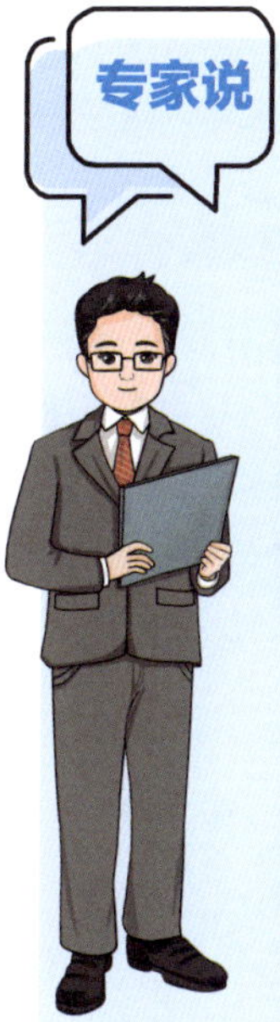

（1）个体化用药：老年人的药代动力学和药效学变化显著，药物的吸收、分布、代谢和排泄都与年轻人不同。例如，老年人的胃动力减弱或排空延迟可能影响药物的吸收速率，但吸收程度通常不受影响。因此，用药时应严格掌握精神药物在老年患者中的适应证和禁忌证，根据患者的具体情况进行个体化治疗。

（2）从小剂量开始：老年人对药物的耐受性较差，药物不良反应更为明显。因此，用药应从最小剂量开始，渐进加量，以避免药物的潜在风险。

（3）避免药物相互作用：老年人常患有多种慢性疾病，需同时服用多种药物，药物相互作用的风险较高。某些药物的合用会导致其他药物的血药浓度升高或降低，引起不良反应或影响预期效果，因此多药联用时需要关注药物相互作用，及时做出调整。此外，苯二氮䓬类药物可能会增加老年人跌倒和药物依赖的风险，在老年人中使用时需慎重。

（4）监测药物疗效和不良反应：老年人对药物的反应与年轻人不同，代谢药物的速度更慢。因此，开始服药前，老年人及其亲属需要向医生了解药物可能的影响。在治疗过程中，应定期评估药物的疗效和不良反应，及时调整治疗方案。

（5）选择合适的药物：抗精神病药物种类较多，治疗效果和不良反应各异，选择何种药物应综合考虑患者的主要症状、躯体状况、对药物不良反应的耐受程度等多方面因素。

健康术语

药物相互作用

这是指同时或在一定时间内先后服用两种或两种以上药物后所产生的复合效应，可使药效加强或副作用减轻，也可使药效减弱或出现不应有的毒副作用。老年人由于常患有多种慢性疾病，需同时服用多种药物，因此药物相互作用的风险较高，需特别注意观察。

（乔冬冬　张　艳）

第七章

写给照料者

一

与老年人巧妙沟通

1. 怎样与老年人
建立良好沟通

关键词：老年人沟通　代际交流　良好沟通策略

现代社会中，老年人沟通缺乏和代际交流困难的现象较为普遍。一方面，老年人与年轻人在价值观、兴趣爱好以及沟通方式上存在差异，容易导致理解不足；另一方面，数字化的发展让老年人与现代信息交流手段脱节，加剧了孤立感。而通过尊重老年人的经验与观点，采用适合他们的沟通方式，可以有效改善交流质量。这不仅有助于增进家庭关系，还能提升老年人的心理健康与生活幸福感。

专家说

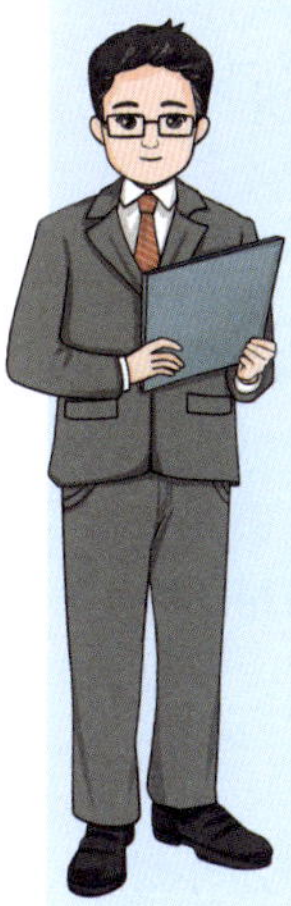

（1）社会孤立与老年期抑郁障碍的关联：根据世界卫生组织的数据显示，2019 年全球老年人的抑郁人口达到 8 000 万，中国老年期抑郁障碍患病率占全球的 26%，抑郁患者超 2 000 万。研究表明，社会孤立感与老年人抑郁症状的发生高度相关。而良好的沟通能帮助老年人获得更强的社会支持，从而有效缓解老年人社会孤立感，进而提升心理健康水平。

（2）沟通与老年人认知功能的关联：良好的沟通有助于激发老年人的认知活力，延缓认知功能退化。研究表明，积极的社会交流能够降低老年人罹患阿尔茨海默病和其他形式认知障碍的风险，而长期缺乏社会互动的老年人，其认知能力可能会加速退化。

（3）建立良好沟通对于老年人还有哪些益处？

良好的沟通不仅改善心理状态，还间接促进生理健康。研究表明，良好的社会联系能够降低慢性疾病的风险，如心血管疾病和高血压，并延长老年人的寿命。因此，良好的沟通不仅是心理健康的重要保障，更是生理健康的有力支持。

健康加油站

有哪些与老年人建立良好沟通的小妙招？

（1）陪伴多于说教。

（2）多表达对老年人的关心和爱意。

（3）鼓励老年人回忆往事或分享故事，帮助他们增强自我认同感。

（4）耐心倾听老年人的想法和感受，让他们感到被重视和理解。

（5）使用简单、清晰的语言，避免过于复杂的表达或急促的语气。

（6）善用非语言沟通，如微笑、点头、眼神交流等肢体语言。

（7）如果老年人听力或视力不好，可以借助助听器、大字体书籍或图片等工具，方便他们更好地参与沟通。

（刘忠纯　王　琦）

2. 如何**听懂**老年人的**诉求**

想听懂老年人的需求，其实需要我们学会“用心倾听”。倾听不仅是听对方说话，还需要专注于他们的表达，避免打断，给他们足够的时间把话讲完。如果有疑问，可以通过复述或提问来确认自己的理解是否准确。有效倾听不仅能帮助我们更好地了解老年人的实际需求，还能增强他们的被重视感和心理安全感，更是对老年人情感支持的重要方式。

关键词

老年人需求　倾听技巧

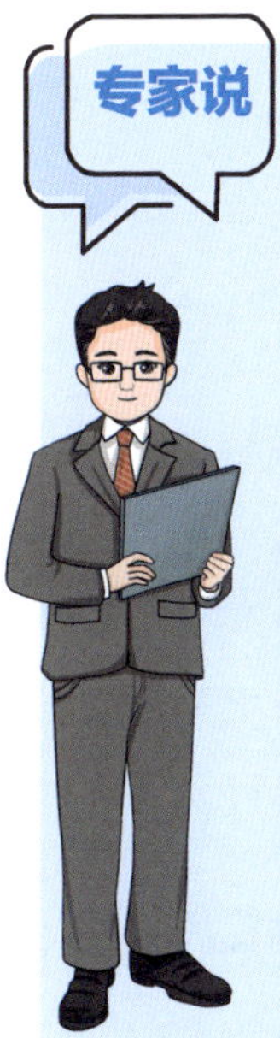

（1）老年人需求为什么经常难以被听懂?

一方面，随着年龄的增长，老年人的沟通方式可能受到生理和认知变化的影响，例如听力减退、语言表达困难或认知障碍，这使得他们的需求往往无法清晰或准确地传达；另一方面，老年人往往习惯于隐忍或避免直接表达自己的情感和需求，可能因为害怕成为负担或不愿打扰他人，这种潜在的自我抑制增加了理解他们真实需求的难度。

（2）“需求不被听懂”对于老年人心理健康的影响：研究表明，长期未能被理解或听懂，可能导致老年人感到孤独、无助甚至抑郁。当老年人觉得自己未能得到足够的关注和关心时，他们往往会感到被忽视，进而导致情感上的疏离感。这种心理上的孤立感可能进一步加剧老年人对生活的失望与无望，进而影响其整体的心理健康。

（3）“需求不被听懂”对于老年人身体健康的影响： 许多老年人在身体不适时习惯于忍耐，或者在表达健康需求时言语隐晦、含糊不清。当这些需求未被听懂时，治疗就有可能被延误，一些重要的生活方式调整也可能因此被忽视，从而导致老年人身体状况恶化。

健康加油站

有哪些能帮助我们听懂老年人需求的倾听技巧？

（1）积极倾听并适时反馈。

（2）共情倾听，理解老年人表达背后的情感。

（3）复述与确认，确保信息的准确传达。

（4）使用开放式问题可以鼓励老年人表达更多的信息。

（5）避免过度干预，给予他们充分的表达空间。

（6）给予老年人更多关注，增进彼此的信任和情感联系。

（刘忠纯　王　琦）

3. 如何动员老年人

培养新的兴趣爱好

关键词

兴趣爱好　生活质量　心理健康

随着年龄的增长，老年人的生活节奏和社交圈子会发生变化，退休后可能会感到生活空虚、缺乏目标。培养新的兴趣爱好不仅能丰富他们的日常生活，还能促进心身健康，增强人际互动，提升生活质量。例如，学习绘画可以锻炼手眼协调能力，陶冶情操；参加合唱团则能增进团队合作精神，缓解孤独感。

专家说

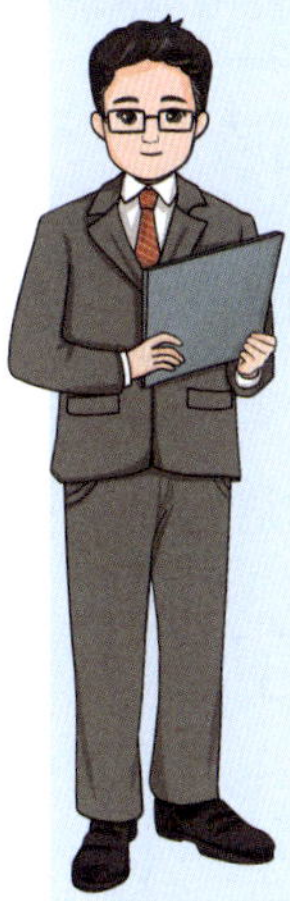

（1）了解老年人的兴趣倾向：与老年人进行深入交流，了解他们年轻时的梦想、未实现的爱好，以及现在感兴趣的领域。例如有的老年人年轻时喜欢音乐，但因工作忙碌未能深入学习，退休后可以鼓励他们学习乐器或参加音乐欣赏活动。

（2）结合老年人的身体状况：选择适合老年人身体条件的兴趣爱好。对于身体较为硬朗的老年人，可以推荐太极、瑜伽等运动；对于行动不便的老年人，室内活动如书法、园艺等则是不错的选择。

（3）创造良好的学习环境：为老年人提供舒适、安静的学习空间，配备必要的学习工具和资料。同时，可以组织兴趣小组，让老年人在集体氛围中互相学习、互相鼓励。

（4）给予充分的鼓励和支持：老年人在学习新事物时可能会遇到困难，家人和朋友应给予耐心的指导和鼓励，让他们感受到效能感和价值感。例如，当老年人学会了一首新曲子或完成了一幅画作时，及时给予表扬和肯定。

健康加油站

有哪些方法可以帮助老年人坚持兴趣爱好?

（1）设定合理的目标：帮助老年人制定短期和长期的目标，让他们的学习过程有方向、有动力。短期目标可以是完成一个小作品，长期目标可以是参加一次展览或演出。

（2）定期组织活动：社区或兴趣小组可以定期组织相关的活动，如作品展示、经验分享会等，让老年人有展示自己的机会，增强他们的自信心和参与感。

（3）利用科技辅助学习：利用互联网资源，为老年人推荐适合他们兴趣的在线课程或学习资料，让他们能够随时随地学习。同时，也可以通过视频通话等方式，让老年人与远方的亲友分享学习成果，增加学习的乐趣。

（刘忠纯　王　琦）

4. 如何帮助老年人
建立社交关系

关键词：社交参与　情感联系　社会融合

社交参与对于老年人的情感联系和社会融合至关重要。通过积极的社交活动，老年人能够与他人建立和维持情感联系，这不仅有助于他们的心理健康，还能增强他们对社会的归属感和参与感。社交活动可以帮助老年人保持活跃的思维，减少孤独和抑郁的情绪，提高生活质量。

专家说

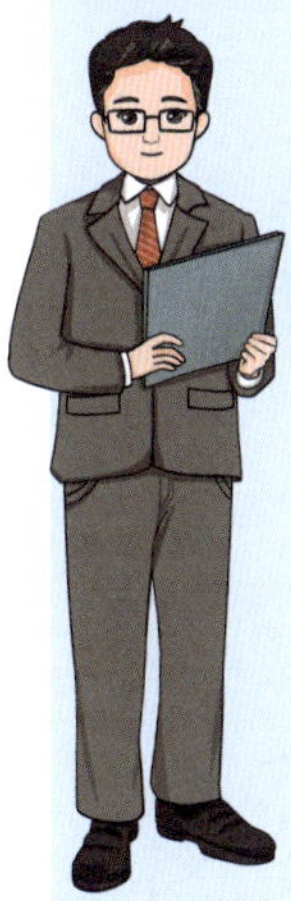

（1）**鼓励参与社区活动**：社区活动是老年人社交的重要平台。鼓励老年人参与社区组织的活动，如健身操、棋牌游戏、节日庆典等，这些活动可以帮助老年人结识新朋友，增加社交互动。

（2）**建立兴趣小组**：根据老年人的兴趣爱好，如园艺、书画、音乐等，帮助他们建立或加入兴趣小组。共同的爱好是建立友谊的桥梁，可以让老年人在享受爱好的同时，与他人建立深厚的情感联系。

（3）**利用现代交流工具**：教老年人使用智能手机和社交媒体，如微信、QQ 等，让他们能够与远方的家人和朋友保持联系，同时也可以通过这些平台结识新朋友。

（4）组织家庭和邻里聚会：定期组织家庭聚会和邻里交流活动，如聚餐、茶话会等，为老年人提供与家人和邻居交流的机会，增强他们的社会联系。

关键词

家属 老年人孤独感 关注原因

健康术语

社会融合

社会融合指个体在社会中的融入程度，包括参与社会活动、与社会成员建立联系等。老年人的社会融合有助于他们保持积极的生活态度，提高生活满意度。

（刘忠纯　石一笑）

5. 为什么家属需要关注老年人的孤独感

随着年龄的增长，老年人可能会面临多种生活环境的变化，这些变化可能会增加老年人的孤独感。这种孤独感不仅影响老年人的心理健康，还可能对其整体生活质量产生深远影响。因此，家属需要密切关注老年人的孤独感，并采取相应措施来缓解。

专家说

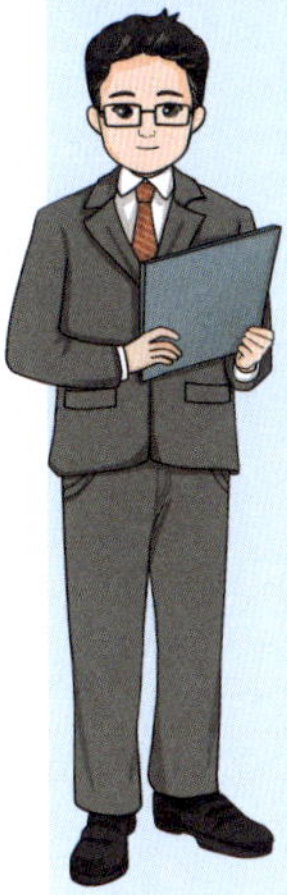

（1）孤独感对老年人心理健康的影响：孤独感是老年人常见的心理问题之一，它可能导致老年人出现抑郁、焦虑等情绪障碍。长期孤独还可能引发认知功能下降，增加患老年痴呆症等认知障碍的风险。

（2）孤独感对老年人生活质量的影响：孤独感不仅影响老年人的心理健康，还可能对其社交活动、身体健康以及整体生活质量产生负面影响。孤独的老年人可能减少社交活动，导致社交圈子缩小，进一步加剧孤独感。同时，孤独感还可能影响老年人的饮食习惯和睡眠质量，从而对其身体健康造成威胁。

（3）家属如何关注老年人的孤独感：家属可以通过定期与老年人沟通、了解其生活状况和心理需求来关注老年人的孤独感。鼓励老年人参加社交活动、培养兴趣爱好也是缓解孤独感的有效方法。此外，家属还可以为老年人提供必要的支持和帮助，如陪伴就医、协助处理日常事务等，以增强老年人的安全感和归属感。

健康加油站

关注老年人孤独感的重要性：关注老年人的孤独感不仅有助于维护其心理健康和生活质量，还能预防潜在的健康风险。通过及时识别和处理老年人的孤独感问题，家属可以为老年人创造一个更加温馨、和谐的生活环境，让其在晚年生活中感受到更多的关爱和尊重。因此，家属应该高度重视老年人的孤独感问题，并采取积极有效的措施来缓解其孤独感。

（刘忠纯　石一笑）

6. 如何利用非言语沟通方式与老年人交流

在与老年人进行交流时，巧妙地运用非言语沟通方式，如表情、肢体语言、声音语调和空间距离等，可以极大地促进沟通的顺畅与温馨。这些方式不仅有助于传递温暖，还能为双方营造一个轻松舒适的交流氛围。

专家说

（1）微笑与眼神交流的重要性：在与老年人沟通时，一个真诚的微笑和适当的眼神交流能够迅速传递出善意与温暖，让老年人感受到被尊重和关心。

（2）身体姿态与距离的调整：为了营造平等和舒适的交流环境，建议与老年人平视交谈，坐在同一高度，这有助于减轻老年人的心理压力。同时，保持适当的距离既表达了尊重，又有利于双方更好地沟通。

（3）肢体语言的运用：稍微向老年人倾斜身体，

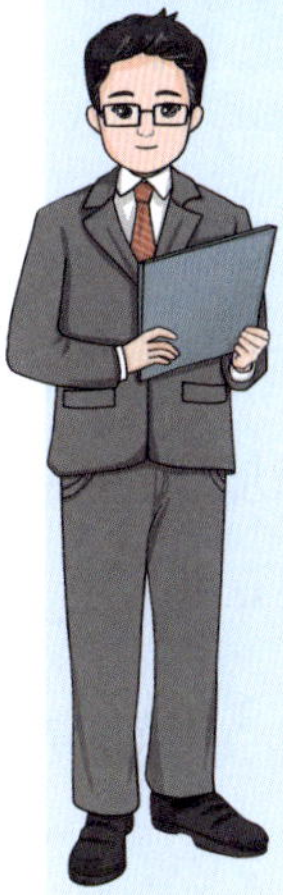

这是一种积极的倾听姿态，能够让老年人感受到你的专注和尊重。手势辅助：清晰的手势可以帮助老年人更好地理解你的意思，例如指向物体或做出肯定的手势等。触摸的关怀：在适当的时候，轻轻地触碰老年人的肩膀或手，可以传递出关怀和安全感，增强彼此间的情感联系。

（4）声音语调和节奏的把控：对于听力下降的老年人，调整声音语调，使其更加清晰洪亮，同时配合简单的手势，有助于老年人更好地理解你的话语。对于存在语言障碍或认知问题的老年人，说话应缓慢清晰，适当停顿，尊重老年人的沟通节奏，耐心等待他们表达自己的想法和需求。

健康加油站

非言语沟通在老年人交流中的独特价值：非言语沟通方式在老年人交流中扮演着至关重要的角色。随着年龄的增长，老年人的听力、视力以及语言表达能力可能会逐渐下降，这时非言语沟通就显得尤为重要。它不仅能够弥补语言沟通的不足，还能增强双方的情感联系，让老年人感受到更多的关爱和尊重。因此，在与老年人交流时，我们应该更加注重非言语沟通的运用，让每一次交流都充满温暖和尊重。

（刘忠纯　石一笑）

7. 如何帮助老年人**建立自信**

关键词

自我效能　自信

由于衰老和认知功能的下降，老年人会出现自信心不足的情况，尤其是患有慢性病的老年人，更有可能表现出抑郁情绪的增加和主观幸福感受损。因此，我们可以从以下几个方面帮助老年人建立自信：

（1）鼓励老年人保持积极乐观的心态，可以通过参加心理健康讲座、正念等方式，学习应对情绪和压力的方法。

（2）帮助老年人提高自我管理能力，例如，更好地控制慢性疾病，从而获得更多的自我效能感。

（3）帮助老年人获得更多的社交支持，例如，多和子女谈心、参与社区活动、结识新朋友等，这能给老年人更多的获得感。

（4）有规律的体育运动也对建立自信有帮助。

（5）如果自卑情绪严重影响了老年人的生活质量，需要尽快寻求专业心理人员的帮助。

专家说

（1）运动可以改善老年人的心理健康状况吗？

运动可以提高老年人的认知水平，改善抑郁情绪和自卑。根据世界卫生组织的建议，65 岁以上的老年人，每周进行至少 150~300 分钟的中等强度有氧活动；或至少 75~150 分钟的剧烈强度有氧活动；或等

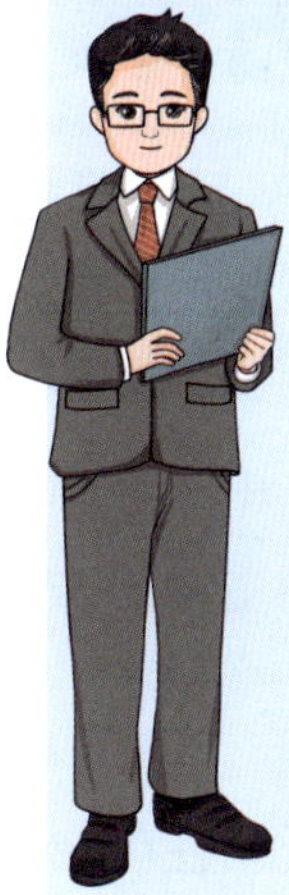

量的中等强度和剧烈强度组合活动，可以获得巨大健康收益。

（2）如何通过互联网减少老年人的孤独感和自卑感?

研究证实，互联网的使用对减少老年人的孤独感和自卑感有积极影响。一方面，老年人可以通过互联网获取健康保健相关信息，或在互联网上咨询医护人员，有利于老年人的健康促进；另一方面，老年人可以通过使用网络设备获得大量的娱乐资源，例如小视频、游戏、新闻头条等。

健康术语

（1）**自我效能感**：自我效能感是指个体对自己是否有能力完成某一行为所进行的推测与判断。最早由心理学家班杜拉于1977年提出，班杜拉对自我效能感的定义是指“人们对自身能否利用所拥有的技能去完成某项工作行为的自信程度”。

（2）**社会支持**：社会支持是指一定社会网络运用一定的物质和精神手段对社会弱势群体进行无偿帮助的行为的总和。从社会支持来源角度进行分类，可分为家人支持，朋友支持，其他支持等；从社会支持出发点进行分类，可分为认知支持、情感支持、行为支持等。

（刘忠纯　司秋杰）

心理健康系列

8. 如何正确看待**药物说明书**

关键词

药物说明书　不良反应

通常，药物说明书包括药品的品名、规格、生产企业、药品批准文号、产品批号、有效期、主要成分、适应证或功能主治、用法、用量、禁忌、不良反应和注意事项，中药制剂说明书还应包括主要药味（成分）性状、药理作用、贮藏等。

正确看待药物说明书，对保证药效和用药安全至关重要。在首次使用某种药物之前，务必仔细阅读整份说明书，确保对药品有全面的了解。

专家说

如何看待药品说明书上的药品不良反应?

并不是每个人都会出现不良反应，说明书上写的是一种概率事件。实际上说明书中的不良反应越详细，说明对这个药品的研究越完善，有助于我们在使用时更好地发现和处置不良反应。

健康加油站

怎么快速读懂药物说明书?

（1）正确区分商品名和通用名：一般来说，通用名就是药盒上最大的名字，代表了药物成分，同一种通用名可能有多种商品名。如："盐酸普萘洛尔片"是通用名，"心得安"是商品名。在用药时，主要关注通用名，避免重复用药。

（2）关注适应证和禁忌证：适应证可以让我们知道这个药物是否符合自己的症状。而禁忌证是让我们了解哪些情况或哪些人群不适合此类药物。“慎用”“忌用”“禁用”，警示程度越来越高。

（3）看用法用量和药品规格：用法是告诉我们怎么吃，如空腹服用还是餐后服用。用量则告诉我们吃多少，包括服用药物的频次和剂量，在看药物剂量时，同时也应该关注规格，看每片或每包包含多少药量，从而决定具体吃多少。

（4）看不良反应和注意事项：不良反应是服用此类药物可能出现的副作用；而注意事项则可能会告诉我们一些特殊人群或情况用药的方法，以及此类药物不能和哪些药物一起用等，需要认真阅读。

（5）留心贮藏和保质期：药品的贮藏的条件（光线、湿度、温度等）直接影响药物在有效期内的质量，“阴凉处”指不超过 20℃保存，“凉暗处”指不超过 20℃并避光放置，“冷处”指 2~8℃保存，“常温”指 10~30℃保存。超过保质期的药物，应当妥善处理，避免服用。

（刘忠纯　司秋杰）

二

来自照料者的困惑

9. 如何防止老年人

盲目投资上当受骗

关键词

投资陷阱　老年心理需求　受骗

在当今金融环境下，越来越多的老年人开始尝试投资理财，以进一步提升退休生活的质量、减轻儿女的养老负担。然而，随之而来的却是一个严峻的现实：不少老年人因为缺乏金融知识，被高收益的投资陷阱所诱惑，上当受骗，最终导致了血本无归的惨痛教训。我们亟须关注这些现象，关注老年人投资理财背后的心理需求，提高老年人在投资理财过程中的风险意识，避免陷入虚假投资项目的漩涡。

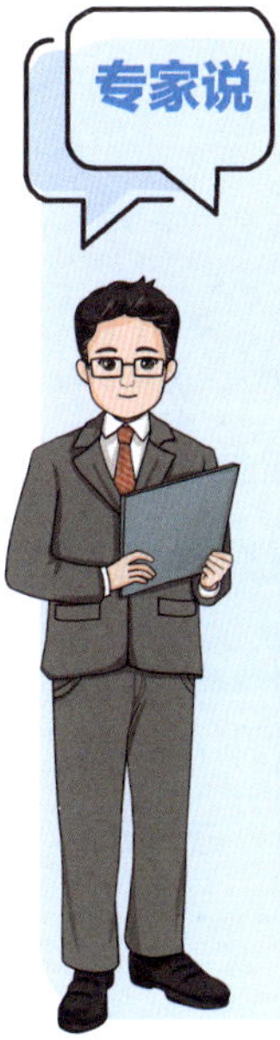

（1）常见的针对老年人的投资理财陷阱有哪些？

以“提供养老服务”为名向老年人收取“会员费”“保证金”“床位费”等，并承诺高额回报；以“理疗保健”为噱头，出售昂贵的理疗器材、保健品等；利用“养生讲座”“免费旅游”“免费体检”“免费领取小礼品”等活动，吸引老年人参加，乘机推介理财产品；以“投资收藏”为诱惑，以远高于市场价格出售画作、纪念币、邮票、工艺品等所谓的收藏品，声称有巨大升值空间，承诺未来会高价回购。

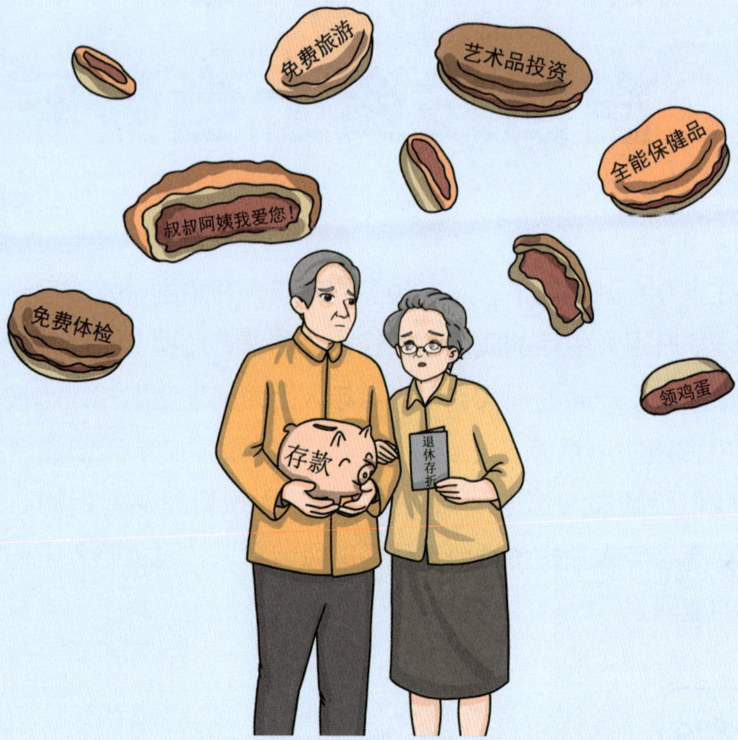

（2）老年人上当受骗背后的心理因素有哪些？

随着年龄的增长，会有高血压、糖尿病等慢性疾病，对于健康的担心容易使老年人焦虑恐慌，有时讳疾忌医，有时担心子女没时间，从而盲目寻求保健治疗、医疗养老服务等；退休后生活圈子缩小、社会交往减少、子女离开家，使得老年人产生孤独感、不安全感、无价值感，容易被别人的嘘寒问暖所感动；部分老年人存在认知能力的下降，判断力差，容易轻信别人、盲目投资。当出现了这些心理时，骗子容易乘虚而入。

健康加油站

如何避免老年人上当受骗?

家庭层面需加强对老年人的陪伴和沟通，日常生活及疾病的照料等；带领老年人接触新事物，并做好解释和辅导；老年人自身层面坦然接受衰老、客观认识疾病、建立良好的社交网络，必要时寻求帮助。

健康云课堂

如何防止老年人盲目投资上当受骗

（白　丽　李　霞）

10. 老年人患有**严重疾病**要不要告诉他

关键词

医疗决策　知情权　病情告知

在我国，子女往往替年迈的长辈做医疗决策，临床上，为了避免老年人独自面对癌症等严重疾病的诊断，医生会将真实情况告知老年人的家属，由家属选择是否告知老年人；不少家属出于好心或孝心，担心老年人难以接受病情，也经常要求医生配合着向老年人隐瞒病情。当老年人患有严重疾病，到底要不要告诉他真实病情呢？

专家说

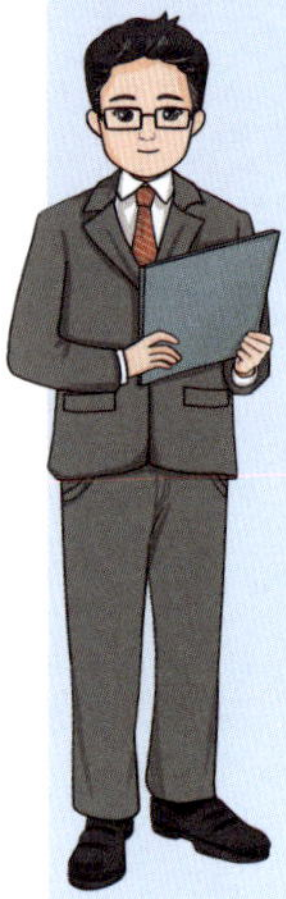

（1）对老年人隐瞒病情可能会有哪些坏处？

有研究表明：当未告知病情的老年人怀疑自己患有癌症又得不到证实时，其焦虑程度远高于已告知者。“掩耳盗铃的谎言”和“隔离式”保护，会让老年人、家属和医护人员彼此心照不宣、互相演戏，不能坦诚交流。部分不被告知病情的老年人可能会因为没有及时做好身后事的安排而引发家庭矛盾，也会影响治疗和护理工作的有效实施。

（2）老年人知晓自己的病情有哪些好处？

在老年人有决策行为能力的时候，阐明自己未来的医疗意愿，从而保证自主决定权和知情同意权；当老年人知情检查、治疗的目的及治疗过程中可能出现的毒副作用，可以提高治疗的依从性和治疗效果；在与家属及病友、医生的沟通过程中，获得鼓励和支持，把压抑的情绪倾诉出来，减轻心理压力；最初，老年人会产生负性情绪，但会逐渐接受疾病和可能的死亡，更加珍惜时光，合理安排自己的治疗和生活。

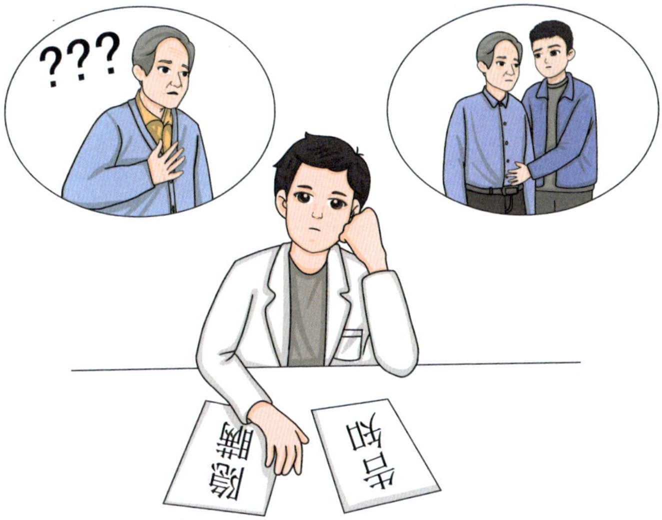

健康加油站

应该怎样告知老年人患有重大疾病？

首先，需要结合老年人的年龄、性别、受教育程度、性格特征、既往主观知晓意愿、病情严重程度、诊疗需求、承受力、支持水平和家庭氛围等评估老年人知晓病情的需求，预期老年人在了解真相后可能有的心理反应；选择合适的人员和适当的时机、场所，告知内容由少到多、由浅入深、循序渐进，要态度诚恳、言辞亲切，使老年人在了解病情真相后能有一个缓冲的时间，在此过程中，给予积极的心理支持，多使用鼓励性话语；对已经了解真实病情的老年人，要时刻关注其心理状态，密切观察他们的行为举止，及时给予指引和调节。

（白　丽　李　霞）

11. 心理治疗可以在家做吗

关键词：心理治疗　设置　上门

名医扁鹊曾告诉弟子：“信者医之，不信者不医！”阐述了“医不叩门”的原则。在从事心理咨询和心理治疗的过程中，有些家属或监护人，会因为患者不配合治疗，或对于环境有特殊需求，提出上门服务的要求，这种情况下，心理治疗是否可以走出机构、进入家庭？

专家说

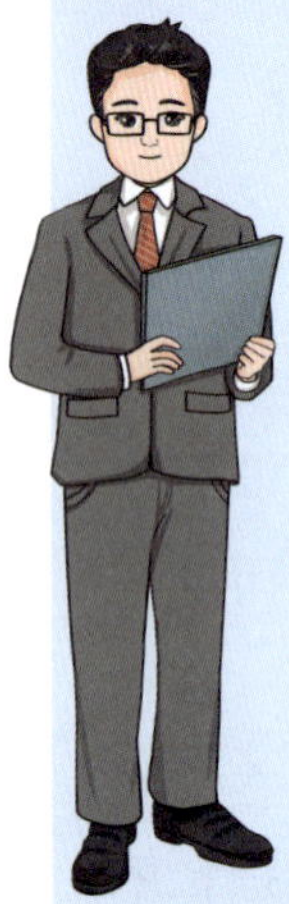

（1）什么是心理治疗的“设置”？

“心理治疗”不同于普通的聊天，它是一项极具专业性和私密性的工作。“治疗设置”是治疗师对心理治疗的具体安排，是要求治疗师与来访者都要遵守的基本规则，治疗设置先于治疗而存在，具有相对固定性和模式性，良好的治疗设置，是治疗取得疗效的重要保证，也是一种重要的治疗技术。基本的设置包括：治疗室的选择和布置；心理治疗的预约、频率和流程；心理治疗的费用；转诊等。关于治疗室的“设置”要求：治疗要在专门的场所进行，大小适宜，光线、温度适中，通风良好，不宜放置电话，办公家具数量和摆放位置恰当，治疗室布局因不同治疗流派而有所不同，每一处设置都有其科学性及特殊的功能性与必要性。正是这些看起来严苛的“设置”，才让咨询室成为一个有治疗作用的空间。

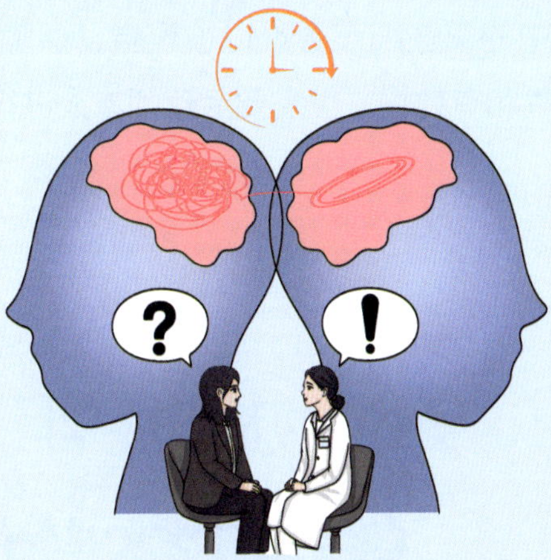

(2) 上门进行心理治疗的弊端有哪些?

心理治疗的前提是来访者有改变的动机。如果一个人没有改变的动力，只是因为家人或其他因素被迫前来治疗，那么效果往往不佳。家庭环境可能因嘈杂、隐私不足等问题影响咨询效果，还可能因双方角色定位不清，导致咨访关系失衡，破坏咨询的专业性。另外，上门服务的过程让咨询师的行为无法得到规范，增加潜在的风险和纠纷。

健康加油站

近年来，某些医疗机构开展了远程心理治疗，依托视频、电话等媒介进行的远距离心理咨询辅导，可在一定程度上弥补因距离产生的咨访次数不足的困难，照顾到特定来访者的需求。但应注意的是，形式上的虚拟感和距离感不利于双方信任关系的建立，最好前期先在线下面谈后建立良好的治疗关系，后续如果有需要再启动远程的治疗；另外，线上的环境也容易让交谈中的某些细节更难以被察觉，保障治疗过程中的专业性和有效性，也需要治疗师本人进行考量。

（白　丽　李　霞）

关键词

用药安全　药物管理　不良反应

12. 如何协助老年人管理药物

随着人口老龄化趋势的加剧，老年人的健康问题日益凸显。药物作为治疗疾病的重要手段，在老年人的生活中扮演着至关重要的角色。由于老年人特殊的生理功能和代谢特点，他们在用药过程中更容易出现不良反应，用药安全成为老年人健康的一大隐患，特别是当子女因工作、学习等原因不在身边时，老年人们的日常生活和健康管理更显得尤为艰难，他们往往记不清自己是否用过药、误加量、长期依赖药等。这不仅影响治疗效果，还可能给老年人的生活带来诸多困扰。

专家说

（1）老年人的生理特点及常见的药物不良反应有哪些？

老年人肝肾功能减退，药物代谢速度减慢，药物在体内停留时间延长，易导致药物蓄积和中毒。同时，老年人对药物的敏感性增加，即使是常规剂量也可能

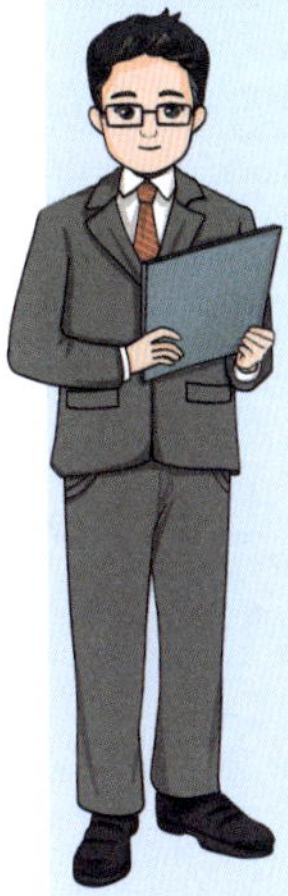

引发不良反应。轻者可能表现为局部瘙痒、皮疹等症状；重者则可能引发全身性反应，如发热、休克，甚至危及生命。另外，对于老年人而言，还容易出现包括精神症状、体位性低血压、耳毒性、尿潴留、消化道症状以及肝肾功能损害等不良反应。这些不良反应不仅影响老年人的生活质量，还可能加重原有疾病，增加治疗难度。

（2）如何减少药物的不良反应?

遵循用药原则，确保安全有效，老年人用药应尽量少而精，避免滥用药物，在多种疾病并存的情况下，应分清主次，优先治疗主要疾病和急性病症，同时尽量减少用药品种，降低药物间相互作用的风险；规范用药行为，提高依从性，老年人应严格按照医嘱的剂量、频次和用药途径进行用药，切勿自行增减剂量或改变用药方式。如有疑问或不适，应及时咨询医生或药师。

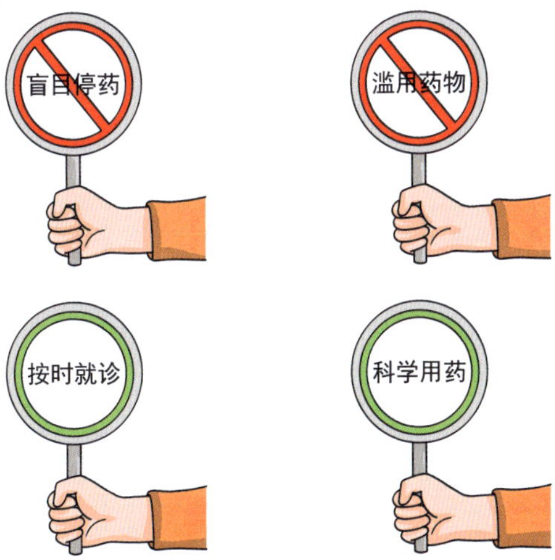

健康加油站

帮助管理药物，照料者怎么做?

（1）定药量：使用药盒等工具，分装好老年人每顿需服用的药物，贴好标签标注服用时间。

（2）防遗忘：可设置手机闹钟提醒用药，也可在冰箱、药箱旁贴上“已服药√”打卡表，老年人每服一次进行确认一次。

（3）防过期：每3个月坚持一次药品有效期，过期药及时处理。

（4）理清单：若服用药物的种类较多，可协助老年人整理用药记录，就诊时提供给医生参考，避免使用同类或作用相似的药物。

（白 丽 李 霞）

13. 如何协助老年人进行日常生活管理

日常生活管理是指个体或家庭为了维持正常生活秩序，对日常生活中的各项事务进行有计划、有组织的安排和调控。它涵盖了家务管理、时间管理、财务管理、健康管理、社交管理等。日常生活管理是一项系统性的工作，需要个体或家庭成员共同努力，通过合理规划和有效执行，来提高生活的质量和幸福感。

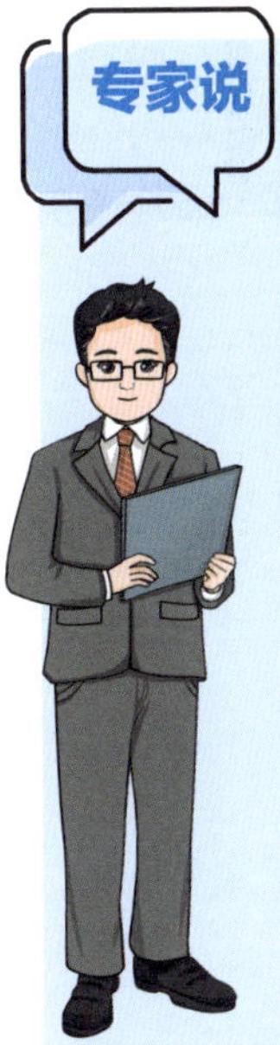

照料者在协助老年人进行日常生活管理时，可以从哪些方面入手？

（1）饮食管理：老年人每天的饮食应包括蔬菜、谷物、鱼肉、豆类、浆果等。尽量采用蒸、煮、炖、焖等健康的烹饪方法，避免油炸、油煎的烹饪方式。营造舒适的进食环境，培养良好的进食习惯。

（2）个人卫生管理：帮助老年人养成每天早晚刷牙的习惯，对于佩戴假牙的老年人，要教会正确清洗假牙的方法。定期洗澡，一般夏天可以每周洗 2~3 次，冬天每周 1 次左右。

（3）居住环境管理：做好安全防护，确保地面平整。在浴室、厨房放置防滑垫。避免尖锐的桌角、柜角对老年人造成伤害。保证家中照明充足，在走廊、卫生间等地方安装夜灯。对于有跌倒风险的老年人，安装扶手和床边护栏。

（4）健康管理：家属要了解老年人的用药情况，制作一个服药记录表。监测慢性病病情，关注服药后不良反应，及时记录症状，联系医生。建议每年进行一次全面体检。

（5）心理关怀：经常陪伴老年人聊天，分享家庭趣事，认真聆听，给予适当的回应，让老年人有被尊重的感觉。尊重老年人的意愿和选择。观察老年人的情绪变化，及时给予心理疏导或就医。

合理安排时间，生活更有条理

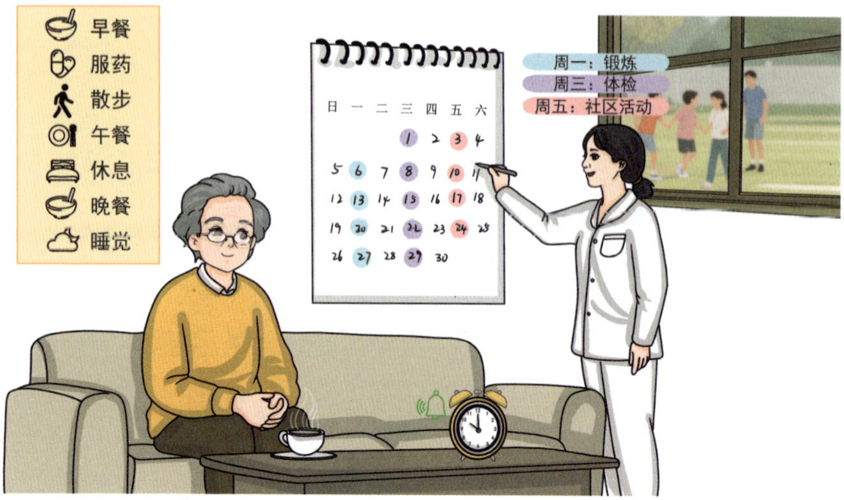
早餐
服药
散步
午餐
休息
晚餐
睡觉
日 一 二 三 四 五 六
周一：锻炼
周三：体检
周五：社区活动

关键词

老年人 失能 心理压力

（王静华 李 霞）

14. 如何应对**老年人失能**带来的心理压力

失能是指由各种原因导致的个体生理功能受损或者丧失、日常活动能力受限和生活自理能力降低。失能老年人主要是指由于衰弱、身体残疾、疾病损伤、智力减退等因素，失去生活自理能力的老年群体。

专家说

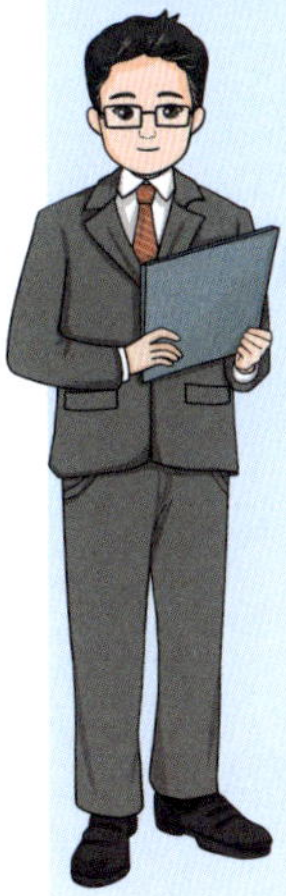

（1）老年人失能的评判标准是什么？

国际老年学根据失能老年人的概念形成了6项评判的标准，包括能否独立进食、穿衣、如厕、上下床、洗澡和室内行走。一到两项“做不了”的，定义为“轻度失能”，三到四项“做不了”的定义为“中度失能”，五到六项“做不了”的定义为“重度失能”。

（2）老年人失能会给照料者造成什么压力？

1）心理压力：长期照顾失能老年人，需要投入大量时间和精力而感到身心俱疲。缺乏必要的护理知识和技能，无法有效应对老年人的病情变化或突发紧急情况时，不知所措。与外界的交流减少，容易产生孤独感。严重时甚至导致抑郁焦虑情绪。

2）经济压力：照顾失能老年人可能需要家属减少工作时间甚至辞去工作，这不仅影响个人职业发展，还可能导致家庭收入减少，失能老年人通常需要长期服药或使用医疗器械，也常聘请专业的护理人员，增加了家庭的经济负担。

3）社交压力：由于需要长时间照顾失能老年人，社交活动受限。照顾失能老年人的压力可能导致家庭成员之间产生矛盾，家庭关系紧张。

健康加油站

照料者如何面对老年人失能带来的心理压力呢?

（1）寻求支持

家庭支持：与其他家庭成员分享照顾责任，分担心理压力。

社会支持：加入支持小组或社区组织，与其他有相似经历的人交流，获得情感支持和实用建议。

专业支持：寻求心理咨询师或社会工作者的帮助，获得专业的心理支持和指导。

（2）学习知识

了解失能相关知识：通过书籍、网络、医生咨询等途径，了解老年人失能的原因、护理方法和应对策略，提高自己的护理技能。

（3）调整心态

接受现实：理解并接受老年人失能是自然过程的一部分，减少对自己的苛责。

积极心态：保持积极乐观的心态，寻找生活中的积极面，培养兴趣爱好，转移注意力。

（4）自我照顾

身体健康：保证充足的睡眠，均衡饮食，适量运动，保持身体健康。

心理健康：合理安排时间，定期放松，进行冥想、瑜伽等活动，缓解疲劳和心理压力。

（5）制定计划

合理安排：制定详细的护理计划和日程安排，明确分工。

应急预案：准备好应急预案，面对突发情况时能够从容应对。

（6）寻求外部帮助

专业护理：在条件允许的情况下，考虑聘请专业护理人员，减轻家庭成员的负担。

养老机构：在必要时，可以考虑将老年人送到专业的养老机构，接受更专业的照顾。

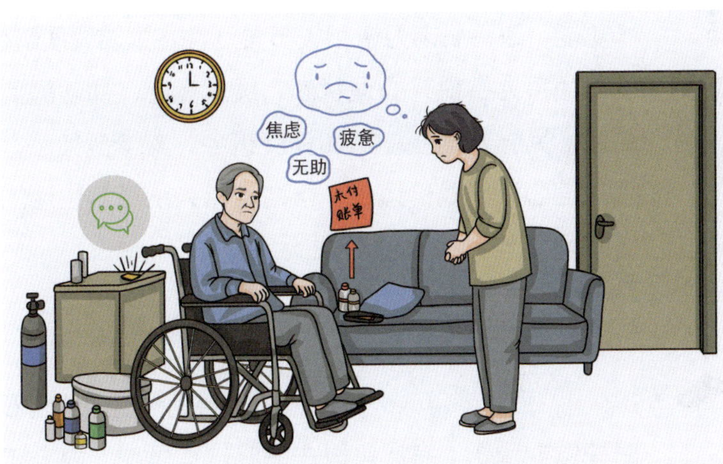

（王静华　李　霞）

15. 如何鼓励老年人走出家门锻炼身体

关键词：老年人 走出家门 锻炼身体

随着健康老龄化、积极老龄化等老龄发展战略的提出，发展老年体育已经是我国推进老龄工作的重要组成部分。2021 年发布的《中共中央国务院关于加强新时代老龄工作的意见》指出，促进老年人参与老年文化体育；支持街道社区积极为老年人提供文化体育活动场所，组织开展文化体育活动。

专家说

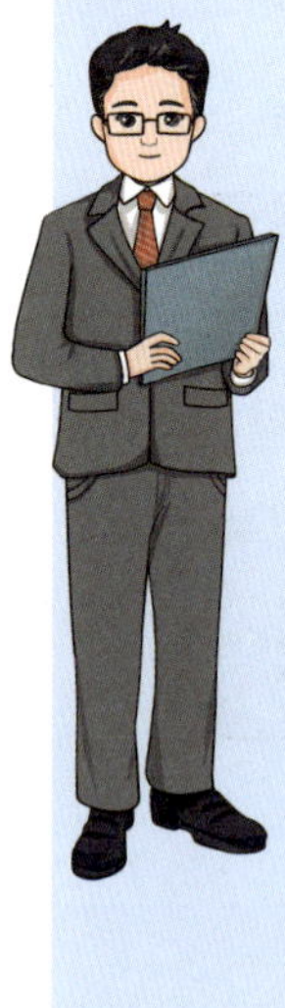

（1）老年人走出家门锻炼身体有什么益处?

老年人走出家门锻炼身体，一方面有助于增加心肺功能，改善肌肉力量和关节灵活性，预防骨质疏松，提高免疫力，提升心理状态，缓解焦虑、抑郁等负面情绪。另一方面还能增加社交机会，减少孤独感，增强自信心和自我价值感，帮助老年人从日常生活的压力中解脱出来，进而提升生活品质。

（2）如何鼓励老年人走出家门锻炼身体?

1）理解老年人的顾虑：许多老年人担心外出锻炼时摔倒或受伤。家属可以先消除这些顾虑，为老年人准备合适的运动装备（例如，防滑鞋、手杖等），选择安全的锻炼场地。

2）选择合适的锻炼方式：推荐适合老年人的运动，选择他们感兴趣的运动方式如散步、太极拳、八段锦、瑜伽等。

3）创造良好的锻炼环境：选择平坦、无障碍物的场地，确保场地有良好的照明，避免高温或寒冷天气。

4）提供陪伴和心理支持：家属可以陪同老年人一起锻炼，或老年人结伴同行，增加乐趣，减少孤独感。给予积极的反馈和鼓励，避免强迫。

5）利用科技手段：使用智能手环或运动 APP 记录老年人的运动数据，让他们看到自己的进步。

6）健康教育：向老年人讲解锻炼的好处，例如，增强免疫力、改善睡眠、预防慢性疾病等，咨询医生或专业康复师，为老年人制订个性化的锻炼计划。

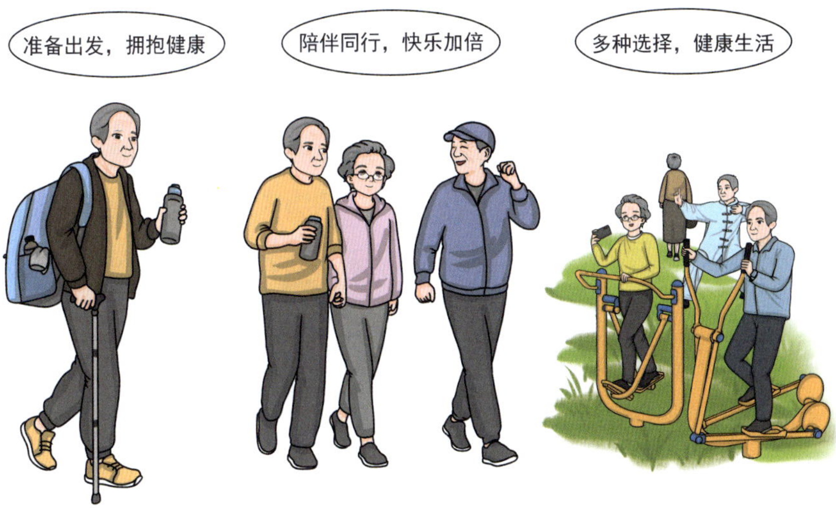
准备出发，拥抱健康
陪伴同行，快乐加倍
多种选择，健康生活

（王静华　李　霞）

16. 如何看待老年人长时间刷手机短视频

关键词：老年人 手机 短视频

短视频产生之初，主要的用户群体是年轻人。随着通信技术的发展和智能手机的普及，老年人逐渐成为短视频的拥趸。这是一个值得关注的社会现象，老年人刷短视频既有积极的一面，也存在很多负面的影响。

专家说

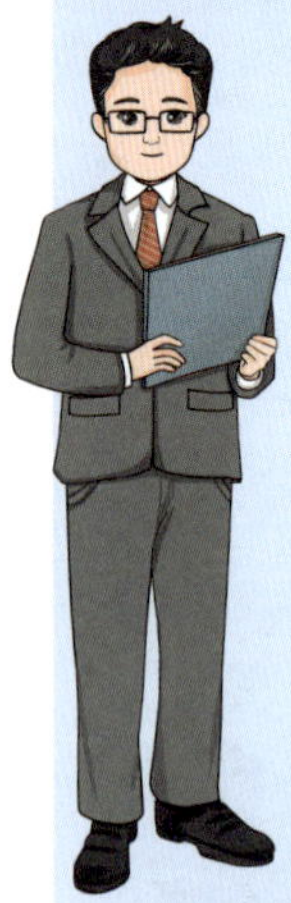

（1）积极影响

1）社交互动：孤独和社交隔离会增加老年人认知障碍和抑郁症发病风险。短视频增加了老年人与社会的接触面，能够再互动，例如点赞、评论和分享的过程中降低了老年人的孤独感，增强了社交联系。

2）信息获取：老年人信息获取途径相比较年轻人是明显要少，而短视频提供了丰富的资讯、生活小知识和健康科普等内容，帮助老年人了解新事物，保持知识更新，在一定程度上让老年人的大脑处于活跃状态。

3）娱乐和休闲：短视频的短小、精炼和多样化的内容满足了老年人的娱乐需求，帮助他们在空闲时间找到乐趣，缓解心理压力。

（2）负面影响

1）身体健康问题：长时间观看短视频，沉浸在短视频的过程中，眼睛会一直盯着屏幕，身体保持同一个姿势，可能导致视觉疲劳、颈椎病，还可以导致运动的减少和睡眠障碍等问题。

2）心理健康问题：沉迷于短视频，也会成瘾，无法自拔。另一方面老年人过度依赖短视频可能导致老年人感到孤独和被社会边缘化，引发或加剧抑郁、焦虑等心理健康问题。

3）认知功能减退：短视频由于其快速和内容的浅显可能减少了老年人的深度思考和集中注意力的能力，影响记忆力和信息处理速度。

4）家庭社会问题：老年人长时间刷短视频，减少了与家庭其他成员的互动，可能造成家庭关系的紧张。老年人的判断和解决问题的能力有一定的减退，尤其是存在认知障碍的老年人，在短视频平台可能成为网络诈骗的对象，造成经济损失和其他社会问题。

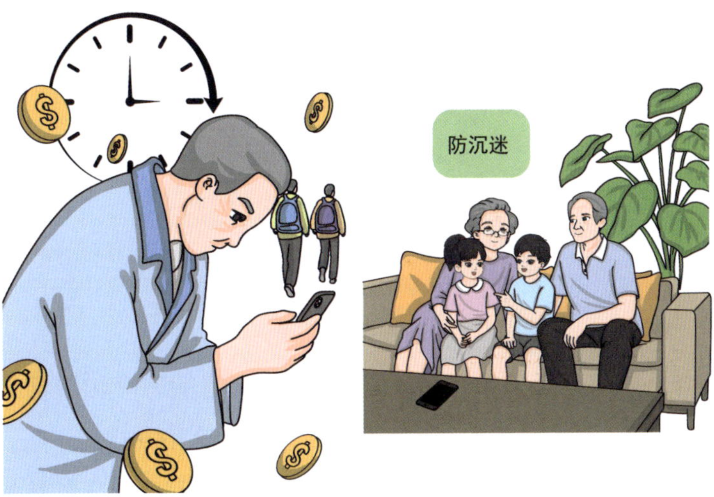

健康加油站

对于老年人长时间刷短视频，照料者应该做些什么呢？

照料者应该更多地陪伴老年人，减少他们使用短视频的时间，同时提供高质量的社交活动，如组织社区活动或旅游，以丰富老年人的生活。

健康云课堂

爸妈天天刷短视频，里面到底有谁啊

（钱时兴　李　霞）

17. 如何看待老年人“怕”花钱和“乱”花钱

老年人由于经历的年代和环境，对待金钱的态度和消费观念与年轻人存在很大的不同，这种差异可能导致社会和家庭的矛盾。此外需要关注的是，老年人“怕”花钱和“乱”花钱是否由于疾病的原因造成。

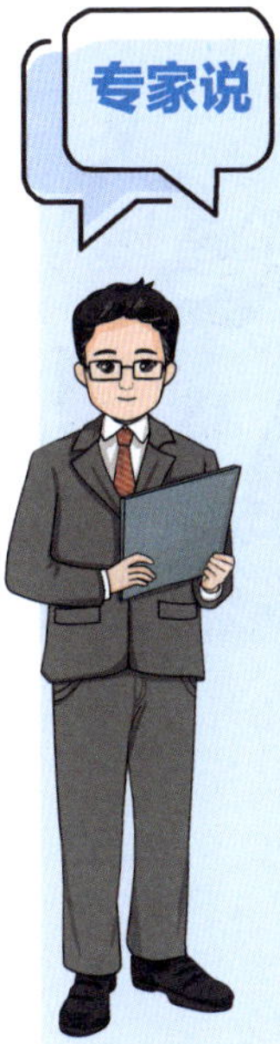

（1）老年人为什么“怕”花钱?

1）节俭观念：节俭是中华民族的传统美德，老年人从小生活在物质生活相对匮乏的年代，从小接受的教育就是勤俭节约，这种观念根深蒂固。

2）缺乏安全感：老年人随着退休和工作能力的降低，收入也会降低，从而对自身的经济的安全出现担忧。一些潜在的医疗费用和其他不可预测的开支使得老年人会更多的储备资金，以应对可能得不时之需。

3）疾病影响：老年人怕花钱还可能受到一些疾病的影响，例如患了认知障碍老年人忘记自己有钱或者以前节俭观念的强化变得更加“抠门”，患有焦虑障碍的老年人也可能因为持续担忧而怕花钱。

（2）老年人为什么“乱”花钱?

1）健康问题：老年人如果出现认知障碍、躁狂发作等精神心理疾病，可能会表现为乱花钱，过度消费。在此情况下，建议家人多陪伴老年人，提供必要的生活护理，尽早带其就医，并在医生的指导下进行药物治疗或认知康复训练。

2）心理因素：有时老年人的“乱”花钱行为可能与心理状态有关，如寻求安全感、成就感或是为了应对孤独感。

3）环境因素：环境的影响也不容忽视，如广告、促销活动等可能刺激老年人消费需求，增加“乱”花钱的倾向。

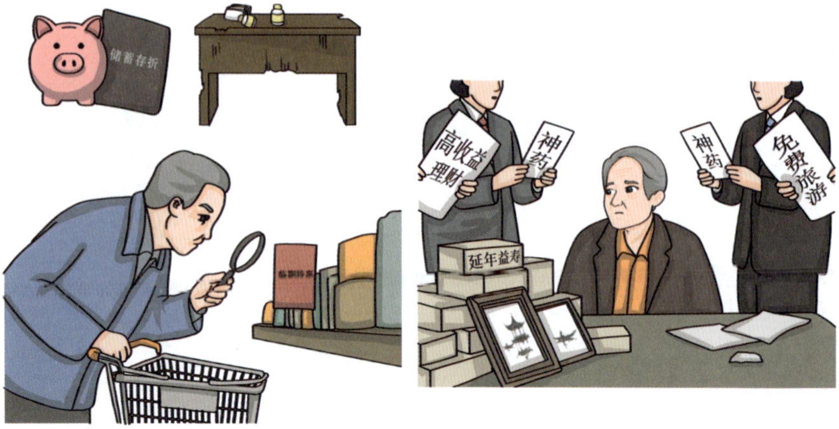

健康加油站

针对老年人“怕”花钱的现象，社会和家庭成员应该帮助老年人建立合理的消费观念，如向老年人讲解现代消费的知识和技能，如何安全使用电子支付工具，如何识别投资诈骗等。鼓励老年人尝试小额消费，如购买日常用品或享受一些文化娱乐活动，逐步引导他们拓宽消费领域。了解老年人的实际需求和心理愿望，帮助他们根据自身情况制定合理的消费计划。

针对老年人“乱”花钱的现象，家人应注意观察老年人的情绪变化，通过积极的关注和支持，帮助老年人建立安全感和归属感。帮助老年人管理财务，例如设立固定的购物预算，指导老年人理性消费。和老年人积极耐心的沟通，理解他们的需求和困惑，同时引导他们理解金钱管理的重要性。可以通过共同制定家庭财务计划等方式，增强老年人的责任感和参与感。

特别要注意的是，发现老年人消费观念与以前存在明显的变化，无论是“怕”花钱还是“乱”花钱，需要及时就诊，排除可能存在疾病，如前面提到的认知障碍、焦虑障碍、躁狂发作等。

（钱时兴　李　霞）

关键词

老年人　孩子　照顾

18. 请老年人**照顾孩子**会面临哪些问题

在中国人的传统观念中，爷爷奶奶或者外公外婆帮着照顾孩子是人之常情。如果不让他们带孩子可能会导致老年人失落或者价值感缺失，严重的也可能引发一系列的家庭矛盾。有数据显示，在中国，60%~70% 的 0~3 岁的儿童以及 40% 的 3~6 岁的儿童是由爷爷奶奶或外公外婆照顾的。这一比例显示出在中国文化中，老年人在儿童抚养中扮演着非常重要的角色。对于老年人照顾孙辈这个现象，会面临什么问题呢?

专家说

（1）过度宠溺：老年人容易对孩子过于宠爱，满足孩子的各种需求，这可能会导致孩子变得任性、自私，依赖性强。

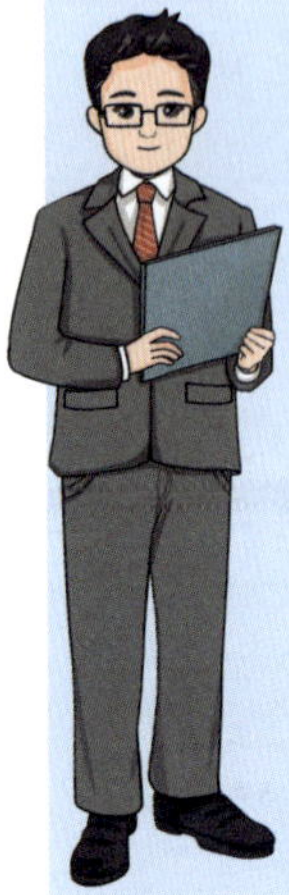

（2）习惯差异： 老年人的生活习惯和年轻人不同，例如早睡、早起等，这可能会影响父母和孩子的作息。

（3）观念差异： 老年人和年轻父母的教育观念也可能存在差异，例如对孩子的期望、教育方式等，这可能会引起家庭矛盾。

（4）健康问题： 老年人自身可能存在一些健康问题，如高血压、心脏病等，这可能会在照顾孩子时出现意外。

（5）安全隐患： 老年人在带孩子时可能不太注意安全问题，例如没有及时关好门窗、没有注意到孩子的安全等，这也可能带来隐患。

（6）过度保护： 老年人常常因为担心孩子受伤或生病，而过度保护他们，如天气冷不让孩子出门，这会阻碍孩子的独立成长。

（7）过度陪伴： 老年人也可能会过度陪伴孩子，几乎不离孩子左右，这会让孩子缺乏独立空间和自我探索的机会。

（8）双重压力： 老年人在照顾孩子的同时，往往还会承担家务劳动，这可能会让老年人身心俱疲，甚至减少了对孩子的陪伴时间。

健康加油站

当面临着一系列问题时，我们应该如何去解决呢：首先我们需要的是理解，老年人成长的年代和接受的教育与年轻人不同，生活习惯和教育理念也存在很大差异，再加上我们一直所说的“隔代亲”是一直存在的。因此要给予老年人一定程度的理解。其次沟通尤为关键，在理解的基础上，表达各自的观点和期望。可以一起制定一些照顾孩子的原则和规则，例如孩子的作息时间、教育方式等，让大家都有明确的方向。再者鼓励老年人学习一些新的育儿知识，例如通过看书、上网或者参加一些育儿讲座等方式，让他们了解现代育儿的一些新理念和方法。同时也要用行动和语言感谢老年人的付出和努力，让他们感受到自己的价值和重要性。最后，要积极地参与家庭事务和照顾孩子的任务当中，减轻老年人的负担。

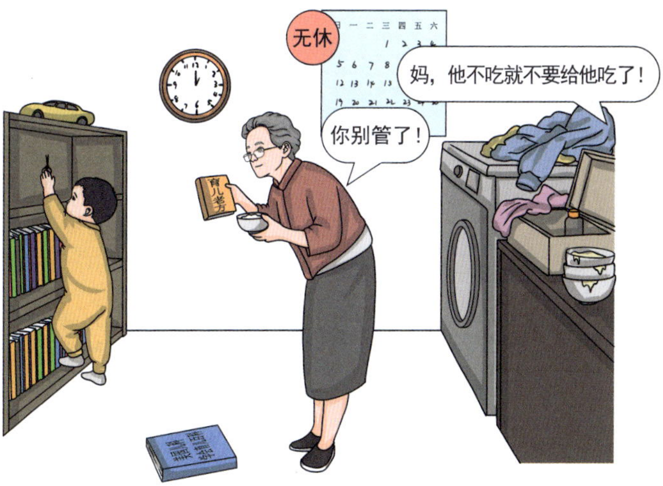
无休
妈，他不吃就不要给他吃了！
你别管了！
育儿老方

（钱时兴　李　霞）

19. 家人有哪些
自我减压方式

关键词

家人 照料压力 自我减压

老年患者的家人往往承担着较大的心理压力，通过科学的自我减压方法，可以更好地管理自己的压力，对自身健康有帮助，也能提高照护质量。如果压力过大，请及时寻求专业帮助。

专家说

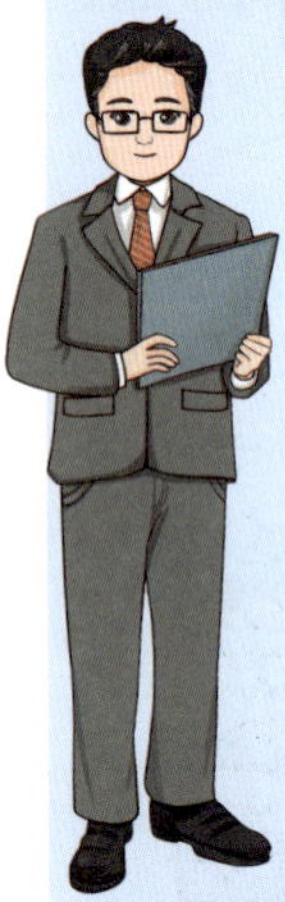

（1）压力的主要来源

1）患者的精神症状：老年患者常伴有认知功能下降、情绪不稳定、行为异常等症状，以正常的方式交流效果欠佳。

2）情感耗竭：这是一种由于长期情感投入而导致的极度疲劳状态，表现为情绪麻木、对生活失去兴趣等。

3）支持缺乏：缺乏家人、朋友或社区的支持，社会支持的不足。

4）经济压力：高昂的医疗费用和护理费用也会给家庭带来经济压力，进一步加重心理负担。

（2）心身健康的深远影响

1）焦虑和抑郁：照料者中焦虑和抑郁的发病率显

著高于普通人群。长期的压力会导致大脑中应激激素（例如，皮质醇）水平升高，影响情绪调节功能。

2）替代性创伤：家属可能会因为目睹患者的痛苦而产生“替代性创伤”，这是一种因间接接触创伤事件而导致的心理创伤。

3）睡眠障碍：压力可能导致家属出现失眠、早醒等睡眠问题，进一步加剧情绪波动和疲劳感。

4）认知功能下降：长期的压力还可能影响认知功能，如注意力、记忆力和决策能力。

健康加油站

家人的减压方式有哪些?

（1）建立支持网络：家属应主动寻求家人、朋友或社区资源的支持。加入支持小组，与其他照料者交流经验，可以有效减轻孤独感和压力。与心理咨询师或精神科医生沟通，识别和处理潜在的心理问题。

（2）学习情绪调节技巧：正念冥想是一种常用的减压方法，通过专注于当下，减少对过去和未来的焦虑。研究表明，正念冥想可以降低皮质醇水平，改善情绪。认知行为疗法（CBT）是一种常用的心理治疗方法，通过改变消极思维模式来缓解焦虑和抑郁。

（3）定期进行自我照顾：运动可以促进大脑释放内啡肽，这是一种天然的“快乐激素”，有助于缓解压力。每周进行 3~5 次中等强度的运动，如散步、瑜伽或游泳，可以显著改善情绪状态。参与自己喜欢的活动，如阅读、绘画或园艺，可以帮助家属转移注意力，恢复心理平衡。

（4）改善睡眠质量：每天睡前进行固定的放松活动，如泡热水澡、听轻音乐或阅读，有助于改善睡眠质量。睡前避免使用电子设备或进行高强度脑力活动，以减少对大脑的刺激。

（5）设定现实的期望：家属需要认识到自己无法做到完美，设定现实的照护目标，避免过度自我要求。在必要时，可以寻求专业护理机构的帮助，减轻自己的负担。

（6）科技辅助：使用智能手环或健康监测 APP，可以帮助家属更好地管理患者的健康状况，减少不必要的焦虑。通过在线心理咨询平台，家属可以随时获得专业的心理支持。

健康云课堂

照料者生存指南——远离耗竭的 5 个技巧

（孙新宇　李琼蔚）

20. 照顾**焦虑抑郁**老年人要注意什么

关键词

焦虑抑郁　照料　风险防范

与照料正常老年人相比，焦虑抑郁老年人需要更多的心理支持和情感交流。照料者应通过建立信任关系，耐心倾听他们的担忧和感受，帮助他们识别和表达自己的情绪，避免批评、指责。照料者需要特别关注老年人的情绪状态，如情绪低落，丧失对生活的兴趣，自我评价低，自觉无用，拖累家人，对生活失去希望，轻生想法等，防范自杀自伤等极端行为。焦虑突出的老年人对任何事情易过度担心、紧张、害怕，细心观察和及时响应他们的需求至关重要，鼓励他们参与社交活动和兴趣爱好，转移注意力缓解焦虑情绪。关注他们的饮食和睡眠习惯，确保他们得到充足的营养和休息。监督和执行医嘱用药，并注意观察药物的副作用。

专家说

如何评估抑郁焦虑老年人的照料风险？

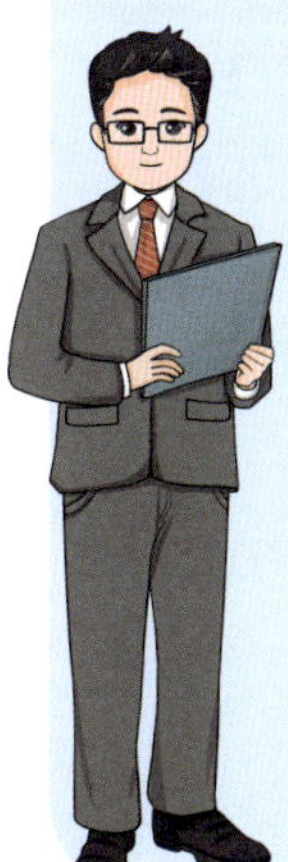

焦虑抑郁老年人照料过程中要严密观察病情变化，如患者表达出悲观厌世想法，流露自杀意图时要引起高度重视，及时找专业医生诊治，加强看护，收好家中危险物品和药物，避免患者独处，以防意外发生。照料者需要了解老年人的病史，包括他们曾经出现过的极端行为，以便在必要时采取预防措施。此外，了解老年人的个人喜好和厌恶，可以帮助照料者更好地满足他们的需求，减少不必要的冲突和压力。

健康加油站

如何缓解焦虑抑郁老年人痛苦?

规范专业的治疗至关重要。

（1）药物对焦虑抑郁有明确疗效：选择药物、剂量调整和减停药都需要在医生指导下进行。

（2）心理治疗对老年人也有帮助：认知行为疗法可以帮助老年人改变消极的思维模式，情绪管理技巧可以帮助他们更好地控制和表达情绪，问题解决治疗可以帮助老年人处理现实困惑，减轻焦虑抑郁。

（3）物理治疗也是很有效的治疗措施：无抽搐电痉挛治疗起效快和相对安全，经颅磁刺激、光照治疗对改善情绪也有效果。

（4）提供个性化的心理支持、情感交流：鼓励老年人参加力所能及的活动，可以显著改善老年人的生活质量。

（5）照料者还应留意自身的情绪健康：不良情绪不仅影响自身健康也影响患者康复。家庭成员的参与和支持是不可或缺的，可以为老年人提供额外的情感支持，并与照料者共同制定照料策略。

（孙新宇　李　霞）

21. 照顾痴呆的老年人与正常老年人有什么不同

关键词

痴呆照料　沟通　情感需求

痴呆的老年人由于患病影响认知功能，往往无自知力，认为自己什么都可以做，拒绝家人照料，在精神病性症状的影响下可能出现认为家人偷自己东西、怀疑配偶有外遇、担心家人迫害自己等异常思维以及辱骂言语及攻击行为，使照料者面临巨大心理压力。痴呆的老年人照料难度通常高于照顾正常老年人。

专家说

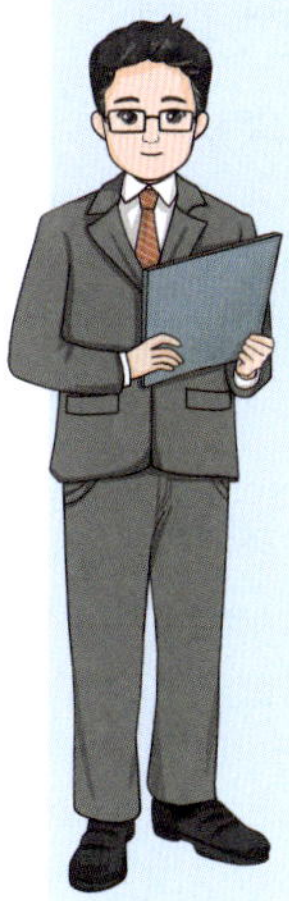

（1）与痴呆的老年人如何沟通?

照顾痴呆的老年人要重视沟通方式的改变，与老年人沟通时要注意语气温和，放慢速度，内容简单易于理解，每次只询问一个问题，尽量选择封闭式提问，避免让老年人做选择题。做事前要与老年人沟通，告诉他现在要做什么，征求他的意见，如果老年人不同意，要慢慢引导，争取他充分理解、配合，切忌强迫他做不愿做的事情。沟通时态度平和，要多给予肯定、鼓励，尽量避免指责、批评老年人，帮助患者建立信心，增加照料依从性，减轻照料负担。老年人发脾气时不要过多地讲道理，转移注意力安抚即可。

（2）给照料者的建议：照料者需要了解痴呆相关症状，理解异常言语行为是疾病表现，并非丧失亲情故意为之，需要给予更多的理解、尊重、支持。在照料过程中要关注痴呆的老年人的情感需求，观察老年人的情绪变化，投其所好，陪伴老年人做喜欢做的事，不强迫老年人做不愿做的事。照料者对痴呆的老年人多陪伴、多肯定、多表扬，增加痴呆的老年人的自信心，鼓励痴呆的老年人做力所能及的事，不苛求质量，重在实践，尽量维持原有的生活自理能力。

健康加油站

痴呆患者的非药物干预重要吗？

非药物干预与药物干预对痴呆患者同等重要，可采用运动康复、认知刺激训练、音乐治疗、环境改善、照料者健康宣教等方式，这些干预方式在认知衰退进程中发挥着积极作用，可提高患者生活质量、增强自主能力、促进社交互动，并为患者及其家庭成员提供支持和教育，其效果更为全面和持续，具有显著的治疗优势。

（孙新宇　李　霞）

22. 照顾谵妄的老年人要注意什么

谵妄是一种急性脑病，患者可能分辨不清时间、地点和人物，可能出现错觉或幻觉，注意力不集中，胡言乱语，白天昏昏欲睡，夜晚兴奋躁动。引发谵妄的原因有很多，及时识别和治疗对于恢复至关重要。

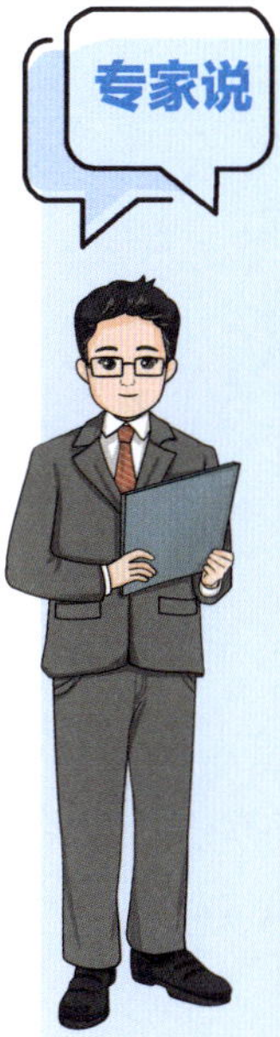

（1）哪些原因会引起谵妄?

1）素质因素：高龄、痴呆、视力下降、听觉减退等。

2）诱发因素：①疾病：感染，例如肺炎、尿路感染等。②脑部疾病，例如脑卒中、脑肿瘤、癫痫等。③内分泌与代谢紊乱，例如低血糖、甲状腺功能亢进等。④药物：镇静催眠药等药物不良反应。⑤手术：机体大量出血，脑血流减少，引起术后谵妄。⑥环境：老年人住进医院、养老院等陌生环境，容易引发谵妄。

（2）谵妄有哪些表现?

1）意识不清晰，嗜睡、昏睡甚至昏迷。

2）对时间、地点和人物的辨别能力下降，不记得现在是哪一年，不知道自己身处何地，不认识亲人。

3）出现错觉或幻觉，例如把地板的缝隙看成一条蛇，看见早已过世的父母，听见有人喊自己的名字等。

4）说话没条理、无逻辑，前言不搭后语，让人难以理解。

5）注意力不集中，容易被环境中无关的刺激干扰。

6）刚刚发生的事情转眼就忘，例如不记得吃过什么饭，不记得说过的话；远期记忆也会受到影响，例如不记得自己哪一年出生等。

7）情绪不稳定，焦虑、抑郁、恐惧、暴躁、淡漠等。

8）坐立不安、来回走动，甚至攻击别人；或者不吃、不喝、不语、不动。

9）昼夜颠倒，白天嗜睡，夜间躁动。

（3）如何照顾谵妄患者?

1）环境层面：保持居住环境舒适、干净、整洁，避免强光、噪声干扰，增加安全防护措施，恢复熟悉的布置。

2）生活照料：加强营养，注意卫生。

3）心理关照：增加陪伴，耐心沟通。

4）保持感官刺激：对于视听障碍的老年人，提供助听器和眼镜，看得清、听得见很重要。

5）恢复昼夜节律：白天拉开窗帘，适当活动身体，夜间调暗灯光。

6）加强药物管理：老年人常规药物使用及管理不好是谵妄的危险因素，应注重规范治疗并监督老年人正确用药。

健康术语

谵妄

这是一种由于各种原因引起的急性脑功能紊乱状态，出现意识状态异常，表现有注意力、认知功能受损，通常还有知觉、思维、记忆、精神运动、情绪和睡眠-觉醒周期的功能紊乱，尤其在老年人和严重躯体病患者中较为多见。

（孙新宇　邵　岩）

关键词：照料者　沟通　挑战

23. 照料者如何与医生建立良好沟通**共同应对挑战**

由于疾病本身或家庭社会等因素，老年患者自身难以清晰地叙述疾病表现和诊治过程，就医往往由家属或其他照料者伴诊或代诊，与医生沟通的主体是照料者。因此，在有限的就诊时间中，如何与医生建立高效的沟通模式，需要照料者提前做好功课，以充分应对诊治过程中的挑战。

专家说

（1）就诊前

1）熟悉患者情况：照料者可以提前准备患者的基本医疗信息，包括躯体和/或精神心理疾病病史、既往

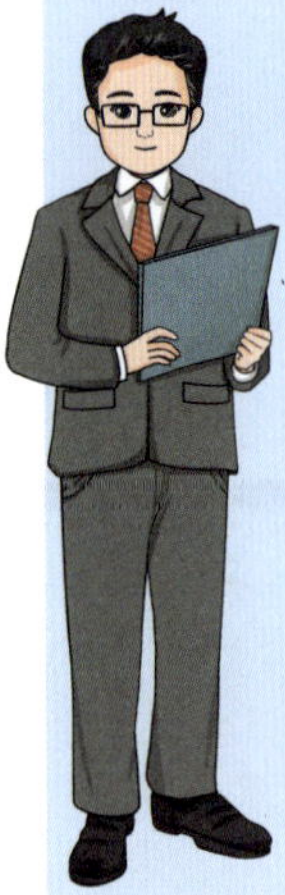

用药或其他治疗情况、既往检查结果、目前用药方案等。以上信息可以以文字记录，就诊时供医生参考。

2）总结主要问题：照料者可以梳理近期患者的症状变化、药物调整，总结本次就诊需要医生主要解决的关键问题。

（2）就诊中

1）主动询问：根据就诊前做的准备内容，向医生准确表达本次就诊的主要问题，包括病情波动、新的症状、药物不良反应、照护困难、康复计划、预后问题等。

2）充分表达：照料者可以向医生充分表达自己对患者病情的理解和认识，例如观察到的症状变化、对治疗效果的不理想、对预后的担忧等。

3）认真记录：仔细倾听并详细记录医生的解释和说明，包括病情说明、药物调整计划、康复和照护建议等，可以手写记录或手机软件记录，以便后续查看。

4）达成合作：医生和照料者目标一致，信任医生，良好合作，是患者治疗康复的有力保障。

（3）就诊后

1）回顾：照料者需要回顾本次就诊的主要问题是否解决，必要时查看就诊记录、门诊病历等，认真遵照医嘱执行。

2）反馈：照料者需要关注患者的病情变化，包括行为、情绪、躯体不适、药物不良反应等，及时发现新的症状、察觉病情加重或无改善，与医生反馈情况，及时调整治疗方案。

3）复诊：照料者可以和医生沟通商量，一起制定复诊计划，以便照料者能及时与医生沟通病情，同时医生能够有效跟踪患者症状变化、及时调整治疗方案。

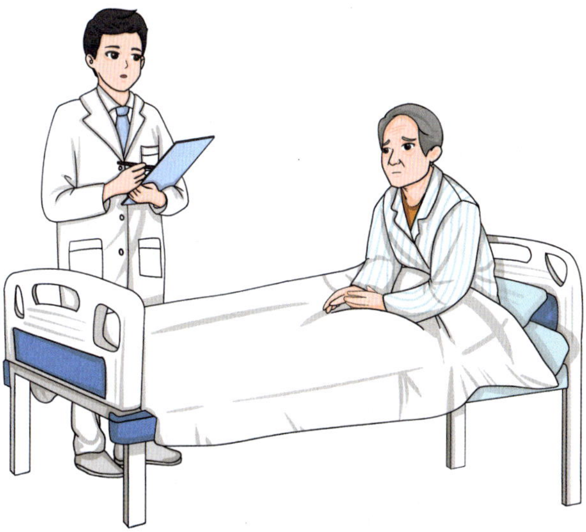

（孙新宇　李志营）

相约健康百科丛书

人物关系介绍

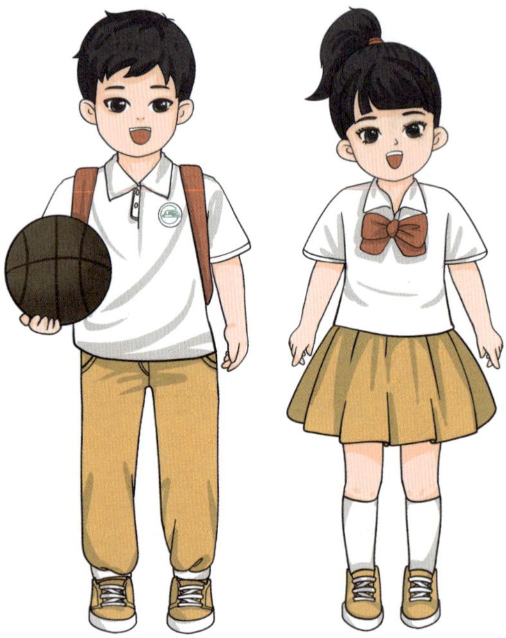

健健　　康康

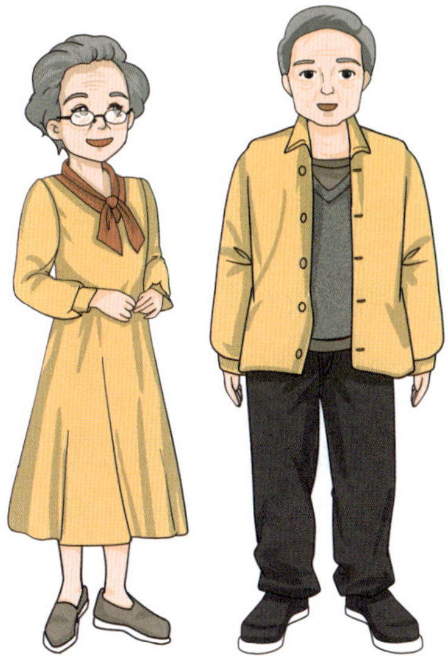

奶奶　　爷爷

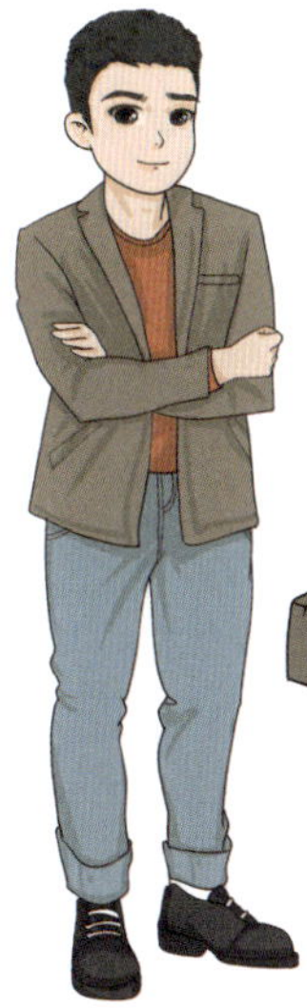

爸爸　　妈妈

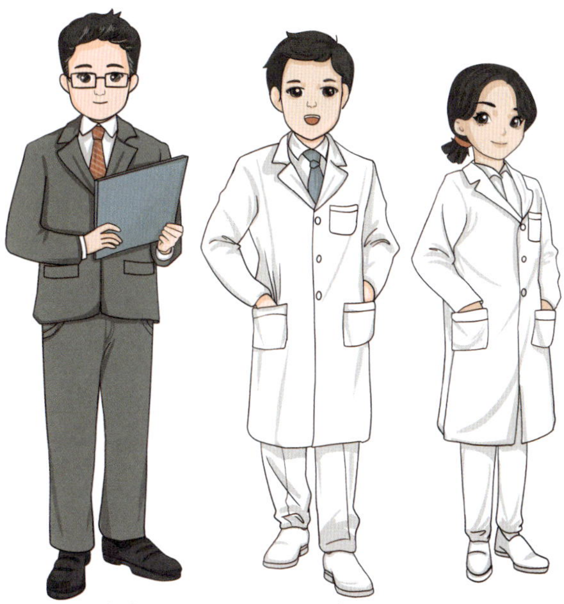

专家　　男医生　　女医生

图书在版编目（CIP）数据

用心呵护老年 / 孙洪强主编. -- 北京 : 人民卫生出版社，2025. 10. --（相约健康百科丛书）. -- ISBN 978-7-117-38440-7

Ⅰ. R161. 7

中国国家版本馆 CIP 数据核字第 2025Z86W18 号

人卫智网	www.ipmph.com	医学教育、学术、考试、健康，购书智慧智能综合服务平台
人卫官网	www.pmph.com	人卫官方资讯发布平台

相约健康百科丛书

用心呵护老年

Xiangyue Jiankang Baike Congshu

Yongxin Hehu Laonian

主　　编： 孙洪强

出版发行： 人民卫生出版社（中继线 010-59780011）

地　　址： 北京市朝阳区潘家园南里 19 号

邮　　编： 100021

E - mail： pmph @ pmph.com

购书热线： 010-59787592　010-59787584　010-65264830

印　　刷： 天津市光明印务有限公司

经　　销： 新华书店

开　　本： 710 × 1000　1/16　**印张：** 23

字　　数： 298 千字

版　　次： 2025 年 10 月第 1 版

印　　次： 2025 年 10 月第 1 次印刷

标准书号： ISBN 978-7-117-38440-7

定　　价： 75.00 元

打击盗版举报电话：010-59787491　E-mail：WQ @ pmph.com

质量问题联系电话：010-59787234　E-mail：zhiliang @ pmph.com

数字融合服务电话：4001118166　E-mail：zengzhi @ pmph.com

86枚